姚五达中医传习录

姚序 ◎ 主编

少年开蒙，青年苦读，中年立业，甲子精进，甘为中医利百姓
自然天成，脚踏实地，炉火纯青，一生奉献，后继桃李再传承

全国百佳图书出版单位
中国中医药出版社
·北 京·

图书在版编目（CIP）数据

姚五达中医传习录 / 姚序主编 . — 北京：中国中
医药出版社，2021.3
ISBN 978-7-5132-6737-3

Ⅰ . ①姚⋯ Ⅱ . ①姚⋯ Ⅲ . ①中医临床—经验—中国
—现代 Ⅳ . ① R249.7

中国版本图书馆 CIP 数据核字（2021）第 013958 号

中国中医药出版社出版

北京经济技术开发区科创十三街 31 号院二区 8 号楼
邮政编码　100176
传真　010-64405721
三河市同力彩印有限公司印刷
各地新华书店经销

开本 880×1230　1/32　印张 9.5　彩插 0.25　字数 213 千字
2021 年 3 月第 1 版　2021 年 3 月第 1 次印刷
书号　ISBN 978-7-5132-6737-3

定价　49.00 元
网址　www.cptcm.com

社 长 热 线　010-64405720
购 书 热 线　010-89535836
维 权 打 假　010-64405753

微信服务号　zgzyycbs
微商城网址　https://kdt.im/LIdUGr
官 方 微 博　http://e.weibo.com/cptcm
天猫旗舰店网址　https://zgzyycbs.tmall.com

如有印装质量问题请与本社出版部联系（010-64405510）
版权专有　侵权必究

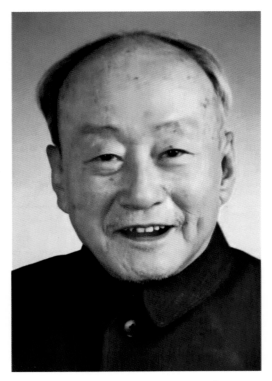

姚五达先生（1921—2001）

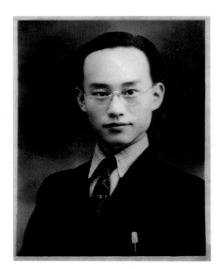

青年时期的姚五达

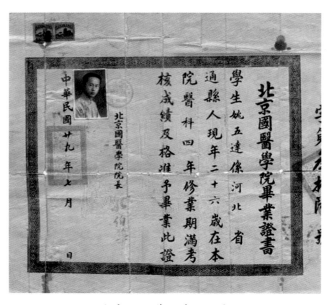

北京国医学院毕业证书

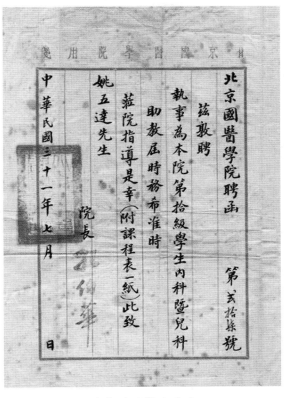

北京國醫學院用箋

北京國醫學院聘函　　　　　　第貳拾捌號

茲敦聘

執事為本院第拾級學生內科暨兒科

助教屆時務希准時

蒞院指導是幸（附課程表一紙）此致

姚五達先生

院長 　　　

中華民國三十一年七月　　　日

北京国医学院聘函

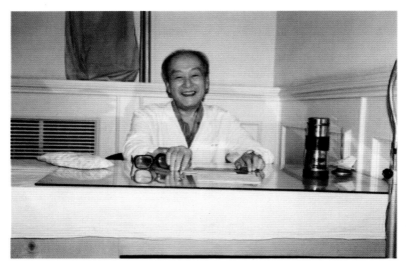

会心地微笑

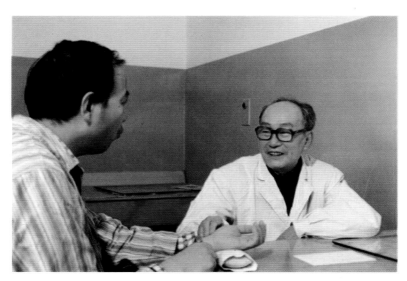

亲切地交谈

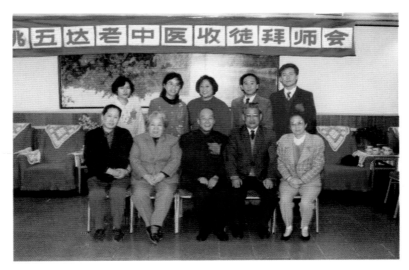

薪火传承

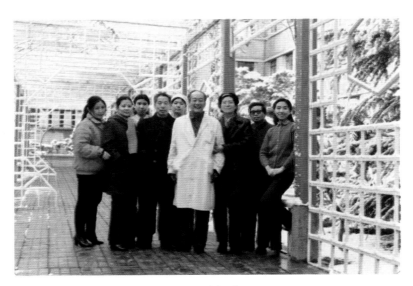

雪天的惬意

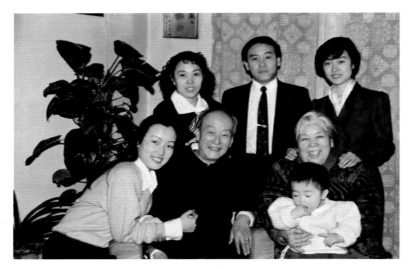

天伦之乐

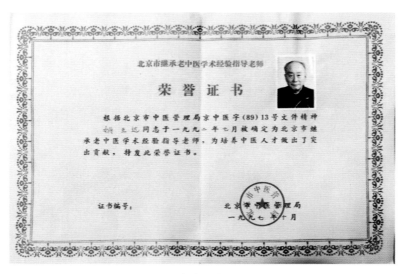

荣誉证书

《姚五达中医传习录》
编委会

主　编　姚　序

编　委　吴　萍　　于丽均　　魏鸿儒　　姚玉珍

　　　　姚　红　　袁立人　　陈青贵　　李　萃

　　　　周　荣　　张思珍　　吴　杰　　李素菊

　　　　熊亚萍　　王　晨　　刘　颖　　赵素蕊

　　　　王冬红　　洪　霞

陈 序

　　中医是中华民族文化的重要组成部分。近百年来屡次遭遇取缔。

　　1929 年余云岫等人提出"废止旧医以扫除医事卫生之障碍"提案，激起全国中医药界的极大公愤。京城四大名医孔伯华、施今墨、萧龙友、汪逢春等中医业界精英，联合赴南京请愿抗争，迫使当时政府收回成命，从而挽救了危在旦夕的中医。此后，萧龙友、孔伯华先生大力兴办中医教育，成立"北平国医学院"，艰苦创业，历经磨难，培养出七百余名中医人才，这些人才成为中医承上启下的中坚力量。本书介绍的姚五达正是他们中的佼佼者。

　　姚五达先生出生于中医世家。15 岁考入"北平国医学院"，勤奋苦读，成绩突出，被校长孔伯华先生收为弟子，住师家随诊数年，深得孔先生真传。19 岁独立开设医馆，并受邀在北京同仁堂、永安堂、西鹤年堂等多家药店坐诊，年纪轻轻即在京城小有名气。新中国成立后，他进入公立医院工作，勤勤恳恳，任劳任怨，爱国爱民，一生奉献，行医 60 年，成为广大患者爱戴的著名中医。

　　本书真实地记录了姚五达先生成长、成才、成功的过程，以及其各个历史阶段取得的成果和业绩；呈现了姚五达先生秉承孔氏学术思想特色，在医疗实践中积累的临床经验，记录的临床验案，以及所撰写的论文论著等；展现出传统中医教育"师带徒"模式下中医人才培养的成功案例。

纵观中医历史，中医人是有医德人文和高尚追求的特殊群体。本书对姚五达"平和、平稳、平衡、平静"性格的相关介绍，体现出中医人追求"和"的最高境界。这也是姚五达先生几十年如一日治病救人、无怨无悔、甘于奉献的思想根源所在。

中医传承迫在眉睫。

本书在"薪火传承"章节中，介绍了姚五达先生传承人应用姚先生临床经验获得成功的医案，表现出孔伯华先生到姚五达先生再到今人，中医学术传承的鲜活生命力。

2020年新冠病毒肆虐，中医药发挥了非常重要的作用。

面临人类新病毒、新疾病的挑战，我们更加迫切需要中医药的智慧和力量。真切希望《姚五达中医传习录》能带给读者收益，共同为中医传承发展大业做出努力。

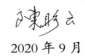

2020 年 9 月

支 序

在姚五达教授100周年诞辰之际，姚老的弟子们和儿女为他编辑出版《姚五达中医传习录》。我是姚老女儿姚红的中学同学，认识姚老、近距离接触姚老已经几十年了，能为这本著作写序我很高兴。

姚老是著名老中医，京城四小名医，在几十年的接触和合作中给我留下很深的印象。首先是对自己、对家人及子女要求很严格。无论是在医院或诊所诊疗过程中，还是在家中诊室为患者把脉诊疗，总能看到姚老对自己的要求、对家人的要求和对子女的要求，告诉家人和子女如何待人，如何善待病人。在诊疗过程中，姚老总是那么和蔼可亲，让每个病人感到家庭般的温暖，有家的感觉；他总是认真倾听患者的每一个主诉，在开出处方提出诊疗意见的时候，总是耐心地给患者和家属讲解每一个注意事项，回答患者和家属提出的每一个问题。同时也能感觉到、看到患者和家属对姚老流露出来的那种尊敬和爱戴，这也给我这名胸外科医生在如何做医生、如何对待病人做出了很好的榜样。其次，姚老形成了对病人治疗和疾病全过程管理的理念。除了望闻问切诊察和药物治疗，姚老非常重视对患者的心理治疗，重视对患者病情的跟踪随访。我从事肺癌外科手术和多学科综合治疗接近40年，从35年前开始，我就介绍收治的肺癌患者去姚老处看中医、服中药，这些患者有早期肺癌术后辅助化疗的，有晚期肺癌进行多学科综合治疗的，有晚期肺癌不能做手术而化放疗的。许多肺癌患者经过姚老精心诊治，取得了很好的临床效果，可加快患者术后康复，减少放化疗毒副作用，改善患者生活质量，让患者长期生存。姚老的精湛医术给许许多多的病人留下非常好的口碑，其中许多患者和家属成为姚老很好的朋友。姚老的医德医风和精湛医术也给我留下了很深刻印象，对我自己从医帮助很大。第三，姚老热爱中医药事业，在几十年的临床实践中不断去探索，不停地去钻研。那个年代没有大数据，其实每一个老中医团队就是一个大数据，姚老带领着他的弟子们不断总结临床经验，开展临床研究，整理病人资料，梳理出具有姚老独特风格的系列处方。姚老还带出了很多优秀的弟子，可造福更多的患者。几代中医学者对姚老医术的肯定也充分说明姚老对我国中医药事业发展所起的重要作用。

我衷心希望姚老的中医学术后继有人，希望我国的中医药事业能够蓬勃发展。再次表达对姚老的尊重和敬意。

首都医科大学宣武医院胸外科主任

北京胸外科学会主任委员　支修益

中国胸外科医师协会常务副会长兼总干事

目 录

第一章

医家小传

第一节　秉承家学　师从孔氏

　　姚五达先生 1921 年 2 月出生于北京通州一中医世家。父亲姚霈春青年时期曾供职于北平泰昌号。后因为母亲治病四处求医，亲见中医济世救人之善举，仰慕日久，立志学医，悬壶济世。坚持自学医理，熟背汤头歌与脉学歌诀等。民国时期，直隶督军曹锟在北平为世交清末名医吴殿一开设医馆，姚霈春陪母上门就医速获奇效，便诚恳求拜吴氏为师，经考察后被吴殿一收为弟子，姚霈春发奋努力并学有所成，秉承吴氏医术医技，为京城百姓治病疗疾，声名鹊起。

　　姚霈春生育一儿六女，姚五达为长子，六女中长女、四女早夭。姚霈春对子女教育和职业规划，眼光独到。他认为，对子女智力投资远比买房置地重要。除重点培养长子姚五达就读"北平国医学院"外，其他四女亦先后进入各医学院校，走上学医从医道路，并各自取得不菲成绩。二女姚玉媛拜陈慎吾为师成为中医；三女姚玉娟就读河北医科大学成为西医主任医师；六女姚玉英毕业于中医学校，退休后远赴英国开设中医诊所；五女姚玉珍师从陈慎吾和赵炳南，专攻中医皮外科，在北京中医医院临床工作 40 余年，曾任中国中医药学会疮疡美容学会委员，北京中医药学会皮外科专业委员会秘书，北京中医医院特需门诊主任等，现年 83 岁依然受邀在多家机构进行专家诊疗工作，深得广大患者拥戴。

姚五达先生幼年曾就读河北香河县学校。遵父训熟读四书五经，苦练书法。其生性聪慧，外貌俊朗，深得父辈亲友爱戴。13 岁起随父学习中医，背诵汤头歌诀、脉诀。15 岁以优异成绩考入"北平国医学院"，从此开启中医平凡与荣耀的人生。

北平国医学院创建于 1929 年。京城四大名医之一的孔伯华先生联合京都中医界名流共同设立国医学院，最初名为"北平国医学校"，地址先在西单太平湖五道庙，后迁至丰盛胡同，改名为"北平国医学院"。在中央国医馆备案，萧龙友先生任董事长，董事有杨浩如、张菊人、金书田、左季云、汪逢春、韩一斋、刘一峰等，公推孔伯华先生为院长。

孔伯华先生（1884—1955），名繁棣，号不龟手庐主人，孔子第七十四代孙，京城四大名医之一，中国近代中医学家、中医教育家。1918 年，先生率医疗队赴廊坊开展防疫工作，成绩卓著。1929 年，国民政府下令取缔中医，先生率团赴南京请愿，迫使政府收回成命，挽救中医于危亡。同年，创办北京地区第一所中医教育高等学府——北平国医学院，曾培养学生七百余人，大多成为新中国中医骨干力量。当日寇入侵我国时，其表现出高尚的民族气节，新中国成立后，深受党和政府高度赞扬和评价。孔伯华先生生前历任中国人民政治协商会议全国委员会委员（主席团成员）、中央人民政府卫生部顾问、中华医学会中西医学术交流委员会副主任委员等职。孔伯华先生学术思想传承至今，人才辈出。生前著有《时斋医话》《传染病八种证治析疑》，其后人及弟子编有《孔伯华医集》等。

孔伯华先生任校长的北平国医学院，是京都首创的正规化传统中医高等教育机构，在学制、教师、课程、管理等方面，堪称一流，在中医高等教育史上占有重要地位。北平国医学院培养了大批高级中医人才，是名副其实的"传统中医摇篮"。

北京国医学院学制四年，毕业后跟师实习一年。每天上午四节课，下午三节课，一节自习。课程设置比较完善而且突出中医特色，其中包括《中国医学史》《伤寒论》《内经》《难经》《金匮要略》《温病学》《中医诊断学》《中药学》《法医学》等，还开设了《解剖学》《细菌学》《内科学》等部分西医课程。每周六下午由名医讲临床经验。孔伯华先生与萧龙友先生都曾亲自带领学生轮流实习。实行教学与临床实践紧密结合的"师带徒"模式，在学院建立有施诊室，学以致用，对中医人才培养起到促进作用。

姚五达是北平国医学院第十级（班级）学生，其勤奋苦读，加上自幼家父要求熟背《伤寒论》及《脉诀》童子功基础，课堂及实习表现出色，受到院长孔伯华的赏识和器重，并收为弟子。较早被聘为妇科、内科、儿科助教，进入学院建立的施诊室协助临床工作。同时拜师的还有屠金成、宋祚民、刘春圃、步玉如等。

传统中医拜师收徒，均为终身制师徒关系。姚五达在学院四年学习期间曾居住孔师家中，追随孔师身侧佐诊抄方，深得孔氏真传。

孔伯华先生曾在 1954 年写给毛泽东主席的一封信中说："医之活人，何分东西，其存心一也。"孔先生临终遗言："儿孙弟子，凡从我学业者，以后要各尽全力，很好为人们服务，以承我未竟之志。"由此可见，孔伯华先生全力推动中医传统教育，医德"存心"放在首位。孔师身教言教诲人不倦，治学精进潜移默化，为人谦和耳濡目染，所有这些都深深地印在姚先生脑海里，他以孔伯华先生为人生楷模，奠定其为医重道和济世救人的人生目标。

在学术思想方面，孔伯华先生推崇刘河间"世态居民有变"，"六气皆从火化"之论，特别是对《素问·至真要大论》中"病机十九条"关于火与热等经旨的发挥尤为精辟，对朱丹溪"阳常有余，阴常不足"之说的辨治有独到见解，主张"数十年来，阅历所见，病人中伴有湿邪兼热致病者，十常八九"，"阴虚火热之体再兼加湿邪，一遇温邪，则易引发伏气温病"等。在临证论治方面，"治病必求其本""祛邪与扶正""知时变则不庸""两纲六要不能平列"及对脉学认识等是孔先生辨证论治的临证要则，孔先生心病说、肝病说、脾病说、肺病说、肾病说等 13 项论述，构成了孔氏主要学术特色体系。

孔先生善于妙用石膏，早为中医界所诚服。对外感病运用石膏尤为得心应手，所用剂量依病情少时三五钱，多至半斤，甚至数斤代茶饮。孔先生亦善用芦根、茅根、薄荷等鲜药，对热病的后期调理作用精妙。

总之，孔先生通过平日课堂、施诊室讲授以及随诊时讲解，将学术思想和辨证施治、遣方用药等毫无保留地传授于学生、弟子。这对姚先生在理论、临床等各方面的思辨和方药运用影响是巨大的。

事实证明，姚五达先生在 60 年的临床实践中较全面地继承了恩师孔伯华的学术思想体系，并且依照孔伯华"诊治不落俗套，敢于创新"的教诲，创立"清与六清法""轻可投实""截流开源"等学术思想和治法。

姚五达先生 1941 年 7 月从北平国医学院毕业，承载着恩师孔伯华等先辈的众望，跨入传统中医人行列。

第二节　独立应诊　脚踏实地

20 世纪 40 年代，西医教育兴起，教育行政部门重视西医院校，对于国医学院百般阻挠，毕业学生得不到承认。国医学院四年毕业后不能正式行医，必须经政府考试取得营业执照后，才能行医。然而，不断有各种规定和政策出台，对中医开业多加阻挠。年轻的姚五达先生为了实现开设诊所的目标，不间断地参加各种培训和考试。

依据当时政府对中医执业的政策，中医必须经西医培训方可行医。1940 年 11 月姚五达先生在毕业前便参加"北京医学讲习会"的培训学习一年。

当时政策规定，取得中医行医资格是有年限的，1941 年姚五达先生获得营业许可，1948 年行医资格延续获得批准。

1941 年 11 月，19 岁的姚五达终于创立"姚五达医馆"。

医馆地址设在北平市崇文区北芦草园 36 号（现为 1 号）。

据胡同资料介绍："芦草园始见于明代'芦苇园'，原为三里河河身，后成为芦苇塘，填平筑房后，名为芦苇园。清代的中城吏目署曾设这里。当时旧芦草园胡同为土路，通大车，多为做皮货、木材的商家。清光绪年间北京地图上有东、北、中、南四个地名。"据有关资料记载，北芦草园 2 号曾是建于清雍正年的火神庙；北芦草园 9 号（现为 75 号）曾是京剧名旦程砚秋故居。

由此可见，北芦草园是当时北京很有名的胡同。

北芦草园，南向北京天桥，西面为大栅栏，北向前门，东面为鲜鱼口，处于老北京南城外热闹地段，也是普通百姓聚居的市井地区。姚先生在此设立医馆其地理条件可谓得天独厚。

"姚五达医馆"小院不大，中间有一棵金银藤。北房三间，西房二间。北房靠东一间用于接待患者。

据知情者回忆："姚五达医馆"开业当天非常热闹，19岁的青年开立中医诊所独立应诊，在当时京城也是一大新闻。当地观看者挤满几条街巷，很多中医界前辈送来牌匾，孔伯华先生派代表与会并致辞。开业仪式留有不少照片，均在"反四旧"时被烧毁。

在孔先生的关心关照下，"姚五达医馆"运行很顺利，附近百姓患病者上门就医。姚五达先生秉承家学和孔氏精粹，将在国医学院所学用于临床，疗效突出。姚先生学习恩师孔伯华，始终以热情和蔼、平易近人的公众形象示人，济世救人，对穷困患者施医施药，口碑日盛，远近闻名，很受人们爱戴，慕名而来者渐多。

"姚五达医馆"开立不久，因姚先生医术好、疗效快、花钱少、待人热情，赢得了人们的美誉，随之诊金收益也渐增多。北京同仁堂等药店得知后，首先发来坐堂邀请，相继大众堂、永安堂、沛仁堂、西庆仁堂等多家药店也邀请坐堂。

1951年11月到1956年2月在北京同仁堂坐诊。

1952年10月到1955年3月在北京大众堂坐诊。

1954年3月到1956年2月在北京永安堂坐诊。

在药店坐堂期间，姚五达先生以"视病人如亲人"作为从业准则，受到越来越多的患者喜爱，并与同期坐堂同仁关系和谐。当时民间传四城有"四小名医"，"南姚北张"指的就是南城姚五达、北城张光宇。

在国民党政府取缔中医政策压制下，京城中医医馆均多次受到刁难和挤兑。姚五达先生不畏风险，率先发起成立"北京市新照中医福利促进会"，并被推选为会长，勇敢地带领北京执业中医抵制国民党的腐朽政策，维护了北京中医执业的合法地位。

1949 年北京解放前后，为有力巩固执业资格和诊所运营，姚五达先生立足医馆应诊，从未间断中医和西医的职业培训和学习。

1950 年到 1951 年，北京市预防学习班毕业。

1953 年到 1957 年，北京市中医进修学校业余学习。

1954 年，在北京市卫生局中医进修学校通过考试并获及格证书。

1961 年 9 月，北京市中医学校中医学西医班毕业。

第三节　努力工作　不断钻研

姚五达先生响应党的号召，毅然关闭私人医馆，进入医院工作。

1956 年到 1960 年在北京市第三医院临床工作。

1960 年到 1962 年在北京市妇产医院工作。

1962 年 3 月调至北京市建筑工人医院工作。

1962 年 3 月至 1975 年为中医主治医师。

1975 年担任中医科副主任。

1981 年 5 月担任中医科主任。中医主任医师在日常工作中担任门诊、病房和外出疑难病的会诊工作，曾接受协和医院、北京医院、海军医院、304 医院等邀请，会诊解决疑难病症。

其工作中主动送医送药上门，为卧床患者建立家庭病房。

从进入医院工作开始，姚五达先生非常重视临床和科研工作，积累临床经验，撰写论文，在专业刊物上发表并做学术报告与同道交流。

1958 年 2 月在北京市第三医院医学季刊第六期上发表《对中医学有关痢疾预防与防治的几点体会》。

1958 年 10 月在"三院红"刊物上发表《中医治疗急性杆菌痢疾 260 例的疗效观察》。

1959 年 12 月完成《中医治疗大叶性肺炎 58 例临床疗效分析》，应北京市中医学会跃进学术报告会的邀请，在北京市卫生局礼堂做学术报告。

1960 年 2 月完成《中医治疗流行性腮腺炎临床治疗的分析》以及《中医对扁桃体炎的治疗》两篇论文，在北京市卫生局礼堂，由卫生局、中医学会联合举办的学术报告会上做学术报告。

1964 年 3 月在中华医学会礼堂作《中医治疗大叶性肺炎 58 例临床疗效分析》学术报告；论文刊登在 1964 年 3 月《北京中医学会第一届年会论文摘要汇编》中。

1979 年为北京市卫生局主编的《北京市老中医医案选编》提供了妇科治疗经验学术论文并已刊登。

1979 年完成《诊法伤寒要诀》一书。本书是在姚五达先生北京国医学院毕业后，在追忆先师孔伯华教诲的基础上结合学习《内经》《难经》《伤寒》《金匮要略》《濒湖脉诀》的心得，并积累几十年的临床经验择其精粹，提携纲纪，以歌诀形式汇编而成。书中包括诊法部分，望闻问切四诊，对要点予以阐明，疑难句均详加注释。伤寒要诀部分抓住"六经辨证"，简明扼要地指出"伤寒脉证""理法方药"和如何掌握要点，对于三阴三阳的病理实质分别加以提示注释和列表分析，并指出鉴别要点，对于伤寒杂病也都加以阐述。

1979 年，还完成了《临床各科经验汇编》，其中内科部分：对于肝炎、肾炎、高血压、风湿及类风湿关节炎，肠风下血、血紫质病、肾结核、风温、春温、瘟疫、瘟毒的辨证分析及治疗，并附病案讨论；外科部分：对于急性乳腺炎、湿疹、疮疽、癌瘤、阑尾炎、甲状腺瘤、输尿管结石、腰椎结核的辨证分析，并附病案讨论；妇科部分：对于月经先期、崩漏、先兆流产及习惯性流产、妊娠中毒症的辨证分析、发病机制及治疗等，每个病种都附有典型治疗病例。

1979 年 12 月《略谈温病》刊登在建工医院《资料汇编》第四期。

1979 年《妇科治疗经验》论文选入《北京市老中医医案汇编》，作为北京市卫生局 30 周年国庆献礼提供的学术论文。

1980 年 2 月《妇科月经病、胎漏、妊娠水肿等病的经验介绍》被编入《北京市老中医经验选编》第一集。

1980 年 11 月《尿石症的中医治疗》及《习惯性胎死腹中治愈体会》两篇论文刊登在建工医院《资料汇编》第五期。

1981 年 2 月《诊法、伤寒要诀》刊登在北京第二医学院《医学资料》第十四期。

1985 年《逆经的证治》《姚五达医生临床经验》《诊法、伤寒要诀》三篇论文刊登在建工医院《资料汇编》第六期。

1986 年 10 月《温病诊验体会》被编入《北京市老中医经验选编》第二集。

1989 年与本院（北京建筑工人医院）妇产科合作，撰写《复方催乳饮治疗乳少症 76 例疗效观察》一文，刊登在《中医杂志》1989 年第五期，并荣获建工局科技进步三等奖。

姚五达先生从事中医临床、教学、科研工作达六十余年，曾任中医主任医师（教授）、中医科主任，享受国务院政府特殊津贴。

姚五达先生在半个多世纪的医海生涯中，对医学事业孜孜以求，多年潜心研究，先后撰写出《妇科治疗经验》《温病治疗经验》《诊法伤寒要诀》《中医杂证》等著作，部分论著发表在《北京中医》等刊物，有的被收录在《北京市老中医医案选编》。

在治疗内科疾病、温病、妇科疾病方面经验独到，创出以"清扶""清解""清化""清渗""清透""清和"的"六清治法"及"轻可投实法""截流开源法"，广泛用于临床，收效甚佳，赢得了"圣手慈心"的美誉。

1990 年姚五达先生被编入《中国高级医师咨询辞典》一书，此书由知识出版社（中国大百科全书出版社）出版。

姚五达先生从来不居功自傲。他常将"业精于勤荒于嬉，行成于思毁于随"作为口头禅，时时激励自己和身边的学生，孜孜以求，不断进取。无论临床多忙，他每年都坚持学习，对临床所见疑难病症和有代表性、有时效性、有指导意义的病种（包括一些时令病和传染病）及时加以总结分析，做公开学术报告，并无保留、无条件地贡献出经验方和临床秘诀，供广大临床医师借鉴与参考，对于所在医院及所在地区的中医学术研究起到了十分重要的推动作用。

第四节　甘于奉献　授业传承

姚五达先生热爱祖国，热爱人民，热爱社会主义。他一生追随中国共产党，经过"三反""五反"及"文革"等多次运动，始终对中国共产党有信心，并于 1982 年光荣加入中国共产党。他一直积极参加党和国家的各项政治活动。经常应邀出诊，为国家领导人、海外华人、国际友人诊治疑难病症，在海内外享有很高的声誉。姚五达先生始终以高度的责任感、高尚的医德、高超的医术为成千上万患者解除病痛。六十多年来他出诊的足迹遍布各地工厂、农村、工地、军营。1998 年近 80 岁高龄还亲赴香港为驻港部队官兵义诊。

姚五达先生将"待病人如亲人"作为行动准则，他强调把病人放在第一位才能更好地为病人服务，无论什么时间，无论什么地方，只要有患者，他都热情接待，耐心诊病。

为满足更多患者诊病需求，退休后姚五达先生应邀到北京炎黄国医馆、北京同仁堂、北京京城名医馆、北京中医专家门诊部等处为中外患者看病，还被邀请到华侨大厦等高级酒店为国际友人诊病。当时，有些医院开设了专家特需门诊，并提高了挂号费，也有人建议姚五达先生在医院挂牌"特需专家"并提高挂号费，他持反对态度。他认为，在医生眼里，病人没有高贵和低贱之分，无富有和贫困之分，更无后门和非后门之分，医生，特别是职称高、技术强的医生，更应该满腔热忱地对待身陷病痛中的患者，决不能让他们在疾病的折磨中再多付诊断及治疗上的费用。不仅如此，每当遇到困难群众来诊，他都慷慨解囊，送医送药，并借机向学生讲述恩师孔伯华先生为贫苦百姓施医施药的事情，以身进行医德教育。

姚五达先生几乎全部时间都给了患者，80 岁高龄时，经常是简单午餐和短暂休息后便继续进行诊病工作。甚至自己身患重病卧床不起，带着点滴药瓶，还坚持在为患者诊病。他的一生是奉献的一生。

姚五达先生从来不被名利所惑，但对国家的事和百姓的事非常热心。他曾任北京市第五届、第六届政协委员，其间任政协文史委员。

姚五达先生在任委员期间，对中医工作多次提出议案，曾明确在政协会议上提出四点建议：①中医队伍后继乏人，要尽快培养中医人才；②在综合性医院应开设中医病房；③帮助老中医总结他们的行医经验，他们的经验是我们国家极为宝贵的财富；④选拔一批事业心强的年轻中医人员拜师，让老中医在有生之年为人民培养一批中医人才。

姚五达先生的建议得到了各级领导的高度重视，在他的带领和促进下，1985年11月建工医院开设了本市综合医院第一个中医病房，专门组织开展中西医综合治疗和临床研究工作。病房设立25张床位难以满足需求，又增至30张床位。从那时起，姚五达先生除每天六七十号门诊外，又多了每日病房查房，以致每天工作到很晚下班，但他毫无怨言。

姚五达先生一直对中医后继传承贡献着智慧和力量。自1956年进入医院工作后，姚五达先生担任所在医院的西学中医班、中医临床班教学授课及临床带实习生、进修生的工作。除本院实习生、进修生外，还有青海、新疆等边远地区的医务人员，有海军医院、空军医院、302医院、304医院等部队医院医务人员，还有北京第二医学院中医系学生、北京中医进修学校学员，以及建工局下属各公司（6个建筑公司）的基层医务人员等。上门追随姚五达先生学习中医的实习、进修人员络绎不绝。在不足10平方米的诊室中经常挤满了学员，姚五达先生始终耐心细致地讲解，手把手地教授，很多学员短时间便可独立应诊，成为所在单位中医科的中坚力量。

1990 年 10 月国家中医药管理局联合国家人事部、卫生部在全国推广名老中医带徒传授制度，首届"全国继承老中医药专家学术经验拜师大会"在北京人民大会堂隆重举行，全国首批 500 位名老中医开始带徒。

1992 年北京市中医管理局任命他为"北京市继承老中医学术经验指导老师"。

1992 年 10 月 31 日，北京市卫生局批准"姚五达老中医收徒拜师会"在飞霞饭店举行。参加单位有北京市中医管理局、北京市建工局、东城区卫生局、建工医院、鼓楼中医医院。收徒四名年轻中医师。

姚五达先生为我国中医事业倾注了毕生的精力，几十年来跟他学习过的学生遍布全国各地，他为发展我国的中医事业培养了一大批人才，为后人树立了榜样。

第五节　为人谦和　处世楷模

姚五达先生出生于中医世家，对中华传统文化、孔孟之道及儒家思想受教颇深。身处大医博爱、济世救人的家庭环境，耳濡目染，成就其谦恭达理之礼教品行，为家尽孝、为国尽忠成为先生自幼树立的人生志向。

姚先生生活在大家庭中，上有祖父母、父母，下有数位姊妹。先生身为长子，祖辈三代男丁单传，成家后又育有二男六女。先生孝亲、爱妻、教子，承担着整个家庭的重担。承上启下，父慈子孝，和睦相处，姚家是其乐融融的和谐大家庭。

几乎所有见过姚先生的人都有同感——亲近感。先生性情温和，待人亲切和蔼。几十年如一日，先生总是一脸微笑，为人处世，治病救人，都离不开"平和、平稳、平衡、平静"八个字。先生从不与人争执的平和秉性，处理事务的平稳过渡，待人接物的平衡处置，名利面前的平静心态，都充分表现出姚先生特有的优秀人品和为人之道。

可以这样说，"平和、平稳、平衡、平静"是谦谦君子的最佳品行，也是作为中医人所追求"和"的最高境界。

这"四平"的风格在姚先生身上得到全方位体现，甚至在姚先生医疗临床中开出的每一张处方中都可以清楚地看到。除对温热病等变化快速的疾病外，姚先生很少用大毒、克伐、生猛、强效之品，也不用迫吐、峻下、壮阳等偏执之方。先生一向追求用药安全平稳、作用平和、显效平静、病愈平缓的治疗过程，平心静气、心中坦然地期待"栩栩"之效。姚先生曾说："很多药物药性病人不知道，医生不能急功近利、竭泽而渔，而要为病人利益做打算。"正是这种风格，姚先生不断赢得众多患者的爱戴和崇拜，成为患者最信赖的中医大家。而先生的风格源自他对患者如亲人般的深切关爱。他经常对身边的学生说："要待病人如亲人，人家父母就是我们父母，人家姐妹就是我们姐妹。"要"急病人之所急，痛病人之所痛"。追随姚先生的学生、弟子都知道，先生为患者诊病经常废寝忘食，却从不计较名分和经济利益。

姚五达先生严于律己、宽以待人，这是他的为人之道。先生对自己工作上严要求，生活上低标准。夏天汗流浃背，冬天顶风冒雪，三十多年骑自行车上下班。医院很多人都看到过姚先生夏天骑车湿透背心的场景，而先生毫无怨言，直至70岁退休后返聘医院才派汽车接送。用先生自己的话说："自己的事再大也是小事，公家的事再小也是大事。"先生时刻践行着自己的人生信条。

改革开放初期，有位香港商人获知姚先生的名望，专程来京找到姚先生，欲重金收买先生的经验方，作为成方用于开发生产中成药。最初先生以为自己的经验方可以广益大众健康便应允无偿献方。港商意外惊喜之余，邀请先生携夫人赴港考察。到港后，为防生变港商将先生和夫人困在酒店，企图作为谈判筹码。当得知港商欲开高价和支付高额提成的想法后，面对金钱诱惑和人身安全威胁，姚先生果断拒绝，后经曲折成功回京。对于此事，他表现出非凡的智慧和气节，为中医后来者医德铸就、弘扬传承中医学术树立了楷模。

第二章

学术思想

第一节　姚氏学术思想探源

　　贤师孔伯华先生是对姚五达先生影响最深的人。《京城名医谱》记载：孔伯华青年时期身处战乱瘟疫中，孔先生经历了1917年晋绥地区鼠疫大流行和1918年夏秋廊坊霍乱流行，本地百姓流传"今夕聚首言欢，明朝人鬼异域"。孔先生不惧危难，投身于宣传防治扑救工作，不多日的救治出现"每至一户，相率欢迎，竞相求治"，经治患者"全活甚多"，深得当地群众信任。事后孔伯华先生与同事一起撰写了《传染病八种证治析疑》十卷传世。孔氏将温病、瘟疫作为临床重点，对初涉临床的姚五达先生影响颇深。

　　在姚五达先生最初的医疗实践中，对温病的辨证施治秉承孔氏学术思想，并做出了显著成绩。1958年大叶性肺炎大流行期间，姚五达先生承担了大量临床救治工作，并做出58例大叶性肺炎临床治疗观察总结。他认为，大叶性肺炎属于中医的温病范畴，要按温病治疗原则辛凉清解，祛邪外出，兼以止血，病邪在卫气，以银翘散、白虎汤为主，其中对石膏的使用根据病情变化用量随症加减，再现了孔氏方法的妙用。遣方用药上使用白茅根清热解毒、凉血止血、利尿，快速消除咳铁锈色痰，此创新尝试获得奇效。孔伯华先生对温病重症使用安宫牛黄丸等"三宝"的临床经验:安宫牛黄丸清热解毒、豁痰开窍,在热邪内陷心包,痰热蒙蔽心窍,高热烦躁、神智昏迷时选用;紫雪丹清热解毒,长于镇痉安神,在热邪内陷心包,高热神昏、惊厥抽搐时选用;至宝丹清热解毒,长于芳香开窍,在痰热壅盛、痰浊蒙蔽心窍,高热、神昏、九窍闭塞时选用。出现郑声者加入十香返生丹一粒分吞,出现脱证者宜加入生脉散等。这些均彰显出稳准扎实的辨证施治功底和遣方用药胆识,挽救了危重患者。在大叶性肺炎恢复期,姚先生牢记孔氏"阳常有余,阴常不足"理论思想的教诲,重视使用麦冬、元参、玉竹、石斛等在温病后期恢复津液,对大叶性肺炎全程辨证施治体现出有思想、有应变、有章法的成功实践。1959 年 12 月应北京市中医学会的邀请,姚五达先生以《中医治疗大叶性肺炎 58 例临床疗效分析》为题在北京市卫生局礼堂做学术报告,受到广泛好评。在 60 年的临床中,姚先生以对温病治疗见长,在不计其数的温病高热等危重症的抢救和会诊中,发挥出力挽沉疴的重要作用,由此被人称为清凉派代表人。

孔伯华先生当年在北平国医学院的教学中,特别强调对《内经》《伤寒论》《金匮要略》及温病学经典的熟记熟背,以此强化对中医理论思想体系的认知。对临床辨证论治,提出"两纲六要不能平列"。两纲,即阴、阳;六要,即表、里、寒、热、虚、实。姚五达先生临证亦强调"先辨阴阳"以定方向。在病机方面,孔氏主张"脾胃有病必系肝,肝病必系于脾胃",强调"脾湿和肝热",认为"今之治病,湿热者居十之七八矣"。对于孔氏思想,姚五达先生都非常重视,对诸多肝、脾、胃病的辨证多以"脾湿肝热"为辨证要点和治疗依据。在中风、眩晕、肝病、胃病等治疗中注重选用清肝除热、健脾化湿之品,也以此形成"姚氏六清法"的基础。

孔伯华先生善用石膏，有"石膏孔"的称誉。孔伯华先生遣方用药"虎跃龙腾"，气势非凡，又善用鲜药，如鲜藿香、鲜佩兰、鲜薄荷、鲜藕、鲜荷叶等，取其芳香清轻，清灵通窍，除秽透达。姚五达先生秉承孔氏对石膏的运用经验，除对在温热病使用量 30g 或 45g 外，用于一般外感热病气分证时用量比较谨慎，但常同时选用较大剂量的金银花、蒲公英、板蓝根等根茎花叶类清热解毒之品。姚先生也喜用鲜藿香、鲜佩兰、鲜薄荷等鲜药，取其轻清上浮、透达逐邪之用。由此，对姚先生"轻可投实"思想的逐渐形成，具有点石成金的作用。

综上所述，孔伯华先生终身的从医经历、治学理念、学术思想、临床经验等，成为姚五达先生的楷模，是姚五达先生学术思想形成的源泉。在孔氏指引与传承的道路上，姚先生表现出尊师重道、潜心研学、不辱使命的优秀气质，终成中医大家。

第二节　姚氏学术思想基础

孔伯华先生生前著有《时斋医话》《传染病八种证治析疑》，其后人及弟子编有《孔伯华医集》等，这奠定了姚五达先生的学术思想基础。

一、孔氏温病学说思想基础

孔伯华先生的学术思想有着鲜明的特点，具有完整的理论体系。它来源于温病学说和临床验证，有自己独特的创见，并且把温病学说推广到杂病的治疗中，取得很好的临床疗效。《伤寒论》确立了六经辨证体系，不仅可以指导治疗外感热病，而且可以指导治疗各种内伤杂病，从孔伯华先生的医案中也能感受到温病论治与杂病论治是一脉相承的。

姚五达先生对温病的认识体现在1978年《略谈温病》一文。温病是感受了四时不同的温热病邪而引起的多种急性热病。病名很多，如风温、春温、暑温、湿温、伏暑、温疫、温毒等。温病不外乎有两种：一种为传染性温病，即"一人有病侵犯他人"。传染性温病，起因是感受了六淫之外的一种自然疠气或疫疬之毒，就是古人讲的"山岚瘴气"而发病。另一种为不传染性温病，即《内经》所云"冬不藏精，春必病温"，是指人体内在因素虚弱而感受了时邪，主要为风、暑、湿、燥病邪作用于人体而发病。

总之，邪热伏气是外感温热病的主因。因此，姚先生认为："温热病者皆因人体内有郁热伏邪后感于天地疠气而成。内无患，外无忧，里无内热，病无外感。"从临证病因角度说明了温病与杂病论治的关联性。在诸多临床病例中，不单单对温热病，姚先生对常见病、多发病甚至疑难病的辨证，都是基于"温毒邪热"的思辨，从而予以清温解毒、化热透邪、渗湿和中、祛邪扶正的治疗原则，形成施治"清"的主体风格。

二、临床诊法思想基础

孔伯华先生在《论脉》中指出："诊脉之时，必静气凝神，手按之，心致之，三部九候反复而摩审之，是精神完全贯注于指端，则脉之形状自然显于指下。""七诊者，一静其心，存其神也；二忘外意，无思虑也；三均呼吸，定其气也；四轻指于皮肤之间，探其腑脉也；五稍重指于肌肉之际，取其胃气也；六再指重于骨上，取其脏脉也；七详察脉之往来也。"精妙地概述了脉之变化，脉之诊法，持脉之道。

　　姚五达先生深解孔氏《论脉》精要，加之幼年《脉诀》倒背如流的童子功，逐渐融会贯通形成了自身诊法体系。1978年姚先生开始撰写《诊法、伤寒要诀》一书，1980年完稿。这是姚五达先生在国医学院毕业后，在追忆贤师孔伯华先生教诲的基础上，结合学习《内经》《难经》《伤寒论》《金匮要略》、温病学经典著作，以及《医宗金鉴》《濒湖脉诀》的心得体会，并积累四十余年的临床经验，择其精华，提纲挈领，以歌诀形式编写而成。本书语言精练，简明扼要，便于诵记。

　　《诊法、伤寒要诀》中诊法部分，论述望闻问切四诊，对要点处加以阐明，疑难句处详加注释。《伤寒论》部分抓住六经辨证，简明扼要地指出伤寒脉、证、理、法、方、药和如何掌握的要点，对于三阴三阳的病理实质，分别加以提示、注释和列表分析，并指出鉴别的要点，对于伤寒等病也都加以阐述。

　　姚五达先生曾多次对弟子说明撰写此书目的，即传承前辈宝贵的临床经验，掌握诊病要领，迅速得悟开悟。因此，姚先生坚持此书以手册形式印制，便于携带背诵，更便于临床使用。故《伤寒论要诀》并未公开发表，后曾与北京第二医学院科研组合作深入注释，以课题论文形式发表在北京第二医学院内刊。正像姚先生所期待的那样，凡学生弟子《诊法伤寒简要》人手一册，每日背诵，朗朗上口，随时随地对照临床，成为当时随姚先生学习者的学业速成必备神器。

　　《诊法伤寒简要》是姚先生贯通经典、学以致用的扎实功底体现，是姚先生一脉相承贤师孔氏学术思想与勤于实践的最好诠释，是姚氏学术思想的理论基础。时至今日，对于传统的中医师承教育复兴，此书不可多得，极具现实意义。

第三节　姚氏学术思想内容

姚先生一直强调"学以致用"，在与学生、弟子无数次的临证研讨中，姚先生经常口授辨证思想、认证思路、用药技巧等实战经验，后经总结提炼、验证、思辨、升华，逐步形成了"姚氏学术思想"。将其总结概括为三部分，即"清"思想与六清法、截流开源辨证施治、"轻可投实"思想和临床应用。

一、"清"思想与六清法

在治学方面，孔伯华先生曾云："熟读《内经》，参悟经旨，不泥于古，抱着实事求是的客观态度。"

《内经》"病机十九条"原文仅百余字，概括性很强。金元四大家之一、"火热论"代表人刘完素著有《素问玄机原病式》，其把《内经》病机十九条属于火热病证的范围扩大到五十多种。他强调，"六气皆从火化"，"五志过极皆为热病"，火热是伤寒诸证的重要病因。刘完素在伤寒证的治疗中，以清热通利为主，善用寒凉药物，故后人称之为"寒凉派"，他的学术思想对后世温病学有重要影响。

朱丹溪为"滋阴派"代表人，主张"相火论""阳有余阴不足论"，在"清"法基础上确立"滋阴降火"的治则。

清代，叶天士、薛生白、吴鞠通等创立了卫气营血辨证、三焦辨证等，极大丰富了"清法"的理论，把中医"清法"理论推向新的境界。

上述历代医家论述，为姚五达先生"清"思想的认知开启起到决定性作用，清晰的理论体系贯穿在临床中，并逐渐被加深。

姚先生正是以《内经》病机十九条为准绳，将火热病机与脏腑辨证紧密结合，树立起一种真义为"清除邪气以达体内纯净"的理念，并在温病辨治思想基础上，逐渐从具体的"清法"上升到"清"思想的形成，从单纯的治法延展出不攻不守、不固不散、不多不寡、不偏不倚的阴阳和合之道。因此，在临床治疗中姚先生常在治法之前冠以"清"字，一则强调基于"清理"病因的辨证认识，二则保持一种"清正"不偏的治疗思路，在"清"的前提下明确辨证基调，为施治设立基本原则。

姚五达先生创立"清"字六法，即清解、清透、清化、清渗、清和、清扶。

1. 清解法

解者，分开、除去也。清解即清热解表、祛除邪气之意。姚先生认为，清解并非具体的清热解表法，还包括清瘟解毒、清热降火等所有因热致病的治疗思路。特别是在温病的早、中期，临床治疗贯穿"清"的思想至关重要。

贤师孔伯华先生说过："古今之人，素质不同，故古今病不相能也……古方照搬，十不效一。"姚先生认为，今人起居无常，饮食不节，常感风寒、风热、瘟疫混合之外邪，邪气入里化热，与素体内热相合，常为致病原因。故仅用古方麻黄、桂枝类方发汗解表，并不能从根本上祛邪，反而劫伤津液。用桑菊饮、银翘散清解虽无伤阴之弊，但对邪气盛、正气虚情况下力道有限或不足。因此，姚先生主张在桑菊饮、银翘散基础上加大力度，综合清解，常用方如下：

金银花 12g，忍冬藤 18g，青竹茹 12g，蒲公英 24g，大青叶 18g，板蓝根 12g，净连翘 12g，酒黄芩 10g，杭菊花 10g。

咽痛咽干，加麦门冬、百合清心滋阴；咳嗽，加黄芩、杷

叶清肺止咳；头痛，加菊花、白芷清肝经热；尿黄赤，加六一散
（滑石六、甘草一）。

金银花、忍冬藤、青竹茹是姚先生清解法中首先选用的药
味。金银花甘、寒，归肺、心、胃经，清热解毒，凉散风热，
常用于痈肿疔疮、喉痹、丹毒、热毒血痢、风热感冒、温病发
热。忍冬藤与金银花药用部位一为藤茎，一为花蕾，虽性味归
经相同，但忍冬藤偏于疏散风热，通络止痛。《本草纲目》言
其"治一切风湿气及诸肿毒，痈疽疥癣，杨梅恶疮，散热解毒"。
由此可见，在外邪束表的温病初期，忍冬藤清解之力更为理想，
这便是姚先生喜用本品缘由。青竹茹取材于淡竹内壁层，味甘
微寒，归脾、胃、胆经，可清热化痰，除烦止呕。《普济本事方》
的竹茹汤《济生方》的涤痰汤《三因极一病证方论》的温胆汤、
《金匮要略》橘皮竹茹汤等古方中，竹茹都是主要成分。古代
很多医家对竹茹评价很高，《药品化义》云："竹茹，轻可去实，
凉能去热，苦能降下，专清热痰，为宁神开郁佳品。"《本草经
疏》亦云："经曰，诸呕吐酸水，皆属于热。阳明有热，则为呕哕；
温气寒热，亦邪客阳明所致。竹茹，甘寒解阳明之热，则邪气
退而呕哕止矣。"

姚先生喜用竹茹，凡遇热证必用。先生曾多次强调取象比
类和自然天成的选药原则，而竹茹是其中典型。

清解法中，蒲公英、大青叶、板蓝根是姚先生常联合使用
且较大剂量入方之品。《本草纲目》记载："蒲公英主治妇人乳
痈肿，水煮汁饮及封之立消。解食毒，散滞气，清热毒，化食
毒，消恶肿、结核、疔肿。"《中国药典》言："蒲公英归肝、胃
经，清热解毒，消肿散结，利尿通淋。"姚先生曾说："不要小
看蒲公英是小花小草，便宜，安全，起效快。"

板蓝根、大青叶为十字花科植物菘蓝植物的根与叶，味苦性寒，归胃、心经，同为清热解毒之品，板蓝根凉血止血，大青叶凉血利咽，常用于温疫时毒、发热咽痛、温毒发斑、痄腮、烂喉丹痧、大头瘟疫、丹毒、痈肿等。

姚先生清解方，可解除温疫时毒和内热之患，集清瘟败毒、清热解毒、凉血利咽作用于一体，在临床中尤其在外感病初期疗效立竿见影。

2. 清透法

透者，通过、穿透也。清透即清热透邪外出之意。适用于外感风热，太阴受邪，内迫于营，外发红疹，或外感风热治疗不当，邪入气分，表病传里。症见壮热无汗，咳嗽气逆，胸闷气短，肌肤红疹，舌红苔白，脉洪大。姚先生临床常用的清透方药：

生石膏 24g，芦根 12g，葛根 10g，知母 12g，青竹茹 12g，蒲公英 24g，板蓝根 10g，六一散 12g，金银花 12g，薄荷 6g。

在清透法中生石膏是一味要药。根据古籍记载，唐宋之后，一些医家认为石膏大寒，医生多不敢用之。

朱震亨云："石膏味甘而辛，本阳明经药，阳明主肌肉。其甘也，能缓脾益气，止渴去火。其辛也，能解肌出汗，上行至头，又入太阴、少阳。"

《医学衷中参西录》言："石膏，凉而能散，有透表解肌之力。外感有实热者，放胆用之，直胜金丹。"

贤师孔伯华先生擅用石膏，业内人称"石膏孔"。孔氏认为，石膏味辛微寒，而不是大寒。味辛得阳明燥金之味，是阳明经药。性寒沉内，味辛走表，具有两擅内外之功。孔氏在其著作《时斋医话》中辨析："（石膏）性之凉并不寒于其他凉药，但其解热之效，远较其他凉药而过之。"

姚五达先生秉承贤师孔氏之学，"师其法而不泥其方"。对石膏的使用主张要逆转表病传里，邪入气分血分，就要给邪气以出路。贤师孔伯华先生曾明确指出："石膏能泻胃火，解表肌，生津液，除烦渴，从毛孔透出。"清透法—清内（胃）热，二透邪外出。姚先生常用量为24g，以期奏清透之功，临床效果较为理想。

芦根，亦是姚先生清透法中喜用之品。

《药性论》云："能解大热，开胃，治噎哕不止。"

《本草经疏》云："芦根，味甘寒而无毒。消渴者，中焦有热，则脾胃干燥，津液不生而然也，甘能益胃和中，寒能除热降火，热解胃和，则津液流通而渴止矣。客热者，邪热也，甘寒除邪热，则客热自解。"

《医学衷中参西录》云："苇之根居于水底，其性凉而善升，患大头瘟者，愚常用之为引经要药，是其上升之力可至脑部，而况于肺乎？且其性凉能清肺热，中空能理肺气，而又味甘多液，更善滋养肺阴，则用根实胜于茎明矣。"

姚先生认为，芦根虽非上品之药，但其形管中空，具上通下达之力，正是"清透"理想之品。

佐以知母滋养胃阴，葛根清肺散热，再以蒲公英、板蓝根、金银花清热解毒，竹茹清心除烦，六一散清透通畅腑道，以利透邪外出。

临床中姚先生常用清透法，对儿科痘疹病治验颇多。小儿"阳常有余，阴常不足"，内热外邪常合而为患，常见小儿痘疹发而不全或隐含不透。姚先生选用寒性稍逊石膏的寒水石，辛寒入心肾经而解热，配以葛根、鲜芦根、鲜茅根透疹外出，荆芥、薄荷、淡竹叶等清透发散等，疗效立竿见影。

总之，姚先生的清透法广泛用在温病和表证初期，可有效地防止邪从热化及入营、入血的演变过程，为温病治疗提供先机。

3. 清化法

化者，融化、消除也。清化即清消化除病邪之意。所化之邪，可以是热邪、湿邪无形之邪，也可以是痰浊、气结、瘀血、瘿瘤等有形之邪。姚先生认为，湿与热，一为阴邪，一为阳邪，二者相合，湿热胶滞，缠绵难去，故热邪宜清，湿邪宜化。湿热致病，肝脾受难，肝热为先，必当"清化"之。姚先生临床常用"清化"之品：

生决明：性平味甘咸，平肝潜阳，清肝明目。

生龙骨：味甘涩平，镇静安神，平肝潜阳。

生牡蛎：味咸，性微寒，入肝经，为平肝息风药。

生海蛤：咸平，入心、肾经，清热利水，化痰软坚。

上述四味除龙骨为矿物外，其他三味为海产物，其共同点均可平肝清热、镇惊安神、软坚化痰，可"化"有形湿热痰凝之邪，亦可"化"无形神昏谵妄之邪。临床常用于中风（脑血管意外）、眩晕（高血压）、失眠、癫痫、瘰疬瘿瘤等证。

在"清化"之品中，姚先生喜用"对药"泽兰与佩兰。泽兰苦辛微温，归肝、脾经，走血分活血祛瘀，行水消肿。佩兰辛平，归脾、胃经，走气分芳香化湿，醒脾开胃。两药配伍，轻清上浮，祛热化湿，用量在 6g 以求上散清窍的妙用，常用于中焦湿困，痰涎壅盛的头痛头晕、困倦嗜睡、乏力纳差以及女子月经失调等。

对于痰浊气结，姚先生认为瓜蒌是上乘之品。瓜蒌，取类比象，如同人体胸廓，其味甘、微苦，性寒，归肺、胃、大肠经，具有清热化痰、宽胸散结、润肠通便的功效。临床中姚先生每每重用瓜蒌 24g，针对痰湿闭阻的胸痹证，而配以小量薤白（2～3g）宣痹通阳，丹参配小量白檀香（2g）活血通瘀，治疗心绞痛、真心痛等病。姚先生曾说："瓜蒌引药到位，少量薤白轻清而上，化邪而出，妙不可言。"此可谓先生"清化"神来之笔的写照。

对于瘀血、瘿瘤乃至癌症的治疗，姚先生常重用土茯苓。《本草纲目》云："土茯苓气平，味甘而淡，为阳明本药，能健脾胃，去风湿。脾胃健则营卫从，风湿去则骨利，故诸证多愈。此亦得古人未言之妙也。"《景岳全书》称土茯苓为"仙遗粮"。《本草乘雅》言土茯苓为"九土之精气所钟也"。可见土茯苓并非仅治梅毒之症，其化湿除毒效果极佳，是诸多湿热邪毒顽症的克星。现代研究资料显示，土茯苓是一味作用较强的免疫抑制药，是治疗口腔和阴部溃疡之佳品。土茯苓也用于治疗类风湿关节炎、银屑病关节炎、白塞病关节炎、痛风性关节炎等，土茯苓对过敏性皮炎、天疱疮、湿疹等也有效。土茯苓还有解毒、抗肿瘤的功效。

在最常见的清热化湿法中，姚先生常用炒知柏、胆草炭、白茅根。

《本草择要纲目》言："黄柏苦寒无毒，沉而降阴也，入足少阴经，为足太阳引经之药。知母苦寒无毒，沉而降，阴也。又云阴中微阳，入足阳明、手太阴气分。""知母、黄柏之属，为滋阴降火之对剂。"

胆草炭是孔伯华贤师喜用常用之品，常用于肝火旺盛及湿热较重的眩晕、高血压等病。龙胆草味极苦，性寒，归肝、胆经。生用善于清热泻火燥湿。经酒制后，能缓和过于苦寒之性，并引药上行。用于湿热黄疸，阴肿阴痒，带下，湿疹瘙痒，肝火目赤，耳鸣耳聋，胁痛口苦，强中，惊风抽搐等。龙胆古代炮制方法有酒制（酒煮、酒炒、酒浸、酒洗等）、姜制、炒制、煅制、焙制、蜜制、胆汁制、药汁制等。炒成炭目的即避苦寒存药性。在清热化湿中，龙胆草本性清热泻火，用炭偏于燥湿。因此，与孔贤师一样，姚先生也是非常喜用胆草炭。

《中国药典》言：白茅根味甘性寒，归肺、胃、膀胱经。功能凉血止血，清热利尿。用于血热吐血、衄血、尿血，热病烦渴，黄疸，水肿，热淋涩痛；急性肾炎水肿。

《本草图经》云：茅根，今处处有之。春生芽，布地如针，俗间谓之茅针，亦可啖，甚益小儿。夏生白花，茸茸然，至秋而枯。其根至洁白，亦甚甘美。六月采根用。

《本草求原》云：白茅根，和上下之阳，清脾胃伏热，生肺津以凉血，为热血妄行上下诸失血之要药。

《本草正义》云："白茅根，寒凉而味甚甘，能清血分之热，而不伤干燥，又不黏腻，故凉血而不虑其积瘀，以主吐衄呕血。泄降火逆，其效甚捷，故又主胃火哕逆呕吐，肺热气逆喘满。且甘寒而多脂液，虽降逆而异于苦燥，则又止渴生津，而清涤肺胃肠间之伏热，能疗消谷燥渴。又能通淋闭而治溲血下血，并主妇女血热妄行，崩中淋带。又通利小水，泄热结之水肿，导瘀热之黄疸，皆甘寒通泄之实效。然其甘寒之力，清泄肺胃，尤有专长，凡齿痛龈肿，牙疳，口舌诸疮，及肺热郁窒之咽痛腐烂诸证，用以佐使，功效最著，而无流弊。"

白茅根这味药的确是姚先生最喜用常用的清热化湿之品，广泛用于肝胆、肾病、血证以及妇科病等治疗方剂中，也是姚氏"清化法"中诸多药味中最理想品种之一。

4. 清渗法

渗者,下沥、泄小便也。虞抟谓:"治湿不利小便,非其治也。"清渗即清利湿热、通调水道、通利小便之意。《素问·上古天真论》云:"肾者主水,受五脏六腑之精而藏之。"《素问·逆调论》云:"肾者,水脏,主津液。"姚先生认为,清利湿热,通调水道,渗湿膀胱,可治疗水湿内停,湿热下注,癃闭、淋浊、水肿等病。常用清渗方药:

川续断10g,桑寄生10g,炒杜仲12g,盐知柏各12g,白茅根10g,大腹皮10g,冬瓜皮30g,嫩蚤休18g,六一散18g。

在清渗方药中,除去前文清法介绍的药味外,特别值得一提的是大腹皮。大腹皮为棕榈科植物槟榔的干燥果皮,辛,微温,入脾、胃经,功能下气、宽中、利水,可治腹胀、泻痢、水肿、脚气、小便不利等。

《药性类明》云:"大腹皮,丹溪常用之以治肺气喘促,及水肿药中又多用之,盖亦取其泄肺,以杀水之源也。"

《本草汇言》云:"大腹皮,宽中利气之捷药也。方龙谭曰,主一切冷热之气上攻心腹,消上下水肿之气四体虚浮,下大肠壅滞之气二便不利,开关格痰饮之气阻塞不通,能疏通下泄,为畅达脏腑之剂。"姚五达先生在化湿渗湿方中常用,就是取其"泄水、渗湿"特性。

六一散利水行气,清利湿热。若湿热较重,加萹蓄、瞿麦;若肾虚腰痛,加盐橘核、台乌药等。

姚先生在清利下焦湿热时注重蚤休的使用。蚤休别名重楼,又叫七叶一枝花。性味苦、微寒,有小毒,入肝经,能清热解毒,消肿止痛,息风定惊。

《滇南本草》云:"主治一切无名肿毒,攻各种疮毒痈疽,发背最良，利小便。"

《生草药性备要》云："补血行气，壮精益肾，能消百毒。"

《本草求原》云："益脾汁，升胃之清气，上行于肺，以益血行气，壮精益肾，已痨嗽内伤，活血，止血，消肿，解毒。"

《本草纲目》曾以民间谚语形容其功效云："七叶一枝花，深山是我家，痈疽如遇着，一似手拈拿。""蛇虫之毒，得此治之即休，故有蚤休、螫休诸名。"姚先生用此药目的在于其突出的杀虫作用，顾名思义，"跳蚤遇上此物便休矣"。一般下焦湿热和盆腔附件感染都是有细菌作祟，蚤休的杀虫作用显著，可以治疗湿热蕴结，通利水道和膀胱。姚先生常用蚤休 18g，佐大枣补血和胃，用于肾病尿蛋白消除有奇效。在妇科方面，蚤休的使用也很多见。上强肾，下杀虫，不枉达到"清渗"之境。

5. 清和法

和者，调、谐也。清和即调理各脏腑功能关系，以祛除病邪为目的。适用各种病机的肝胃不和、脾胃不和、肠胃不和等。常用清和方药：

藿香梗 10g，紫苏梗 10g，茯苓块 10g，炒白术 10g，焦谷芽 10g，炒稻芽 10g，盐橘核 10g，台乌药 10g，伏龙肝 12g。

姚先生的"清和"立足于中焦肝、脾、胃、大肠、小肠，以势"和"、用"和"、气"和"、血"和"为目的。

藿香梗、紫苏梗用"梗"，梗偏理气，用藿香之香窜、紫苏之走窜，通畅消化道，形成势态之和。茯苓、白术健脾益胃，就是用"和"。胃主受纳，脾主运化，上下气通，行气"和"，自然而然，水谷精微转化为血"和"。要和，不需要太过的攻伐峻补之品，只要性味中道即可。

在临床上，对各种肝病、胃病、肠炎、溃疡病、泄泻乃至暑湿下痢等疾患，可在清和方药基础上加减：恶心呕吐者，加砂仁米、伏龙肝、青竹茹，清热和胃，降逆止呕；胃脘疼痛者，加盐橘核、台乌药、炙没药，行气止痛等，常很快显效。

伏龙肝，又称灶心土，辛温无毒，入脾胃经，温中燥湿，止呕止血，可治呕吐反胃，腹痛泄泻。其特殊来源常被用于和胃止呕。

除伏龙肝外，姚先生最喜用青竹茹"清和"胃腑，并广泛用于多种疾病的和胃益脾，甚至"十方九用"。

青竹茹为青秆竹或淡竹茎秆的干燥中间层。将稍带绿色的中间层刮成丝条，或削成薄片，捆扎成束，阴干，其性味甘微寒，归肺、胃两经，可清热化痰，除烦止呕，用于痰热咳嗽，胆火夹痰，烦热呕吐，惊悸失眠，中风痰迷，舌强不语，胃热呕吐，妊娠恶阻，胎动不安等。《本草经疏》云："经曰，诸呕吐酸水，皆属于热。阳明有热，则为呕哕；温气寒热，亦邪客阳明所致。竹茹，甘寒解阳明之热，则邪气退而呕哕止矣。甘寒又能凉血清热，故主吐血崩中及女劳复也。"

伏龙肝和青竹茹均取材于自然界，灶内、竹内的天然温润与"清和"之性符合，姚先生顺自然天成的思想，常被遣方入药。

6. 清扶法

扶者，佐、益也。《素问·阴阳应象大论》曰："形不足者，温之以气，精不足者，补之以味。"通过滋养，补益气血阴阳，提高机体抗邪能力。"清扶"不仅是补法，也有扶助正气、增强体质、清除邪气的含义，适用于病后正气受损或平素体质较弱正气不足者。肾为先天之本，脾胃为后天之本。"清扶"一则扶肾之本，二为扶脾胃气血生化之源。常用清扶方药：

细生地15g，润元参12g，炒杜仲12g，生牛膝12g，远志

肉 6g，首乌藤 12g，全当归 10g，杭白芍 10g，麦门冬 10g，西
洋参 10g。

姚先生主张用药需取中道，尤其对虚证尽量做到不偏不倚，
不能"逞一时之快"，更不能"竭泽而渔"。故姚先生极少用峻
补和温补助阳之品。

《本草纲目》言生地黄，"诸经血热，滋阴退阳，蜜丸服，
治女人发热成劳。蜜煎服，治小儿壮热，烦渴昏沉。"

《本经逢原》言："生地黄治心热，手心热，益肾水，凉心
血，其脉洪实者宜之。若脉虚者，则宜熟地黄。"熟地黄"碍
胃"，影响胃的腐熟，也拖累脾的运化，常用往往致纳呆。故姚
先生地黄多生用，配以元参滋阴降火，除烦解毒，以实现"清扶"
不燥不腻，补肾益源。又常以杜仲味甘微辛，甘温入肝而补肾。
牛膝甘酸，补肝肾，强筋骨，平衡地黄生用之寒性。

姚先生认为，心肾相交，水火既济，在"清扶"中至关重要。
因此，先生常以远志配首乌藤交通心肾。

针对气虚证，姚先生常用当归活血补血，白芍养血柔肝，
促进自身气血运行。不见极虚暴虚之证（大出血）不用阿胶、
紫河车等血肉有情之品。"气为血帅，血为气母"，心主血脉，
姚先生注重补气养心，常用麦冬，益心气，养心阴。先生喜用
西洋参而少用红参，以避药性偏移之弊，意在稳妥恰当地"清扶"，
达到"阴平阳秘"的平衡状态。

六清法均冠以"清"字，"清"即洁净、纯洁、清热、宁静
之意，在治疗中引申为清除邪气以达体内纯净之意。根据邪气
侵犯部位以及疾病演化过程的不同，需采用不同的治疗原则，
借助药物的力量清除体内邪气而达安宁。

姚先生曾指出，六清法并非各自独立不变的，在实际应用

中各法相互渗透、相互交融、相互补充，共同达到有效的治疗目的。

六清法经过姚先生近60年的摸索及实践验证，又经传承人、学生、弟子的实践验证，对大多常见病、多发病乃至疑难病，其辨证准确，治则合理，选方迅速，用药得当，是非常实用和便捷的思想方法，充分体现出姚氏学术思想的硬核和精髓，也是姚氏中医传承的根本所在。

二、"截流开源"辨证施治

孔伯华先生曾说："人之有本，犹树木之有根，水流之有源，一旦罹病，求其本而治之，枝流末疾将不治而自治矣。""古今之人，素质不同，如果照搬古方，就是泥古不化。"

姚五达先生谨遵师训，在广读古籍的基础上结合自己的临床经验，以"截流开源"的思想提出治疗妇科崩漏的法则。《荀子·富国》篇云："百姓时和，事业得叙者，货之源也，等赋府库者，货之流也。故明主必谨养其和，节其流，开其源，而时斟酌焉。""截流开源"便首见于此。

《诸病源候论·妇人杂病诸候·漏下候》云："忽然暴下谓之崩中，非时而下，淋沥不断谓之漏下。"《丹溪心法附余》云："治崩次第，初用止血以塞其流，中用清热凉血以澄其源，末用补血以还其旧。""塞流、澄源、复旧"治疗崩漏三法由此而出。

姚先生认为，古人"塞流、澄源、复旧"三法，实则为止血、固本两个阶段。止血为第一要务，止血药以截住流失之血，以治其标。若不急止其血，势必血下愈多，阴血愈亏，更增其亡阳之势。唐容川有"止得一分血，保得一分命"之语。

"塞流"与"截流"都为止血，一字之差深意有所不同。《辞海》中言"塞者堵塞""截者切断、阻断"之意。"截流"更赋予活血止血，不致滋生瘀血的内涵。故姚先生在治疗中常用大蓟、小蓟、仙鹤草、地榆炭、血余炭、生地炭、茅根炭、三七粉、升麻炭等止血药，其中大、小蓟合用（31～45g）为主要止血药，两药味甘性凉，凉血止血。生地炭、茅根炭、三七粉活血止血散瘀，使血止而不留瘀。善用少量升麻炭（2g）升举清阳，轻轻上浮，以达止血目的。

《东垣试效方》云："妇人血崩，是肾水阴虚，不能镇守胞络相火，故血走而崩也。"对于阴血不足，相火妄动，出血量多，则用生地炭、地榆炭、茅根炭以清热止血养阴。善用炭类药物也是姚先生治疗崩漏的特点。姚老认为，黑属水属肾，血红属火属心，水能制火，肾水制心火，故多用炭类药止血，效果明显。

截流并非单一止血治标，须于止血中寓固本益肾之法。

中医认为，脾统血，肝藏血，肾藏精，精血互生，治本以资血之源，安血之室，约制经脉，摄血归经，使肝为之封藏，脾为之统摄，肾为之安固，从而使病愈如常。姚先生用"开源"，同样是补脾固肾，调肝养血，以治其本。临床上姚先生常选用川续断、杜仲炭、菟丝子、桑寄生益肾补精，使封藏之力得固。其中川续断、杜仲炭调补肝肾，和谐冲任，又可行血脉，引血归原；用生黄芪、党参、白术健脾补气，使后天得旺，血生有源；用全当归、杭白芍、阿胶珠扶助正气，益生血之源，调血归肝；用盐橘核、台乌药疏理气机，与前药共求"气以通为补，血以和为补"之意。"截流""开源"，固本培元，标本皆治，不能截然分开，视病缓急，各有侧重。

开者，寓意开发新生气血之内涵。脾胃为气血化生之源。脾主运化，胃主受纳在先，故"开胃"在临床用药中姚先生十分重视，常用青竹茹、砂仁、伏龙肝、茯苓以理气和胃，调理中焦；用焦谷芽、炒稻芽助脾运腐熟水谷。对于心悸失眠者，用远志、干百合，养心安神；对伴有心烦急躁、脏躁不安者，配以甘麦大枣汤。同时促使患者在止血的基础上改善饮食、睡眠，缓解不良情绪。"开"疗愈新生局面，往往服药效果良好。

"开源"不仅是补脏腑气血之源，对崩漏顽固不愈的患者，使用相应的重剂也是一种"开源"。临床中姚先生对相火较盛成毒，出血数月不止，甚或半年以上，久治不愈者，常加土茯苓30g，入肝经以清胞宫相火，清热解毒，效果颇佳。对气虚不摄血，则加党参、生黄芪、藕节炭以补气升提，摄血于脉中。对气滞血瘀，血不归经，并见少腹痛、乳胀痛、有血块的崩漏者，用香附疏肝行气，用泽兰、佩兰利水活血行气，上下配合，"开"气和血止局面。

三、"轻可投实"思想和临床应用

姚五达先生行医 60 余年，常在谨慎观察临床疗效的基础上，探索治疗法则与选药规律，强调用药重在"把握关键，拨动枢机"，善于斟酌用药剂量。又深受孔氏鲜药运用奥秘启示，发现和自创"轻可投实"法，在临床中灵活应用，收效甚佳。

"轻"原意是分量小、数量少，在本法中则指药物的分量小、质地轻微、价格低廉。"投"即抛、掷，引申为祛除之意。"实"在这里指病邪。"投实"即切中要害，辨证用药，祛除邪气。"轻可投实"是用小剂量、质地轻或低价格药物，据病之所发，拨动枢机，祛除病邪的一种治疗方法。

1. 质地轻是轻扬和质轻之意

用轻扬发散之剂解除在表之邪。外感六淫之邪多侵犯肌表，或从口鼻而入，肺卫首当其冲，而出现卫表及上焦肺系症状。此时，邪气轻浅，及时采取解表达邪的治法便可使外邪从肌表而出。姚先生主张，外感初起多用辛散轻扬、质地较轻的药物，不可投以重剂，避免引邪入里。临床上以银翘散、桑菊饮加减以祛除风热表邪，以荆防败毒散加减以祛除风寒表邪，以香薷饮加减治疗暑热之邪，轻清上浮，重在发散。

姚先生善用质轻药物来解决临床问题。最有代表性的药物是青竹茹12～18g。姚先生曾说："现代人多因生活节奏紧张，贪图安逸，嗜食厚味，违反自然规律，中焦多有伏火。竹茹质轻，轻扬，走肺胃，兼心肝胆，有清上中焦之热的妙用。"姚先生在临床处方中多喜用青竹茹入药，用其轻清之功，改善患者体内热、湿、浊的环境，常收到意想不到的效果。

2. 小剂量的用药可祛除较重的病邪

元代名医王好古云：病之成因，"实是邪气实，虚是正气虚，若用药攻邪，攻剂过重，可伤正而致邪陷"。

姚先生对病重和复杂病情的患者往往使用轻剂，以避免重剂攻邪伤正。先生曾说：要想让一池静静湖水动起来，只需抛出一颗小石子。这形象地比喻了"轻可投实"的思想含义。如对于临床危重心肺疾患，姚先生根据轻者上浮之意，选用"轻量"药物，并可起引经上行作用。如胸阳不振或胸阳痹阻所致的胸痹，多用薤白2～3g通阳散寒；肺失宣降或肺气上逆喘息者，用麻黄1g以宣肺平喘；阴虚消渴病，用葛根2g以解热生津；寒湿痹证，用川羌活2g以通阳止痛，祛风散寒，胜湿通络；脾虚崩漏，用升麻炭2g以升举脾胃清阳之气；气滞寒凝胃脘痛，多用白檀香2g以散寒和胃，行气止痛。

姚先生常说："点到为止，恰到好处，不可太过，亦不可不及，太过则伤正气，不及则邪难祛。"

选用"轻廉"药物可治较重之病。姚先生常用廉价药，如肺热咳嗽，用紫草提高清肺疗效；肺部感染出现炎性阴影或咽痒咳嗽，白鲜皮、地肤子甚妙；小儿肾炎，用鲜茅根清肾经虚热常有效；脘腹胀满，莱菔子疗效较好；清热解表蒲公英随地可取；降逆止呕伏龙肝（灶心土）家家均有；冬瓜皮乃寻常之物，水湿泛滥，服之可立见其效；小儿痄腮，绿豆芽捣烂，伍用金黄散外敷，可消肿止痛。

药物价格"轻廉"便宜，疗效确切，容易获得，又可减轻病人负担。

3. 间断用药可以持续药效，亦可发挥患者自愈功能

《黄帝内经》云："大毒治病，十去其六；常毒治病，十去其七；小毒治病，十去其八；无毒治病，十去其九。谷肉果菜，食养尽之，无使过之，伤其正也。"

姚先生临床中严把药毒关，除了掌握用药周期外，还经常指导患者间断服药。他主张"连用三天，停药一天"，原因在于三天用药后尚有持续的药效，故可停服一天，一则减少药毒，二则可以发挥患者自身的抗病力或自愈力，这也是"轻可投实"的思想体现。

总之，姚先生"轻可投实"的思想，从根本上说，以治疗效果为重，以病情需要为重，以患者的利益为重。这不仅是临床用药的技法，更是医德的具体体现。作为合格的中医医生，在医疗利益面前使用"轻可投实"法，具有特别深刻的教化意义。

第三章

临床经验

第一节　温　病

　　姚五达先生随孔伯华贤师学习时，孔先生言传身教，耳濡目染，亲传授业。孔贤师早年曾经历晋绥地区鼠疫及廊坊霍乱等瘟疫，一心赴救，挽救危亡，"全活甚多"，远近闻名。因此，姚先生对孔贤师温病治验认知颇深，曾结合经典的学习，总结近四十年对温病学的运用经验，于 1978 年撰写《略谈温病》一文。

　　温病学是中医学的珍贵遗产，起源于《内经》《难经》，后经明清时代，通过叶天士、薛生白、王孟英等人的精心研究，形成了温病学说的理论体系，他们的著作至今甚为实用，对临床有着重要的指导意义。

　　在近四十年临床中，姚老对温病学理法方药运用较多，治疗温热病的体会初步总结为下述两点：

一、温病的成因与辨证

1. 病因

　　温病是感受了四时不同的温热病毒而引起的多种急性热病。病名很多，如风温、春温、暑温、湿温、伏暑、温疫、温毒等，温病不外乎两种：一种为传染性温病，即"一人有病侵犯他人"。起因是感受了六淫之外的一种自然疠气或疫疠之毒，就是古人讲的"山岚瘴气"而发病。另一种为不传染性温病，即《内经》所云"冬不藏精，春必病温"，是指人体内在因素虚弱而感受了时邪，主要为风、暑、湿、燥病邪作用于人体而发病。总之，邪热伏气是外感温热病的主因。姚老认为，温热病者皆因人体内在郁热伏邪后感于天地疠气而成。内无患则外无忧，里无内热，病无外感。

2. 辨证

温病包括了现代医学的急性发热性疾病和急性传染病。按其性质可归纳为"湿热"和"温热"两大类别。临床辨证主要以"卫气营血"和"三焦"所属的脏腑功能失和而出现的临床证候为依据，来辨其病位的深浅、病邪的进退和病势的轻重。

在治疗温病过程中，要重视温邪的传变，病程的转归，强调辨证分阶段，即初起阶段、化热阶段、激化阶段、恢复阶段。

（1）初期阶段：初期阶段是温邪上受，首先犯肺阶段。临床症状表现为发热，恶寒，头痛，咳嗽，咽痛，无汗或少汗，口渴，脉浮数，舌质红，苔薄白，称为卫分症状。

（2）化热阶段：若初起治疗不当，病邪深入，继而进入化热阶段，临床出现高热不退，口渴，舌红苔黄，脉弦数有力，为邪入气分，表已传里。

（3）激化阶段：热邪进而壅滞肺肠胆胃，这时辨别疾病位置、性质最为关键。正邪交争，易出现正虚邪进之势，进入激化阶段，症状险恶，临床可出现入营、入血、伤阴、气脱的不同情况。

入营是气分之邪未解，病邪深入发展，临床出现午后发热，心烦不寐，神昏谵语，舌质红绛，脉象细数，称为气营两燔证。若初起卫分症状未经化热传气而直接进入营分，临床出现高热、神昏、痉厥、抽掣等，为逆传心包证。

入血是温邪深入，血液受劫，临床出现高热，烦渴，神昏谵语，斑疹隐隐，吐血衄血，舌质紫绛，苔黄焦燥，脉象洪数，为热迫血行，耗血动血的气血两燔证。

伤阴是激化阶段的一个变证，主要是热邪灼伤肝肾阴液，临床出现潮热，盗汗，五心烦热，耳聋，口舌糜烂，脉细数。热灼真阴为主，也可因失血而形成。

气脱是激化阶段的又一个变证，多出现于疾病的后期，临床出现面色苍白，汗出肢冷，目合口开，脉微欲绝，为正虚气不固的脱证。

（4）恢复阶段：温病在恢复阶段，若因初起化热，后期易出现余热未清，余邪未尽的症状。若激化阶段入营入血，伤阴气脱，恢复阶段主要表现为阳虚气亏的症状。

上述四个阶段是以卫气营血、三焦辨证为指导，结合温病在临床上的传变规律，以求掌握温病传变过程不同阶段的病机，要善于抓主要矛盾及时治疗。

二、温病的治疗

温病治疗分为"湿热""温热"两类。如病机为湿热所致，治疗多以清热利湿为主，治疗原则不外乎热者寒之、燥者濡之、湿者燥之、风淫于内治以辛凉佐以苦甘、热淫于内治以咸寒为纲，在温病治疗中多为清热养阴、芳香化解之药。

温病初起，复兼外感，邪在肺卫，给以辛凉清解之剂，以银翘散、桑菊饮加减。常用方药如下：

生石膏24g，知母9g，酒黄芩9g，净连翘18g，炒栀子9g，蒲公英12g，大青叶18g，金银藤18g，鲜芦根18g，益元散18g。

顺传阳明者，加入全瓜蒌 24g，生郁金 9g，炒枳壳 9g；逆传心包者，加入紫雪丹 2～4g（分冲）；神昏谵语，循衣摸床者，加至宝丹或安宫牛黄丸 1 粒（分吞），汤剂中加入龙胆草 9g，莲子心 9g，九菖蒲 9g；出现痉风抽搐者，加入生石决 24g，双钩藤 9g，羚羊角粉 0.9g（分冲）；出现"郑声"者，加入十香返生丹 1 粒（分吞）；出现脱证者，加入生脉散。

温病恢复期主要以扶正祛邪、益气养阴为原则。临床常用方药如下：

麦门冬 12g，润元参 9g，玉竹 9g，潞党参 9g，金银藤 12g，茯苓块 9g，干石斛 9g，远志肉 9g。

按以上处方用药辨证施治，临床上治疗大叶性肺炎、病毒性感冒、中毒性痢疾、肠伤寒、败血症等温热病，疗效确实满意。

三、临床治验

风温案

某患者，男，52 岁，农民，住院号 43693。1959 年 4 月 21 日入院。

近日来恶寒发热，剧烈咳嗽，痰黄，时有铁锈色，痰带鲜血，伴有右胸疼痛，恶心呕吐，头晕作痛，小便黄，大便干燥。门诊用克林霉素治疗无效而收住院。

体温 40℃，血压 140/90mmHg。患者呼吸急迫，急性病容，颜面潮红，脉弦数有力，舌苔淡黄，舌质绛，右下肺叩诊呈浊音，语颤增强，可闻及管型呼吸音，肝脾未触及。

白细胞总数 6650/mm^3，中性粒细胞 72%，淋巴细胞 20%。痰细菌培养，有四联球菌及甲型链球菌。胸透示右肺中叶大片状阴影。

诊断：右中叶肺炎。

辨证：此为风温之邪侵犯肺经，留阻肺胃，郁而化热，肺失清肃，故发热咳嗽，肺胃热盛则烦躁气逆，胃热气逆则恶心呕吐，肺闭痰阻而呼吸急迫，热伤肺络，肺津被灼，则咳嗽，咳铁锈色痰及鲜血，因而以辛凉清化、祛邪外出兼以止血，标本兼治之法。

方药：忍冬藤 24g，生牛膝 9g，鲜茅根 31g，蒲公英 12g，白菊花 12g，侧柏炭 9g，炙杷叶 12g，鲜苇根 12g，大小蓟各 18g，朱莲心 9g，全瓜蒌 18g，台乌药 3g。

服药后，汗出，高热退，而下午又复升，咳嗽、胸痛减轻，但胃纳欠佳，四肢倦怠，再服上药 1 剂，药后高热已退，咯血已止，胸痛消失，除轻度咳嗽外无不适感觉，脉弦数，舌苔薄黄，再拟清热育阴之剂。

方药：忍冬藤 12g，鲜苇根 24g，焦栀子 9g，杭菊花 9g，净连翘 18g，仙鹤草 12g，细生地 18g，大小蓟各 24g，生石膏 18g，炙杷叶 12g，全瓜蒌 12g，生石决 18g，黛蛤散 18g，酒黄芩 9g。

服药第四天全部症状消失，苔白，脉弦缓，前方加减以除余热。

方药：生石决 18g，青竹茹 24g，大小蓟各 24g，大青叶 9g，杭菊花 9g，鲜苇根 24g，板蓝根 12g。

上药连服 4 剂，住院第八天肺部阴影全部吸收，痊愈出院。

春温案

某患者，男，24 岁，工人，住院号 42993。1959 年 2 月 7 日入院。

恶寒发热二日，咳嗽，咳铁锈色痰，右侧胸痛，伴有头晕，周身疼痛，食纳不佳，小便短黄。

体温 39℃，血压 110/60mmHg。脉弦数，两关尤剧，急性高热面容，颜面潮红，舌苔淡黄，舌尖红，右上肺叩诊音质浊，呼吸音减低，语颤增强。

白细胞 13150/mm³，中性粒细胞 96%，淋巴细胞 10%。痰培养可见肺炎双球菌和甲型链球菌。胸透可见右上肺大片状阴影。

诊断：右上肺大叶性肺炎。

辨证：春温温热病毒袭肺蕴阻，又复感外邪，正邪交争，肺失清肃，以致发热咳嗽，热邪灼伤肺络而咳铁锈色痰，治以辛凉清化之剂。

方药：金银花 24g，蒲公英 9g，板蓝根 12g，生石膏 24g，净连翘 24g，大青叶 24g，酒黄芩 9g，青竹茹 24g，焦栀子 9g，鲜苇根 31g，龙胆草 9g，莲子心 9g，全瓜蒌 24g，炙杷叶 9g，台乌药 9g，盐知柏各 9g。

患者服药第二天，汗出，体温降至正常，咳嗽、胸痛减轻，尚有四肢乏力，胃纳欠佳，再服药 1 剂，铁锈色痰消失，仅有轻度咳嗽及胸痛，此时患者脉数有力，舌苔淡黄。脉证合参得知，邪虽由里达表，尚有余势未清，再按前方，焦栀子改 18g，全瓜蒌 18g，蒲公英 12g，鲜苇根 24g，药后第四日仅有轻微头晕，全部症状消失，白细胞恢复正常，胸透阴影吸收，痊愈出院。

湿温案

姜某，男，18 岁，一建公司工人。1979 年 9 月入院。

恶寒发热 6 天，周身酸痛，伴有咳嗽，痰白，曾住院治疗，咽痛好转，但仍恶寒发热，头痛作胀，犹如跳动样疼痛，四肢乏力，偶有疼痛，大便干燥。

T38.4℃，P88 次 / 分，BP110/72mmHg。急性热病容，神

志清楚，肺肝浊音界居锁骨中线第五肋间，腹平软，肝肋下未及，脾侧位肋下 10cm，全腹无压痛及反跳痛，肠鸣音规律。

患者入院后仍发热，腹部时有压痛，以金霉素、土霉素治疗效果不佳，病人要求服中药治疗。

初诊：湿热酿结日久，复兼邪袭，午后发热，脉象弦数，两关尤剧，苔腻。治以清化湿热、透邪外越之剂。

方药：青竹茹 18g，金银藤 18g，生石膏 12g，杭菊花 9g，净连翘 18g，生海蛤 18g，干石斛 9g，焦栀子 9g，鲜苇根 24g，紫雪丹 2.4g（分冲）。

二诊：患者服药后症状同前，再以上方加入地骨皮 12g，生鳖甲 9g。

三诊：时有心中烦闷，口渴不欲饮，苔腻，脉弦数，治以清热化解之剂。

方药：金银藤 12g，杭菊花 9g，生鳖甲 12g，焦栀子 9g，麦门冬 9g，青竹茹 12g，地骨皮 12g，干石斛 9g，佩兰叶 4.5g，酒黄芩 9g，银柴胡 3g。7 剂。

四诊：心中烦闷减轻，午后仍然发热，体温 37.5℃，再以清热养阴清化之剂。

方药：金银藤 9g，干石斛 9g，青竹茹 12g，焦栀子 6g，酒黄芩 9g，生鳖甲 12g，银柴胡 3g，麦门冬 9g，地骨皮 12g，局方至宝丹 1 粒（分冲）。

五诊：患者服上药第 3 剂发热消退，体温降至正常，以后一直未见复升。

按：此案乃湿温之证，起因湿热病邪进入人体后复兼外感，新感伏邪互结日久，传及少阳，出现寒热往来，高热日久不退。湿热之邪郁于肺胃而偶有腹痛之症。热为湿遏，而致头胀，疼痛如跳动。苔腻烦闷皆因湿热之邪日久不去之象。因而治疗以清热利湿，佐以疏达表里、透邪外越之法。以银柴胡、黄芩疏少阳之邪，石斛、麦冬以养阴清热，金银藤、栀子、佩兰以清热化湿，局方至宝丹以开达气机而使湿除热解。此高热经用药16剂，体温恢复正常。

患者入院后，一直未明确诊断，以发烧待查对症治疗，经用抗菌药物效果不显而服中药治疗。体温下降后，11月30日又复查血肥达反应，结果为"H"1∶320，随后诊断为肠伤寒，经中西医结合治疗，患者很快痊愈出院。

温疫案

宋某，男，21岁。

败血症，高热五日，喘息频剧，神志迷离，病已深入，脉象形如覆杯，主以清热凉血、祛邪扶正之剂。

方药：青竹茹12g，细生地9g，炙杷叶12g，金银藤9g，牡丹皮9g，瓜蒌皮12g，大青叶9g，杏仁泥9g，象贝母9g，远志肉9g，鲜茅根12g，花旗参3g（对服），局方至宝丹1粒（分吞）。

二诊：服上药后喘息平，仍高热，脉弦数，舌红，再以前法加减。

方药：青竹茹12g，细生地9g，炙杷叶12g，金银藤18g，粉丹皮9g，瓜蒌皮12g，大青叶15g，杏仁泥9g，象贝母9g，远志肉9g，麦门冬9g，鲜芦根12g，局方至宝丹1粒（分吞）。2剂。

三诊：服上药后高热退，体温37℃，脉代，再予养阴清肺之剂。

方药：远志肉6g，川羌活2g，瓜蒌皮12g，麦门冬9g，茯苓皮9g，金银藤18g，益元散18g，盐泽泻9g，青竹茹18g，象贝母 6g。

按：患者因败血症入院，高热五天，经用抗菌药物、激素效果不佳，高热一直不退，服药 3 剂而高热好转，且药量轻，疗效显著。此案实属温疫之毒波及营血，脉象形如覆杯，已知险象环生，生命危笃。温邪内闭心包，须以清热凉血、益气固脱开郁之剂。患者服上药 3 剂体温降至正常，后经中西医结合抢救，患者痊愈出院。

大头瘟（温毒）案

田某，男，40 岁。1977 年 7 月 21 日初诊。

湿热上泛，颜面作肿，红色肿胀，舌苔薄黄，脉弦数，主以寒凉清热、解毒消肿之剂。

方药：生海蛤 24g，益元散 24g，大青叶 18g，生石膏 18g，蒲公英 24g，薄荷叶 4.5g，酒黄芩 9g，板蓝根 12g，净马勃 3g，净连翘 24g，酒锦纹 6g，升麻 1.2g。

二诊：服药 7 剂热毒大减，肿胀已消，颜面反略微红，舌苔薄黄，脉弦数，再以前方加减。

方药：金银藤 24g，生海蛤 24g，净连翘 24g，酒锦纹 9g，生石膏 18g，益元散 24g，鲜苇根 24g，酒黄芩 9g，蒲公英 24g，板蓝根 12g，大青叶 18g，薄荷叶 4.5g。

按：此为感染温邪时毒传里化火之征。火毒壅于上焦而致头面红肿。口渴，大便干燥，乃热邪充斥肺胃。治当清热泻火解毒，以普济消毒饮加减。方以海蛤、黄芩、生石膏清泄肝胃之火，板蓝根、大青叶、净连翘、升麻辛凉泄热解毒，马勃散肿消毒，酒锦纹清泄里热，共为清热消肿解毒之剂，患者服上药 9 剂痊愈。

（该论文 1979 年 12 月刊登在建工医院《资料汇编》第四期）

第二节　肺　炎

早在 1959 年，姚五达先生就对 58 例大叶性肺炎患者用中药治疗进行临床观察，并撰写出《中医治疗大叶性肺炎 58 例疗效分析》一文。

大叶性肺炎是临床常见肺炎，是由肺炎双球菌等细菌感染引起的呈大叶性分布的肺部急性炎症，好发于青壮年男性和冬春季节，常见诱因有受凉、劳累或淋雨等。临床症状有突然寒战、高热、咳嗽、胸痛、咳铁锈色痰等。

姚先生认为，大叶性肺炎属于中医的温病范畴，因此多按温病治疗。治以辛凉清解，祛邪外出，兼以止血。病邪在卫气，故以银翘散、白虎汤为主，再根据病情变化，区别邪之深浅，随症加减。

大叶性肺炎重症并用安宫牛黄丸、紫雪丹、犀黄丸。按照六经辨证，随脉证变化而行，需要较深的辨证论治功夫。

腹泻者，加葛根芩连汤；恶心呕吐者，加旋覆代赭汤；咳嗽气喘者，加麻杏石甘汤；温邪侵入少阳经者，加小柴胡汤（去人参、姜、枣）；胸痛者，加台乌药、广郁金；咳嗽气逆者，加鲜杷叶；咳而气短者，加黛蛤散；痰稠不易咳出者，加竹沥水；头痛者，则加白菊花、川牛膝、生决明；小便短赤者，加六一散；津液消耗者，加鲜石斛、元参、麦门冬。

在恢复期，姚先生重视热病后津液的恢复，常用麦冬、元参、玉竹、石斛。

姚先生遣方用药，针对咳铁锈色痰者，用白茅根，是其特点所在。白茅根甘寒，归肺、胃、膀胱经。功效凉血止血，清热利尿。此药清热解毒不伤阴，止血不留瘀，清热利尿，给邪以出路。在用量上有很大的灵活性，一般在 12 ～ 31g 之间，视病情酌情调量。

姚五达先生论文《中医治疗大叶性肺炎 58 例疗效分析》，是姚先生对肺炎等肺部感染性疾患的基本认识，也是姚先生几十年对此类疾病治疗的指导性文件，对"姚氏六清法"学术思想的形成起到了重要作用。

附　中医治疗大叶性肺炎 58 例疗效分析

本文报告用中医辨证施治的方法治疗了 58 例大叶性肺炎。病人都是根据临床症状、体征及胸部 X 线检查明确诊断的，其中男性 38 例，女性 20 例。年龄最小者为 15 岁，最大者为 68 岁，其中以 15 ～ 40 岁者最多，占 77%。治疗前发病天数，3 天内就诊者占 67%，其中最早者发病后 1 天，最迟者为发病后 11 天，平均为 3.66 天。

该病的中医治疗方法，主要是使用大剂量的银翘散与白虎汤加减治疗，个别病人也并用安宫牛黄丸、紫雪丹以及犀黄丸。58 例的治愈率为 89.6%。

发热的病人 91.1% 在 3 日退烧。其中最快者为 1 天，最慢者为 5 天，平均为 2.1 天。

有咳嗽的病人，咳嗽消失最快者为 1 天，最慢者为 16 天，平均为 6.3 天。

有胸痛的病人，胸痛消失最快者为 1 天，最慢者为 14 天，本均 3.8 天。

有铁锈色痰者，消失最快者为 1 天，最慢者为 5 天，平均为 2.7 天。

白细胞恢复正常最快者为 1 天，最慢者为 10 天，平均为 3 天。

肺部病变经 X 线检查，在 10 天内完全吸收者占 67%，最快者为 3 天，最慢者为 43 天，平均为 10.8 天。

治愈日数最短者为 4 天，最长者为 45 天（此例合并肝炎），平均 11.7 天。

通过治疗，我们发现病人治疗后症状与体征的改善与发病日期长短无关，但肺部阴影吸收快慢与治疗前发病日期长短成正比，发病日期越短吸收也越快，看来早期治疗的效果更为良好。全部中医治疗的病例未发现副作用及并发症。

为判断中医治疗效果，选择了与中医治疗在病情、性别、年龄上相似的一组病例 84 例作比较，治疗方法主要是采用青霉素治疗，我们发现两组的疗效是大致相似的。但中医治疗可以免去病人注射的痛苦，而且中药药物过敏反应也未见，因此是一种值得推广的治疗方法。

由于大叶性肺炎属于中医的温病范围，因此治疗要按温病思路治疗。一般病的治疗原则不外热者寒之，燥者濡之，风淫于内治以辛凉佐以苦甘，热淫于内治以咸寒，兼用叶天士的在卫汗之，到气则可清气，入营犹可透热转气，入血则恐耗血动血，则需凉血散血，区别邪之深浅，对症下药，以免症重药轻，延误治疗，或症轻药重，引邪入里。

国内有关中医治疗大叶性肺炎的文献不多。其治疗原则与上述论点相同，但在辨证方面不尽相同，我们治疗的 58 例大部分病邪在卫气，故以银翘散、白虎汤为主，重症并用安宫牛黄丸、紫雪丹、犀黄丸，随证候变化、体质强弱虚实而加减治疗。

如伴有腹泻者，加葛根芩连汤；恶心呕吐者，加旋覆代赭汤；咳嗽者，加麻杏石甘汤；温邪侵入少阳经者，加小柴胡汤（去人参、姜、枣）；58 例中 2 例因同时患肝炎，故并用茵陈蒿汤；
58 例中 1 例发生青霉素过敏反应，颜面、四肢有斑丘疹，故并
用了五苓散；胸痛者，加台乌药、广郁金；咳嗽而气逆者，加鲜
杷叶；咳而气短者，加黛哈散；痰稠不易咳出者，加竹沥水；头
痛者，加白菊花、川牛膝、生决明；小便短赤者，加益元散；津
液消耗者，加鲜石斛、元参、麦门冬等。

经过这样辨证施治，收到了良好的效果。

（该论文 1964 年 3 月在中华医学会礼堂作为学术报告，收
录在《北京中医学会第一届年会论文摘要汇编》）

第三节　胸　痹

姚五达先生在《诊法、伤寒要诀》中指出："五脏四时有本脉，
左寸之心浮大散。"表述了心脉定位。"沉居筋骨有无疴，重手
按之筋骨得，有力无力虚实定，沉紧冷痛沉滑痰。"表述了沉脉
定性。"迟脉三至欲亡阳，二至为败仔细详，总由寒气侵脏腑，
只宜温药不宜凉。"表述了迟脉病机。针对胸痹的诊脉辨证可谓
是全面和精道。这是姚先生对冠心病患者诊脉的深刻论述。

姚先生曾强调诊心脉是中医医生最先应该掌握的基本功。

胸痹患者主诉胸闷胸痛，医者在诊脉时可感到左寸明显的
沉迟，病情严重者可出现结脉和代脉。姚先生在《诊法、伤寒要诀》
中说："阴盛脉则结"，"代脉主气衰"。结合现代医学临床检查，
心电图多表现有 T 波改变（低平、倒置），ST 下降，提示心肌
缺血、心肌劳损甚至心肌梗死等问题。这种情况临床中非常多见，
有基本功的医生脉、证、图（心电图）符合率可近 90%。

胸痹是中医对胸痛背痛为主要症状的一类病证的统称。"胸

痹"首见于中医经典《内经》。胸痹以胸部憋闷、疼痛，甚则胸痛彻背，短气，喘息不得卧等为主要表现。综观古医籍所述"胸痹"病因病机很多，如阳虚、受寒、忧思、恼怒、气滞、瘀血、气虚、血虚、肾虚等，但最终形成胸中阳气闭阻不通。胸痹多为痰浊、血瘀等有形之邪和长期的寒、湿等无形之邪阻遏阳气。心主血脉，胸为阳位，宣痹通阳，下气散结，上通下达，则通痹势如破竹。

医圣张仲景编撰的《金匮要略》第九篇言："胸痹之病，喘息咳唾，胸背痛……瓜蒌薤白白酒汤主之。"

姚五达先生在瓜蒌薤白汤古方基础上，发挥和活用具有独到之处。姚先生曾详细解说："瓜蒌如同一座钟稳稳地定位在人的胸廓，其势上下通达；薤白（独头野蒜）辛温上散，专能化除寒痹，只用 2g 的微量，取其轻轻上浮散寒之妙。"

《金匮要略》中用"瓜蒌实一枚，薤白半升，白酒七升"。姚五达先生临床中主张用全瓜蒌，用量 24g，对伴有严重便秘的患者用到 31g。与古方所不同的有两点：①不用白酒。白酒虽可活血助阳气生发，但其性上散，难控生弊；②薤白只用微量，一般 2g 或 3g。

薤白，为百合科植物小根蒜或薤的干燥鳞茎,味辛、苦,性温,归心、肺、胃、大肠经，具有通阳散结、行气导滞功效。

《本草求真》言："薤，味辛则散，散则能使在上寒滞立消；味苦则降，降则能使在下寒滞立下；气温则散，散则能使在中寒滞立除；体滑则通，通则能使久痼寒滞立解。"由此可见，薤白的药效作用很快，上通下达的力量较强，对于脾胃弱、气血不足的患者需要慎用。但小量使用即能发挥作用，又可减少其温燥之性。姚先生用药一向主张"轻可投实"，如同"一颗小石子可以启动一湖水波动一样"，小量应用可以达到意想不到的效果，姚先生其妙用薤白就在于此。

姚先生治疗胸痹的经验丰富，临床治验颇多，其常用方药如下：

全瓜蒌 24g，嫩薤白 3g，紫丹参 6g，干百合 6g，白檀香 3g，台乌药 6g，生地黄 12g，润元参 12g，炙黄芪 10g，台党参 10g，远志肉 6g，首乌藤 12g，干石斛 10g，麦门冬 10g，杭白芍 10g，全当归 10g，生甘草 6g。

方解：瓜蒌、薤白宣痹通阳，为君；丹参配百合活心血滋肺阴，复苏上焦心与肺，为臣；檀香配乌药，香窜升阳，行气止痛，为佐使。针对胸痹主症共奏通阳散结、豁痰下气功效。方中生地黄配元参补益元阴，黄芪配党参补气益气，麦冬配石斛清心养阴，白芍配当归柔肝活血，远志配首乌藤交通心肾，生甘草调和诸药。

全方以"对儿药"配伍为特点，在宣痹通阳基础上，关照到滋阴、养血、柔肝、益肾、补气各个环节，布局全面，对仗齐整，用药精道，这是姚先生多年临床效验的经典方剂。依据此方为基础，对胸痹治疗常收神奇之效，姚先生从医数十年，此类病案不胜枚举。仅以先生离世十余年后，学生遵法师方施治举例如下：

病案举例

案例 1

左某，男，45 岁。1989 年 12 月 22 日初诊。

冠心病、高血压史 4 年。

经常胸痛胸闷，气短乏力，心慌汗出，失眠多梦。面色晦暗无华，舌苔白，舌质暗淡。左寸心脉沉而无力，右关、尺脉迟缓，又有结脉。心电图报告：心肌缺血，心律不齐。

辨证：胸阳闭阻，气血两虚。

方药：全瓜蒌 18g，嫩薤白 2g，紫丹参 6g，黑豆衣 6g，远志肉 6g，干百合 9g，生龙齿 12g，生龙牡 12g，干石斛 9g，润元参 12g，真玉竹 9g，浮小麦 24g，炙黄芪 9g，台党参 9g，首乌藤 12g，生甘草 6g。6 剂。

二诊：1990 年 1 月 5 日。连服药后，胸痛胸闷好转，偶有心慌汗出，睡眠多梦。期前收缩仍然偶有发作。上方加味。

方药：全瓜蒌 18g，嫩薤白 2g，紫丹参 6g，黑豆衣 6g，远志肉 6g，干百合 9g，生龙齿 12g，生龙牡 12g，干石斛 9g，润元参 12g，真玉竹 9g，浮小麦 24g，炙黄芪 9g，台党参 9g，首乌藤 12g，生甘草 6g，炒枣仁 12g。10 剂。

三诊：1990 年 1 月 19 日。连服上方 10 剂，胸痛偶有发作，心慌汗出明显减少，睡眠改善，面色好转，乏力感消失。心电图检查：大致正常。

患者守上方先后共服用 60 剂，各症状消失。

案例 2

张某，女，50 岁。1989 年 5 月 26 日初诊。

心律失常史 3 年。

胸痛胸闷，心悸不安，气短汗出，夜寐难眠。舌苔薄白，舌质淡白。脉沉而无力，结代脉频发。心电图报告：心肌供血不足，心律失常。

辨证：胸阳闭阻，气阴两虚。

治法：宣痹通阳，益气养阴。

方药：瓜蒌皮 18g，嫩薤白 2g，紫丹参 6g，炒枣仁 12g，远志肉 6g，干百合 9g，黑豆衣 6g，黑桑椹 12g，干石斛 9g，黑元参 12g，首乌藤 12g，浮小麦 18g，花旗参 2g。6 剂。

二诊：6月5日。连服上药6剂后，胸痛消失，胸闷好转，心慌出汗亦好转。尚有夜寐不安。应患者要求，原方加减制成丸药。

方药：全瓜蒌31g，紫丹参31g，炒枣仁31g，茯神木31g，远志肉6g，干百合9g，熟地黄62g，山萸肉31g，怀山药12g，茯苓块9g，盐泽泻12g，何首乌31g，花旗参62g，大乌枣31g。山药研细末，炼蜜为丸重9g，每服1丸，早晚各1次。

电话随访患者症状消失，效果满意。

第四节　眩　晕

眩晕的病因很早就被人们所重视。诸如中医学中的"无风不作眩""无痰不作眩""无虚不作眩"以及现代医学中的"贫血""高血压""脑外伤""动脉硬化""内耳迷路病"等。在论述、治疗方面，古今著述甚多，但成败各半，且难以掌握。

姚五达先生认为，眩晕乃病在血分，动之于风。肝藏血，又为风脏。风者，百病之始也，无风何以言晕，无目又怎论眩。治疗仍应本于"治风先治血，血行风自息"的宗旨。姚先生根据数十年的临床经验总结出"眩晕煎"一方，实践证明临床疗效较为满意。

"眩晕煎"经验方组成如下：

石决明30g，杭菊花10g，双钩藤10g，佩兰叶10g，酒黄芩10g，青竹茹12g，杭白芍10g，炒栀子10g，生牛膝12g，金银藤12g，生甘草6g。

方解：石决明咸、平，入肝、肾二经，肝阴不足者不可缺少，其性凉质重，长于清降，故不论肝风上扰或血虚有热、热极生风等一切肝阳有余之候均可选用。其性虽凉而不苦寒，质虽重而不伤中气，实为肝家要剂。所以，宋·淘谷《清异录》称"药有五天"，把石决明列为肝天。石决明在"眩晕煎"中为君。菊花甘苦兼之，故能益阴血，解热毒，平走五脏，搜内外邪风之残，尤益金水二脏之真阴，故寒热皆适，而无避忌。钩藤甘寒，除心经阴血不足之烦热，善祛风痰而不显燥象，能收能清。佩兰消痰除恶，散瘀解结，且能通利三焦，既为血分气品，又是血分引经之物。另，黄芩酒炙清肺化痰；竹茹清心除烦；白芍柔肝益阴；栀子解心经余热；牛膝引风阳下行；金银藤清热解毒，通达肢末。统观"眩晕煎"，平肝、息风、清热、滋阴、除痰、活血兼备，相辅相成，共融一体。

临证加减：清阳不升，浊气不降，加香薷、藿香梗；肝阳上亢，心烦易怒，加龙胆草、远志肉；顽痰不化，胸脘痞闷，加全瓜蒌、橘子络、清半夏；肾精亏损，腰痛腿软，加桑寄生、旱莲草、山萸肉、肉苁蓉；阴阳俱虚，气短乏力，加黄芪、西洋参、黄精、鹿茸等。

病案举例

张某，男，52岁，青海省财政厅干部。1974年2月12日初诊。

眩晕病史数年。1973年11月某日，早上起床后，耳鸣头晕，接连跌跤，嗜睡欲绝，复又睡至第二天十点时，家人恐惧，急送医院诊治，初诊为梅尼埃病，按常规对症治疗后回家。第二天患者昏迷不省人事，被医院收入院观察治疗，眩晕仍不减轻。1974年1月赴京，先后于五家有名医院检查，结论均为梅尼埃病。先后治疗3个月，服中药30余剂，罔效。且时有加重，难以维持百米内行走，车辆及人的声音也会导致眩晕加剧。

头重如裹，胸膈满闷，食欲不振，终日约吃四两主食，消瘦，病前体重 51kg，现降至 42kg 左右，手足麻木，多梦易醒，面浮肢肿，形体消瘦，神志恍惚，时有答非所问，舌质淡，苔薄白而腻，脉沉细而弦滑。

方药：眩晕煎加味。

石决明 30g，杭菊花 10g，钩藤 10g（后下），佩兰 10g，全瓜蒌 20g，炒内金 10g，石菖蒲 6g，远志 10g，酒黄芩 10g，青竹茹 12g，生甘草 6g。6 剂。

患者属眩晕重症，除风、痰外，中焦湿热恶阻清阳，故头重如裹，胸膈满闷，食欲不振。故加全瓜蒌 20g，炒内金 10g，化食消积；血虚痰凝，心脉失养，故手足麻木，多梦易醒，神志恍惚，故加石菖蒲开窍化痰安神，远志益智解郁。

每剂两煎合一，每日分四次温服，每次约 200mL。

二诊：连服 6 剂后，患者诸症减轻，宗前旨守方继服 6 剂，并嘱其午服杞菊地黄丸两粒。

三诊：诸症皆退，饮食倍增，日进主食七两左右，夜眠安稳，神志清楚。唯稍劳累，则感眩晕或加重。服法如前，再进 6 剂以固疗效。

四诊：汤液与丸药交替服用 1 个月，汤药如上方，丸药杞菊地黄丸早 1 丸，全鹿丸晚 1 丸，淡盐水送服。

3 个月后偶遇患者携妻游颐和园，患者连连致谢，言其病已痊愈，体重恢复至病前水平，不日即返青海参加社会主义建设。

第五节　中　风

古代医家对"中风"论述颇多，"中风"泛指与风相关病因病机的多种疾病现象，特指一种独立病种的称为"中风病"，亦称卒中，是以猝然昏仆，不省人事，伴口眼㖞斜，半身不遂，语言不利，或不经昏仆而仅以㖞僻不遂为主症的一类疾病。正如仲景《金匮要略》曰："风之为病，当半身不遂，或但臂不遂，此为痹，脉微而数，中风使然。"风善行数变，故本病起病急，证候多变，预后难料。

姚五达先生认为，认识中风病（卒中）首要抓住以下特点：

证候：猝然昏仆，不省人事，口眼㖞斜，半身不遂，语言不利。

病因：七情所伤，忧思恼怒，饮酒饱食，房事不节，劳伤太过。

病机：脏腑阴阳失调，重点在心、肝、脾、肾四脏，尤以肝肾为主。

对于中风病机的认识应基于脏腑功能。心主神明，肝主疏泄，脾化生血，肾主藏精，气血相和平衡，"阴平阳秘，精神乃治"。若肝气郁结、脾湿不运、化火伤津、肾阴亏耗，致肝阳上亢，蒙蔽清窍，发为中风。因此，《内经》病机十九条云"诸风掉眩，皆属于肝"，中风根在脏腑，肝为其首，病势上亢下虚，病邪为风，病位在脑。

现代医学的高血压病与中风病密切相关。高血压作为一种临床表现，可以认为是中风的前兆，而中风则是高血压病的后果。

治疗宜平肝息风，潜阳清热，滋阴降火，涤痰逐瘀，开窍安神等。临床应根据发病情况不同辨证施治，不可千篇一律。

病案举例

案例1

蒋某，男，52岁，六建二工区工人。1977年3月10日初诊。10年前发现高血压，经常头晕，近两月加重，伴左半身无力，肢体麻木活动受限，左足时有作痛。

颜面潮红，语言急促，左半身无力，四肢麻木，行走不便。舌质红，舌苔黄腻，脉弦数。血压 204/130mmHg。

辨证：阴虚火旺，肝阳上亢。

治法：平肝潜阳清化。

方药：生海蛤 24g，杭菊花 9g，茯苓块 9g，双钩藤 9g，桑寄生 9g，生牛膝 9g，苦丁茶 9g，青竹茹 12g，苏地龙 9g，川羌活 2g，嫩玳瑁 9g，益元散 24g。

二诊：1977 年 3 月 15 日。服上方 4 剂后，头晕、肢体麻木减轻，仍有胸闷心慌。血压 160/120mmHg，心电图及胸透未见异常。眼底检查可见：视盘边缘隆起，网膜动脉静脉比例 1∶3，可见交叉压痕。舌苔薄黄，脉弦数。治同前法，上方加减。

方药：生海蛤 31g，天花粉 9g，双钩藤 9g，丝瓜络 9g，桑寄生 9g，生牛膝 9g，苦丁茶 9g，青竹茹 12g，苏地龙 9g，川羌活 2g，夏枯草 9g，益元散 24g。

三诊：连服上药 5 剂后四肢麻木好转，头晕消失。血压 144/92mmHg。舌苔薄黄，脉沉数。再以前方调整用量巩固疗效。

方药：生海蛤 18g，杭白芍 9g，双钩藤 9g，丝瓜络 9g，桑寄生 9g，川续断 9g，苦丁茶 9g，青竹茹 12g，苏地龙 9g，生牛膝 9g，川羌活 2g，茯苓块 9g，夏枯草 9g，益元散 18g。

上方共服 32 剂，诸症消失，四肢活动恢复正常。

案例 2

黄某，男，46 岁，一建公司工人。

3 月 1 日突发右侧半身瘫痪，言语謇涩，躁动不安，面红赤，呈昏迷状态，大便干燥，三日未解，小便短赤。舌质红，舌苔黄腻，脉弦数，两关尤剧。血压 200/120mmHg。内科诊断为"脑出血"收入病房治疗，请求中医会诊。

辨证：阴虚阳亢，引动肝风。

治法：平肝潜阳，息风清化。

方药：生石决 31g，莲子心 9g，生栀子 9g，杭菊花 9g，鲜茅根 31g，酒黄芩 9g，九菖蒲 9g，佩兰叶 9g，生石膏 24g，龙胆草 9g，天竺黄 9g，双钩藤 9g，全瓜蒌 31g，生牛膝 9g，苏地龙 9g，嫩玳瑁 3g，益元散 24g。

另安宫牛黄散 3 瓶，分两次冲服。

二诊：服上药两剂症状如前。继以前方加桑寄生 9g，威灵仙 9g，鲜石斛 18g，另用羚羊角粉 0.9g 配安宫牛黄丸、苏合香丸各 1 丸，随汤药鼻饲。

三诊：服上药两剂后神志仍然恍惚，时有躁动不安，大便七日未解。舌绛苔黄，脉弦数。内科考虑脑部出血未止。再以上方加元参心 15g，忍冬藤 18g，大小蓟各 31g，仙鹤草 12g。

四诊：服上药两剂后病势深重，四肢蠕动不安，大便九日未解，脉弦数。再以上方调整，平肝息风，豁痰开窍。

方药：生石决 31g，生郁金 9g，鲜茅根 24g，杭菊花 9g，全瓜蒌 31g，生石膏 31g，酒黄芩 9g，炒栀子 9g，龙胆草 9g，天竺黄 9g，莲子心 9g，生牛膝 9g，鲜石斛 24g，盐知柏各 9g，薄荷叶 4.5g。

另早晚服用安宫牛黄丸各 1 丸；中午服用再造丸 1 丸。

五诊：连服上方两剂后，患者神志已全清醒，尚能对答，仍语言不清，伴有低热，已排出宿便。舌苔绛黄，脉弦数。再以上方加忍冬藤 24g，元明粉 4.5g。

六诊：服上药后病情稳定，手足可以转动，神志清楚，语言也已恢复。脉弦数有力。再调整处方以固疗效。

方药：生海蛤 31g，生牛膝 9g，杭菊花 9g，胆草炭 9g，全瓜蒌 45g，莲子心 9g，苏地龙 9g，盐知柏各 9g，益元散 24g，元明粉 9g（分冲）。

另配牛黄清心丸、大活络丹早晚各 1 丸。

按：此案属中风闭证。患者服用 12 剂药后，3 月 14 日可以下床活动，恢复各项功能，效果满意。此案为中西医结合抢救中风（脑出血）成功案例，患者从深度昏迷到恢复功能痊愈，中药配合治疗，主要以平肝息风、清心开窍之剂，显效较快。

此方中，生石决平肝潜阳，清肝明目；黄芩清热燥湿，泻火解毒；栀子清热利湿，泻火除烦；生石膏清除体内大热，专于中风热证；重用瓜蒌下气宽胸通便；菖蒲化湿开胃，开窍豁痰，醒神益智；玳瑁清热解毒开窍，平肝定惊；天竺黄清热逐痰，凉心定惊；鲜茅根、鲜石斛清热滋阴生津；羚羊角粉平肝息风，散血解毒，清肝明目；元明粉泻热通便，软坚润燥。期间针对脑出血还少量使用大小蓟、仙鹤草止血祛瘀。全方合力，平肝清热，利湿豁痰，开窍定惊，虽前期药效略显迟缓，但守方加减，再配以中成药，终获全效。

治疗使用中成药时，时机掌控要恰当，其作用立竿见影。

安宫牛黄丸（《中国药典》）

处方：牛黄 100g，水牛角浓缩粉 200g，麝香 25g，珍珠 50g，朱砂 100g，雄黄 100g，黄连 100g，黄芩 100g，栀子 100g，郁金 100g，冰片 25g。

功能主治：清热解毒，镇惊开窍。用于热病，邪入心包，高热惊厥，神昏谵语。

苏合香丸（《中国药典》）

处方：苏合香 50g，安息香 100g，麝香 75g，檀香 100g 等。

功能主治：芳香开窍，行气止痛。用于痰迷心窍所致的痰厥昏迷、中风偏瘫、肢体不利，以及中暑、心胃气痛。

再造丸（《中国药典》）

处方：人工麝香、水牛角浓缩粉、人工牛黄、冰片等58种药材制成。

功能与主治：祛风化痰，活血通络。用于风痰阻络所致的中风，症见半身不遂，口舌歪斜，手足麻木，疼痛痉挛，言语謇涩。

牛黄清心丸（《中国药典》）

处方：牛黄、当归、川芎、麝香、冰片等。

功能主治：清心化痰，镇惊祛风。用于风痰阻窍所致的头晕目眩、痰涎壅盛、神志混乱、言语不清，及惊风抽搐、癫痫。

大活络丹

处方：白花蛇、乌梢蛇、威灵仙、草乌、天麻、全蝎等。

功能主治：中风瘫痪，痿痹痰厥，拘挛疼痛，痈疽流注，跌仆损伤，小儿惊痫，妇人停经等。

上述五种中成药，是姚五达先生在中风和温热病治疗中擅用的中成药。配合汤剂使用每每收效甚佳。因此，熟悉了解其成分和功效，学会临床灵活辨证运用至关重要。

第六节　面　瘫

关于面瘫，现代称为颜面神经麻痹，中医学称之为口眼㖞斜症，亦归属中风项下。《内经》云："足阳明与手太阳之经急，则口目为僻，而眦急不能正视，贼邪不泻，或左或右，邪气反缓，正气引邪，㖞僻不遂。"《金匮要略》云："卒口僻，急者目不合，热则筋纵，目不开。"

口眼㖞斜的病因，多是由于阴虚肝热。因为头为诸阳之会，风邪为患，首先上扰清阳头面部，风夹湿热之邪阻滞经络痹阻，气血壅滞不行，以致肌肤麻木不仁，口眼歪斜。治宜遵循"治风先息火，火息风自灭"的原则，以清利内在湿热，平肝息风为主。

病案举例

案例 1

张某，女 20 岁，病历号 8513。1979 年 5 月 3 日初诊。

右侧颜面麻木，知觉减退，口眼歪斜已两天。口角歪向左侧，右眼裂略大，不能闭合，右侧鼻唇沟浅，饮水时口角流落，纳谷不香。二便正常，月经正常。舌尖红，舌苔薄黄，脉弦数。

辨证：阴虚肝热，湿热受风。

治则：清热化湿，平肝息风。

方药：生海蛤 18g，杭菊花 9g，生牛膝 9g，佩兰叶 6g，青竹茹 12g，金银藤 12g，益元散 12g，白鲜皮 3g，地肤子 6g，双钩藤 9g，苏地龙 6g，蒲公英 18g。

二诊：5 月 5 日。服上方 3 剂后，症状减轻，右眼裂较前略小，但仍闭合不紧，口角向左侧歪斜略见好转。纳食不佳，二便正常。脉弦数，舌苔薄黄。治同上法。上方加白僵蚕 9g，薄荷叶 4.5g，净全蝎 2 枚。

三诊：5 月 13 日。服用上方 7 剂后，病情明显好转，右眼基本能够闭合，口角已不歪，仅在说闭口音"怕"字时，口角略向左歪，右侧颜面尚有麻木感，纳食正常。近日夜间干咳少痰，余无不适。脉浮数，舌苔薄黄。上方去全蝎，加杏仁泥 9g，炙杷叶 12g，全瓜蒌 12g，以清肺止咳。

四诊：5 月 19 日。连服上方 6 剂，颜面恢复如常人，仅自觉右侧颜面还不如左侧灵活。上方加紫丹参 9g，养血活血通络。继服 5 剂，并嘱隔日一剂，以彻底清理余邪，巩固疗效。

案例 2

孟某，女，30 岁。1979 年 2 月 22 日初诊。

右侧颜面神经麻痹 5 天。

口角向左侧歪，口苦，右眼跳痛，不能闭合，纳差，大便溏。月经正常。舌苔薄黄，脉弦数。

辨证：脾湿肝热。

治法：清肝热利湿，息风止痉。

方药：生海蛤 24g，杭菊花 9g，佩兰叶 6g，大青叶 15g，板蓝根 9g，双钩藤 9g，苏地龙 6g，益元散 15g，酒黄芩 9g，白僵蚕 6g，薄荷叶 3g，生决明 12g，净全蝎 2 枚。

二诊：2 月 26 日。服上方 3 剂后，口眼㖞斜、口苦显著见好，右眼已能闭合，二便调。舌苔薄白，脉弦数。治同上法。

方药：生决明 24g，金银藤 18g，杭菊花 9g，板蓝根 9g，大青叶 18g，双钩藤 9g，苏地龙 6g，酒黄芩 9g，益元散 18g，白僵蚕 6g，净全蝎 2 枚，薄荷叶 3g。

患者服上方 5 剂后，口眼㖞斜已正，双眼闭合正常，余无不适。

第七节　胃　痛

胃痛也叫胃脘痛，是以胃脘近心窝部位经常发生疼痛为主的一类疾病。如急性胃炎、慢性胃炎、胃及十二指肠溃疡、胃神经官能症等，常以胃部疼痛为主要症状，均属"胃脘痛"范畴。

古人对"胃脘痛"的论述有很多记载。"胃脘痛"最早记录于《内经》。《素问·六元正纪大论》云："木郁发之，民病胃脘当心而痛。"李东垣言：内伤脾胃，百病由生，百病皆由脾胃衰而生。胃痛的发病与肝、脾相关。唐宋以前多称胃脘痛为心痛，如《外台秘要·心痛方》云："足阳明为胃之经，气虚逆乘心而痛，其状腹胀，归于心而痛甚，谓之胃心痛也。"此心痛即胃脘痛。对胃脘痛的治疗也积累了很丰富的经验，如《医学正传·胃脘痛》指出："浊气在上者涌之，清气在下者提之，寒者温之，热者寒之，虚者培之，实者泻之，结者散之，留者行之。"究其根本，胃主受纳，为仓廪之官，脾主运化，为气血生化之源，可见，脾胃功能正常与否，在临床治疗胃脘痛中至关重要。

姚五达先生认为，胃脘痛初则多由外邪、饮食、情志不遂所致。《临证指南医案·胃脘痛》云："胃痛久而屡发，必有凝痰聚瘀。"脾阳失运，湿邪内生，聚湿成痰成饮，胃气受阻，胃络聚瘀，不通则痛。虽然临床辨证分型很多，但治疗应以疏通气机、化湿祛瘀、和胃健脾为原则。

姚先生曾说，口为胃之关口，直接连着食道、胃、脾、大肠、小肠，同属阳明胃经所过，而胃上接食管口腔、下接肠道，处在承上启下的重要位置，故胃腑"通"非常重要。适量运用疏气、行气、下气等理气之品，如瓜蒌、枳壳、白檀香、郁金等，疏通气机，通则不痛；适量选用消食、消痰、消瘀等消解之药，如鸡内金、砂仁、范志曲等，可以消滞化积，通则不痛。

脾气宜升，胃气宜降，脾升则健，胃降则和。因此，姚先生主张治疗胃病应首先理顺脾升胃降的正常秩序。食道及胃是人体摄入饮食的通道，通道通畅则胃降功能正常，如使用藿香梗、紫苏梗、荷叶蒂等药味，可以起到疏理通顺胃气、引药到病所的功效。

《临证指南医案》指出："太阴湿土，得阳始运；阳明燥土，得阴自安"；"脾喜刚燥，胃喜柔润"。姚先生认为，胃腑病本体已受伤损，所以选方用药更需要特别注意，"用温燥之药助阳气以扶脾，以柔润之药和胃气"。因此，姚先生治疗胃痛一般采用药性平和，无毒或小毒，或经严格炮制的药味。如范志曲，又称建神曲（《纲目拾遗》）、百草曲（《纲目拾遗》）、泉州神曲（《药性考》）等，主产于福建泉州，为麦粉、麸皮、紫苏、荆芥、防风、厚朴、白术、木香、枳实、青皮等四十余种药物经发酵制作而成，味苦性微温，功效与神曲相似。因其消食化积，理气化湿，健脾和中，安全自然，是姚先生常用喜用之品。临床中很多患者反映服用姚先生方药"胃感觉很舒服"，其妙与此有关。

姚先生治疗胃脘痛以疏肝理气、活血通络，兼温中健脾和胃为大法，常用方药如下：

藿香梗 9g，紫苏梗 9g，茯苓块 9g，炒白术 9g，川厚朴 9g，炒枳壳 9g，全瓜蒌 18g，生郁金 9g，香附米 9g，盐橘核 9g，台乌药 9g，范志曲 9g。

方解：藿香梗、炒枳壳、川厚朴避秽浊而理气温中，消除堵闷而健脾，疏肝理气，除两胁胀满；瓜蒌化痰宽胸，散结润肠；郁金活血止痛，行气解郁，疏肝利胆；范志曲补中健脾，行气消食；香附米、盐橘核、台乌药理血气而痛止，散里寒而燥湿，又可助命门之火暖脾。因此，本方选药理法得当，温和柔润，临床应用多有灵验。

随症加减：呕吐清水者，加姜半夏、吴茱萸、陈皮炭、砂仁米；胃寒者，加白檀香、片姜黄、生黄芪；气滞窜痛者，加炙没药、醋柴胡；伴见柏油便者，加鲜茅根、藕节炭、大小蓟、茯苓、黄芩炭；便血呕血者，加三七粉（3g）冲服；虚寒者，加片姜黄；溃疡日久不愈者，加乌贝散（乌贼骨、川贝母，比例 2∶1，共研细末，每次 3g，每日 2 次。）

病案举例

案例 1

杨某，女，38 岁，住阜外大街 11 号。1985 年 11 月 29 日初诊。

胃痛 1 年之久，恶心反胃，不思饮食，乏力倦怠，两胁隐痛，五更便溏，便中带黏液，便时少腹隐痛，舌苔薄白，脉沉数。

辨证：脾虚胃弱，肝胃失和。

治则：健脾养胃，疏肝清和。

方药：藿香梗 9g，大腹皮 9g，茯苓块 9g，壳砂仁 9g，白头翁 9g，真秦皮 9g，盐橘核 9g，台乌药 9g，大乌枣 6 枚，怀山药 12g，青竹茹 9g。5 剂。

二诊：12 月 11 日。连服 5 剂药后，胃痛减轻，大便成形，但两胁仍有隐痛不舒，余症如前。舌苔薄白，脉沉数。

方药：沉香曲 9g，炒白术 9g，藿香梗 9g，大腹皮 9g，茯苓块 9g，壳砂仁 9g，杜仲炭 12g，怀山药 12g，白头翁 9g，真秦皮 9g，盐橘核 9g，台乌药 9g，大乌枣 6 枚。5 剂。

三诊：12 月 18 日。连服 5 剂后，各症日渐减轻，胃痛大减，大便成形，两胁隐痛亦减，恶心反胃较少，食欲依然不佳。舌苔薄白，脉沉数。

方药：藿香梗 9g，大腹皮 9g，茯苓块 9g，壳砂仁 9g，杜仲炭 12g，怀山药 12g，扁豆衣 9g，大乌枣 6 枚，盐橘核 9g，台乌药 9g，沉香面 2g（分冲）。5 剂。

四诊：12 月 25 日。连服 5 剂后，诸症好转，尚有余势未尽，与体弱、病程长有关。舌苔薄白，脉沉数。再以清和之剂。

方药：藿香梗 9g，大腹皮 9g，茯苓块 9g，壳砂仁 9g，陈皮炭 6g，杜仲炭 9g，盐橘核 9g，台乌药 9g，莱菔缨 6g，伏龙肝 9g，大乌枣 6 枚，怀山药 12g，沉香面 2 g（分冲）。5 剂。

五诊：1986 年 1 月 25 日。连服上药 20 剂后诸症明显好转，饮食渐进，大便正常。舌苔薄白，脉沉数。患者要求巩固疗效并强化体质，故以前方加减制成丸剂继服。

方药：藿香梗 15g，大腹皮 15g，茯苓块 31g，壳砂仁 15g，陈皮炭 15g，杜仲炭 31g，盐橘核 15g，台乌药 15g，莱菔缨 15g，大乌枣 31g，怀山药 12g，扁豆衣 31g，枸杞子 31g，熟地黄 31g，何首乌 31g，川续断 15g，炒枣仁 15g。

上药共研细末，炼蜜为丸，每丸重 9g，每服 1 丸，早晚各 1 丸。

案例 2

康某，男，40 岁。1986 年 7 月 30 日初诊。

萎缩性胃炎病史两年，胃痛时有发作，疼痛拒按，呃逆上返，不思饮食，二便尚可。舌苔薄白，脉沉缓。

辨证：肝郁气滞，胃失所养。

治则：疏肝解郁和胃。

方药：藿香梗 9g，大腹皮 9g，茯苓块 9g，壳砂仁 9g，白檀香 2g，紫苏梗 9g，盐橘核 9g，台乌药 9g，大乌枣 6 枚。5 剂。

二诊：8 月 13 日。连服上药 5 剂后无明显不适及改变，继续以上方服用。

三诊：8 月 21 日。上方连服 10 剂，症状变化甚微。胃部作痛，呃逆上反，胸部满闷不舒。舌苔薄白，脉沉缓，略有迟涩。胃气不降反升，缘胃内积滞日久，治宜降逆行气，通经清热，宽中化痰。

方药：荷叶蒂 9g，旋覆花 24g，代赭石 24g，青竹茹 24g，生郁金 9g，炒枳壳 9g，全瓜蒌 24g，范志曲 9g，茯苓块 9g，壳砂仁 9g，盐橘核 9g，台乌药 9g，白檀香 3g，香橼片 9g，鸡内金 9g。6 剂。

四诊：9 月 3 日。连服上药 6 剂后，呃逆上反明显好转，胸闷减轻，但胃部作痛时重时轻。依上方加重行气止痛之品，调整处方如下：

炙没药 9g，荷叶蒂 9g，旋覆花 24g，代赭石 24g，青竹茹 24g，香附米 9g，炒枳壳 9g，全瓜蒌 24g，范志曲 9g，陈皮炭 6g，盐橘核 9g，台乌药 9g，茯苓块 9g，壳砂仁 9g，白檀香 3g，鸡内金 9g，杏仁泥 9g，炙杷叶 12g。6 剂。

五诊：9 月 10 日。连服上方 6 剂后诸症顺遂好转，胃痛大有改善，偶有痰多难咯，饮食稍加，二便尚可。调整处方如下：

荷叶蒂 9g，旋覆花 24g，代赭石 24g，青竹茹 24g，生郁金 9g，全瓜蒌 24g，范志曲 9g，炒枳壳 9g，陈皮炭 6g，盐橘核 9g，台乌药 9g，壳砂仁 9g，白檀香 3g，茯苓块 9g。6 剂。

按：患者患萎缩性胃炎日久，发作疼痛难忍，拒按，胃脘痞闷胀满，频频嗳气，甚或呕吐、呃逆，说明胃气虚弱，痰浊内阻，胃内湿热积滞日久不去。故前 10 剂健脾轻剂则其效不显。从三诊开始改方。荷叶蒂善清暑祛湿通经，行气清热；以旋覆代赭汤降逆下气消痰；郁金活血止痛，行气解郁，疏肝利胆；瓜蒌化痰宽胸，散结润肠。诸药均采用较大剂量，以聚力祛除湿热积滞之邪。范志曲开胸快膈，调胃健脾，消积导滞；檀香理气散寒，和胃止痛。患者先后共服 33 剂，症状消失。

第八节　痢　疾

中医对痢疾早在两千多年前就有了认识，历代都有进一步阐述。如《素问》中有"民病注泄赤白，少腹痛，溺赤，甚则便血""肠澼便血""肠澼下白沫""肠澼下脓血"等记载。汉代张仲景著《伤寒论》，其中亦有"热痢下重""下痢脓血"等记载。隋代巢元方《诸病源候论》又有"赤白痢""赤痢""血痢""脓血痢""热痢"等名称。唐代孙思邈《千金方》更有痢疾症状叙述，如"热毒下黑血，五内搅痛，日夜百行"。宋代《济生方》及明代《景岳全书》对痢疾又有滞下、里急后重、寒热往来的进一步认识。对痢疾更完整的认识，以清代赵学敏在《本草纲目拾遗》中描写得最为详细："盖实热之证，外候有身热烦躁，唇焦口渴，肚疼窘迫，里急而后重，舌上黄苔，六脉洪数，证候既急，治者亦急，轻则疏利之，重则寒下之……至于虚人冷积痢，外无烦热躁扰，内无肚腹急痛，有赤白相兼，无里急后重，大便则利，小便清长……其积日久，渐次下坠，竟至大肠下口及直肠上口交界处，有小曲群隐匿于此，为肠秽最深之处，药所不到之地，证则乍轻乍重，或愈或发，便利乍红乍白，或硬或溏，总无一定。"

从上述医家论述可以看出，中医对痢疾历代都有所发挥。

一、病因病机

姚五达先生认为，痢疾病因不外乎三方面，即气候的影响、饮食起居的失宜、邪毒传染。

关于气候影响所致痢疾，巢氏病源有"脾胃虚弱，为风邪所伤"之说。陈士铎《石室秘录》云："痢疾之症，多起于暑天之郁热，而又感以水湿雨露之气以成之。"巢氏说明内有人身肠胃抵抗力弱，外以风邪所伤而致。陈氏强调指出，痢疾易于发生热与湿相杂之夏季。

关于饮食起居失宜为痢疾之因者，有《内经》"饮食不节，起居不时"，及《千金方》之"凡痢湿之病，皆由暑月多食肥浓油腻，取冷睡眠之所为"。宋代严用和说："夫人饮食起居失宜……运动劳役过其度，则脾胃不充，大肠虚弱而风冷之邪，得以乘间而入，故为痢疾。"严氏以简短的文字说明了人身是一整体，内在之失养而易感受，外在之风邪所致痢疾之成因。

至于痢疾有传染性和痢疾可以由传染发生，以明代刘纯《玉机微义说》之论最为详细，如"时疫作痢……一家之内上下传染，是疫毒痢也"。

二、诊断

中医在诊断上，望、闻、问、切四诊为主要认知之法，其目的在于通过望、闻、问、切来掌握表里、寒热、虚实、阴阳八纲，以确定病之部位，在表在里，属热属寒，是虚是实，再根据确定的病情来进行治疗。一般说中医治疗是采用汗、吐、下、和、温、清、补、消八个方法。痢疾的诊断治疗也同样按照这个方法来进行。因此，对痢疾的诊断首先应注意痢疾与泄泻的鉴别。痢疾一般确诊后再分热痢、寒痢，在表、在里，属虚、属实。兹分述如下：

热痢：急性发作，以身热、烦躁、口干、腹痛、窘迫、便次频繁、里急后重、排泄黏液便开始，根据其排泄物之不同，又有赤白痢、赤痢、血痢、脓血痢之分。

白痢：多为慢性，症见发热，腹痛下坠，便则乍红乍白，或硬或溏，其乍轻乍重，或发或愈，又名"休息痢"。

审查寒热以后，更进一步辨别表、里、虚、实。

表证：细菌性痢疾初起，常有恶寒、发热、身痛、头痛、脉浮、无汗，可以说有表证存在，这种表证，是机体抵抗疾病的表现，而病变机转，还处于外在和浅在的时候。

里证：里证和表证相对，也就是说没有上述表证，而表现为单纯腹痛后重，小便短，大便脓血，此为里证。里证也就是肠内病变相当严重的时候，与表证病邪在外尚浅比较起来，病变机转是属于深入一步的。

虚证：虚证是指人体机能衰弱，不但对疾病没有抵抗力，且易感性反而增高。

实证：实证是指病人体质健壮，脾气未受损失，身体机能奋力抗邪的状态。

三、治疗

中医学对痢疾的治疗，主要是根据联系于内而表现于外的整体症状，来辨别疾病的在表、在里，属热、属寒，以及患者体质的虚实，施行机动随证治疗，根据具体病情综合起来，有以下几种方法：

1. 解表法

解表法就是汗法，它的使用时机是在痢疾初起，病变机转尚属浅在，机体与疾病做斗争的初期。应用汗法，来鼓舞身体机能，也就是通过药力来协助机体抗邪，使痢疾的全部症状减轻和消失。陈修园所谓"外疏通、内畅逐""得汗而解"的道理也就在此。兹将痢疾初起常见症状及解表方剂介绍如下：

痢疾初起，发热恶寒，头痛无汗者，可用葛根汤、香薷饮。

葛根汤（《伤寒论》方）：感受寒邪，憎寒壮热，遍体疼痛，胸膈满闷，霍乱泄利。

香薷饮：宽中和气。可辟暑湿雾露之气，用香薷饮。

2. 导滞法

此法是根据《内经》"通因通用"之原则确定的方法，其应用时机是在痢疾初起，已无表证，见体强、滞甚、腹满坚痛之"实证"，应用的方剂有：

木香槟榔丸（《卫生宝鉴》方）：治气滞下利，心腹痞痛，里急后重，胁肋胀满。

枳实导滞丸（《内外伤辨惑论》方）：治伤湿热之物，不得施化，下痢痞满不安。

小承气汤（《伤寒论》方）：适用痢下不爽，里急后重，气阻不能输达于外者。

温脾汤（《千金方》方）：治久痢赤白，属于寒实者。

3. 清热解毒法

清热解毒法用于湿热之毒亢盛，下痢赤白，或如鱼脑，腹痛后重，内热炽盛之证。常用之方剂有：

葛根黄连黄芩汤（《伤寒论》方）：适用于痢疾初起，里急后重，发热头痛，心胸痞塞，有表证者。

黄芩汤（《伤寒论》方）：适用于表解热减，或表证不甚，但腹痛，里急后重，便下黏液者。

白头翁汤（《伤寒论》方）：适用于里急后重甚，咽干口渴，所下甚臭，舌上无苔者。

清营汤（《温病条辨》方）：适用于热入营分，夜寐不安，烦渴舌赤，时有谵语者。

4. 行气和血法

行气和血法，用于痢疾腹痛，里急后重，赤白相杂，次数频甚之际。

芍药汤（《济生拔萃》方）：行气调血，治痢下脓血及后重窘痛，行血则便脓自愈，调气则后重自除。

香连丸：治下痢赤白，里急后重。

5. 温补法

痢疾在后期或迁延日久，多易发生虚证、寒证、虚滑三种现象。而虚证、寒证、虚滑三种都有正气衰弱的表现。是以凡遇此种病情，势必以温补法以散其寒，而补其虚。

温法：痢下经久，白垢如滞，即夹血亦黯淡不鲜，腹痛隐隐，喜按喜温，脉沉肢冷，寒象显著，当用温法。

附子理中汤（《伤寒论》方）：治脾胃虚寒，饮食不化，四肢厥冷，肠鸣腹痛，体冷微汗，呕吐泄泻，一切沉寒痼冷等证。

附子丸（《圣济总录》方）：治洞泄虚寒，注下水谷，或痢赤白。

桃花汤（《伤寒论》方）：适用于虚弱甚，腹痛干呕，下痢滑脱而带血者。

四神丸（《证治准绳》方）：适用于天明泄泻，久痢虚痛，腰痛肢冷等。

以上各种方法，均系历代先辈遗留下来的宝贵经验，在临床上是比较有效的。在治疗时应根据病情适当加减。

早在1958年姚五达先生就对痢疾进行了临床观察，并撰写论文。

附 中医治疗急性杆菌痢疾 260 例的疗效观察
（节选）

急性杆菌痢疾是一种急性传染病，它对人民健康的危害很大，不但会妨碍生活，影响工作和学习，甚至会使人丢失生命。

中医学对疾病的治疗既符合于巴甫洛夫的整体观点，也不违反辨证的方法，所以，一般来讲，急性杆菌痢疾的治疗效果很好。国内文献上所发表的有关急性杆菌痢疾的治疗论文，绝大多数都是一些西药的治疗效果分析，或是单味中药疗效的观察，而完全应用中医学的方法来治疗急性杆菌痢疾的综合性报道非常少见。由于党及领导的重视，北京市第三医院内科，在中西医共同协作下，中医大夫完全根据中医学方法治疗痢疾，从 1957～1958 年，共治疗了 260 例，根据我们初步的观察和有限的经验，中医治疗急性杆菌痢疾的效果非常满意，而且也是快、好、省的一种治疗方法。现将观察结果及一些体会报告如下：

一、观察方法

1. 治疗方法

主要是应用清痢荡积法，以葛根黄连黄芩汤、芍药汤、白头翁汤、茵陈白芷汤加减治疗。对于妊娠期的急性杆菌痢疾，应注意消导药物的过量使用是禁忌的，而应该重用当归、白芍、云苓；对产褥期的急性杆菌痢疾，应禁用苦寒药物，如黄连、黄芩等，而代之以生化汤加减治疗，对治疗三日未见改善者视为无效。

2. 病例选择

所有应用中医治疗方法的急性杆菌痢疾患者均由中西医临

床诊断确定，并经发病经过、临床症状、大便性状与大便的化验检查证明。所有病人均住院治疗，因为便于观察疗效。

3. 辅助治疗

只有严重脱水的病人进行输液，一般病人不给任何西药治疗，我们应用中医治疗的病例很少进行输液，这点是不同于西医治疗的。

4. 疗效的判断

主要是根据下列标准来判定：①体温恢复正常，或口腔温度在 37.3℃ 以下；②大便次数每日恢复在 1～2 次以内；③大便性状恢复正常（包括肉眼及显微镜检查）；④临床症状完全消失。

二、疗效分析

1. 治疗统计

260 例急性杆菌痢疾治愈者 238 例，占 91.5%；好转者有 20 例，占 7.7%；有 2 例无效，占 0.8%（转西医治疗）。

2. 治疗后症状消失情况

在有发烧症状的 204 例中，治疗后体温降到正常所需日数最快者为 1 天，有 152 例，占 74.5%，最长者为 6 天，有 1 例，占 0.5%，平均 1.4 天。在有脓血便的 223 例中，其脓血便消失日数，最短者为 1 天，占 32 例，为 14.3%，最长者为 9 天，有 1 例，占 0.4%，平均 3.1 天。其大便性状恢复正常所需日数，最短者为 1 天，有 3 例，占 1.2%，最长者为 13 天，有 1 例，占 0.4%，平均 4.3 天。大便次数恢复正常所需要的日数，最短者为 1 天，有 10 例，占 3.9%，最长者为 11 天，有 1 例，占 0.4%，平均 3.5 天。腹痛及里急后重消失情况，最短者为 1 天，有 24 例，占 9.2%，最长者为 10 天，有 1 例，占 0.4%，平均 3.3 天。

3. 服药日数

最短者为 1 天，有 5 例，占 1.9%，最长者为 12 天，有 1 例，占 0.4%，平均 4.4 天。一般以服药 2、3、4、5 天为多，有 196 例，占 75.4%；其中尤以 3、4 天为最多，有 126 例，占 48.5%。

4. 副作用

通过临床观察，在治疗过程中未发生任何副作用。

三、典型病例介绍

案例 1

患者，女，22 岁，住院号 17327。

患者妊娠 6 个月，因腹痛伴血便两天急诊入院。大便一日 15～16 次，开始为稀便，后变为脓血便，同时有里急后重及下坠感，恶心呕吐，不能进食，体温 39.5℃，在下腹部有轻度压痛，大便化验检查有红细胞及脓细胞，诊断为急性杆菌痢疾。脉弦滑数。入院后即进行中医治疗，投以下处方：

杭白芍三钱，杜仲炭三钱，炒白术一钱五分，当归三钱，黄芩炭二钱，金银花三钱，生甘草一钱，竹茹三钱，桑寄生三钱，粉葛根一钱。

病人服以上方药后，第二日体温即降到正常，腹痛及脓血便减轻，原处方加台乌药一钱五分，砂仁二钱。第三日大便即恢复正常，大便一日一次，一切症状均消失，后按以上处方加减如下，病人痊愈出院，亦未发生早产。

黄芩二钱，黄连二钱，当归三钱，杜仲二钱，杭白芍五钱，银花五钱，竹茹三钱。

案例 2

患者，女，32 岁，住院号 33978。

产后 1 天出现腹痛，脓血便，高热，而由本院产科病房转入内科病房。病人体温 39.6℃，急性病容，有谵妄症状，左下腹有轻度压痛，大便呈脓血样，有大量红白细胞及脓细胞。入院后即进行中医治疗，同时静脉输入 5% 葡萄糖生理盐水 2000mL。当时脉弦数有力，中医第一次处方如下：

神曲二钱，全当归四钱，赤芍二钱，炮姜炭六分，陈皮二钱，枳壳二钱，酒川芎一钱，黑芥穗二钱，焦山楂二钱，炒丹皮三钱，紫苏叶一钱，藿香二钱五分，葛根六分。

服药后第二日，体温即降到正常，腹痛减轻，大便仍有脓血。仍按原方加减如下：

当归五钱，焦山楂二钱，槟榔二钱，川芎一钱，广木香一钱，姜厚朴一钱，粉丹皮三钱，赤芍药三钱，陈皮炭二钱，云苓五钱。

病人第三日腹痛更减轻，大便无脓血，只稀便两次，前方另加苏叶五分，黄芩三钱。第四日一切症状消失，前方加神曲三钱，服两剂，痊愈出院。

案例 3

患者，男，17 岁。

发烧、腹泻、腹痛两三日。

大便开始为稀便，后转为脓血便，一日 40 多次，有恶心、里急后重、下坠感症状，腹无压痛，大便呈脓血样，有大量红细胞及脓细胞，体温 40℃，脉弦数浮，舌苔垢白燥。此为暑热痢疾病，投与葛根芩连汤。

粉葛根六分，黄连一钱五分，藿香叶三钱，银花五钱，条黄芩三钱，薄荷一钱五分，姜厚朴二钱，炒枳壳二钱，紫雪丹三分。夜间服用。

病人于服药后第二天，体温降到正常，但仍感腹痛及下坠，大便次数减到十数次，仍有脓血。前方加减如下：

杭白芍三钱，广木香一钱，大腹皮一钱五分，银花五钱，黄芩二钱，竹茹二钱，姜厚朴一钱，吴茱萸三分，黄连一钱，神曲二钱。

病人服上述处方后，腹痛及下坠均消失，大便次数减到 8 次，已无脓血，只稍稀而已，以后更按前方加减，服药后所有症状消失，大便性状及次数均正常而治愈出院。

四、讨论

1. 中医对于痢疾的认识

中医学对痢疾的认识，《黄帝内经》有"民病注泄，赤白腹痛，溺赤，甚则便血""肠澼下白沫""肠澼下脓血"等类似痢疾的记载。张仲景《伤寒论》及《金匮要略》中也有关于痢疾的症状及治疗方法的论述。由此可见中医学远在两千多年以前对痢疾就有了一定的认识。隋朝巢元方《诸病源候论》中，就比较详细地讨论了痢疾的病证、症状、治疗等，并命名为痢疾，同时把痢疾分为"赤白痢""血痢""脓血痢""休息痢"。按发病时间的长短，更分为急性与慢性两种。唐朝孙思邈的《千金方》与王焘的《外台秘要》均有很详细的关于痢疾的论治。可见中医学对于痢疾的防治经验是十分丰富的。

2. 治疗方法

中医学对于痢疾的治疗方法是多种多样的，根据病人的情况不同而采用不同的治疗方法，即中医学对于疾病的治疗是辨证的。主要根据望、闻、问、切来判别阴阳、表里、寒热、虚实进行治疗，而采用解表、导泻、清热解毒、行气和血等方法治疗。在痢疾初起可采用解表法，喻嘉言主张用人参败毒散，陈修园主张用葛根汤，也有人主张用当归四逆汤、葛根黄连黄芩汤等进行表里双解，在临床上确有效果。

我们在临床治疗中常采用雷少逸的清痢荡积法，即葛根黄芩黄连汤加减法（药用广木香、黄连、生军、枳壳、黄芩、白芍、甘草、葛根），去掉其中的生军、白芍、甘草来治疗痢疾兼有表证者，收到了良好效果。

呕吐者，可先服八宝红灵丹一分五厘，再呕者再服；神昏抽搐者，可用紫雪丹二三分或局方至宝丹半丸口服，很快退烧；滞热者可加炒莱菔子、姜厚朴、陈皮；热盛者多加黄芩、黄连、银花；湿盛加藿香叶；汗不出者加薄荷。表解之后，继续给予导泻引毒、行气和血法。

古人每用小承气汤、木香橘核丸、黄芩汤、香连丸、左金丸、芍药汤等。我们在临床上应用吴鞠通加减的芩芍汤（药用白芍、黄芩、黄连、厚朴、木香、陈皮）。下坠者，加槟榔；脓血多者，加当归、桃仁；舌苔浓垢，原有食积者，加山楂肉、神曲、枳壳；湿重者，加黄柏或茵陈、滑石。腹痛下坠甚者，应用加味白头翁汤；慢性痢疾急性发作者，则采用茵陈白芷汤。

老年衰弱者，应重用当归、白芍。体胖面白者，消导药不能多用。有心脏病或高血压病者，应随症加减，不能千篇一律。对妊娠妇女的痢疾治疗，消导药不能过量使用，应当用当归、白芍、茯苓。

产后不久应忌用苦寒药物，如黄连、黄芩等。我们首先采用生化汤加减治疗，收到了良好的效果，以后再用香连丸治疗，即可收到满意的疗效。

3. 治疗体会

通过了260例急性杆菌痢疾的中医治疗，我们深刻体会到中医治疗急性杆菌痢疾的效果非常好，特别是退烧作用非常快。除非严重伴有脱水的病人，一般均不进行输液，只口服中药即可解决问题。从经济学角度来看，病人经济负担远较西医治疗轻，因为输液及抗菌药物的药费非常多，我们中医治疗的药费，一个疗程最多者为 6 元，最少者不到 1 元，平均为 1.95 元，一般的一个疗程为 1～2 元，占 46.4%，因此我们认为中医治疗急性杆菌痢疾的方法符合多、快、好、省的原则。

4. 应进一步观察改进的地方

我们中医治疗的病例，没有很好地进行追访，以了解有无复发现象。同时细菌学检查方面，我们做的也不够，这是今后应当加以改进的地方。同时我们认为今后完全有可能把治疗痢疾的处方做成多种不同的浸膏，在临证时加减使用就方便多了，这样就便于推广这种治疗方法，让广大医疗工作者都能掌握中医治疗痢疾的方法，以便对防治痢疾做出更大的贡献。

（该文 1958 年 10 月在"三院红"刊物上发表）

第九节　泄　泻

泄泻的主要表现是大便次数增多，粪质溏薄，或完谷不化，甚至泄出如水样，同时伴有肠鸣、腹痛、不思饮食、倦怠等。一般无里急后重、便带脓血，故与痢疾不同，治法亦异。

姚五达先生认为，引起泄泻的原因很多，但起病多有明显诱因，并与季节有密切关系。一般多发于夏秋之际，或因感受寒凉、湿热，或因误食生冷、暴饮暴食及贪食膏粱厚味而发。如因季节、饮食引起之泄泻，其起病较急，且多为实证。也有属于内在因素而引发者，如脾胃素虚，肝失疏泄，脾肾之阳衰微，运化熏蒸无权而致之泄泻，多为久泻、虚泻。

姚先生在治疗泄泻时特别注重对肝、脾、胃的调节。《素问·脏气法时论》曰："脾病者……虚则腹满肠鸣，飧泄，食不化。"《素问·脉要精微论》曰："胃脉实则胀，虚则泄。"陈无择在《三因极一病证方论·泄泻叙论》中指出："喜则散，怒则激，忧则聚，惊则动，脏气隔绝，精神夺散，以致溏泄。"可见情志失调亦可引发泄泻。姚先生在泄泻不同证型中擅将藿香梗、大腹皮、青竹茹、炒白术、怀山药、薏米、茯苓等搭配运用，既抓住了脾主运化和升清的特点，又重视了胃主降、主受纳的特点。脾胃和，则不泻，充分体现出姚先生在治疗泄泻过程中重视调节脾胃升降功能协调的指导思想。在方药中将盐橘核、台乌药、广陈皮、白檀香、川厚朴等配伍运用，主要发挥肝的疏泄功能在消化病调理中的作用。肝失疏泄日久，则肝气郁滞于内，肝气乘脾，致脾升胃降失常，腹痛肠鸣，发为泄泻，而泻后痛减，故姚先生将疏肝药与健脾药同用于治疗泄泻，注重对情志因素以及肝之疏泄的调节，突显治在泻肝又实脾。

总之，泄泻之因与气候和饮食有密切的关系。泄泻之病与脾胃最为密切，关联于肝，甚者深传入肾，故治疗与预防泄泻，应从适应气候的变化、调节饮食的温凉、疏导情志方面出发，使病邪无由而入。既病之后，当以和胃、健脾、疏肝、温肾为其治疗大法，但因致病因素和症状不同，故论治仍需进一步辨虚、实、寒、热。

一、暴泻

1. 湿热伤中

发热，口渴多饮，尤欲凉饮，恶心呕吐，腹痛一阵，泻一阵，气臭秽浊，治宜解表清里。方用藿香梗 9g，川黄连 9g，大腹皮 9g，茯苓 9g，盐橘核 9g，台乌药 9g，六一散 18g，香薷 3g。丸药用周氏回生丹。

2. 寒湿困脾

身重乏力，畏寒，甚或四肢发凉，口淡不欲饮水，腹中隐痛，肠鸣辘辘，喜按喜温，小便清长，便下稀水，或完谷不化，或如鹜溏，无臭，脉沉迟。治宜温中散寒，健脾和胃。方用藿香梗 9g，老苏梗 9g，广陈皮 9g，炒白术 9g，潞党参 9g，白檀香 6g，盐橘核 9g，台乌药 9g，焦神曲 9g，鸡内金 9g。丸药用附子理中丸。

3. 食滞肠胃

嗳腐吞酸，胸满不舒，腹痛而泻，泻后痛减，泻下不消化食物，臭秽难闻，尤多矢气，脉滑。治宜消食行滞。方用生郁金 9g，茯苓块 9g，大腹皮 9g，陈皮炭 9g，川厚朴 9g，焦神曲 9g，炒稻芽 9g，炒谷芽 9g，鸡内金 9g。

二、久泻

1. 脾胃虚弱

面色㿠白或萎黄，形体消瘦，精神倦怠，久泻不愈，便频粪稀，甚则食入则泻，完谷不化，腹胀肠鸣，食少纳呆，脉缓微无力。治宜和中健脾，方用参苓白术散加减。潞党参 9g，茯苓块 9g，炒白术 9g，怀山药 9g，大乌枣 6 枚，炒扁豆 9g，建莲肉 9g，焦神曲 9g，焦谷芽 9g，焦稻芽 9g，莱菔缨 9g，焦薏米 30g。丸药用人参健脾丸。

2. 肾阳虚衰

五更腹痛洞泻为其特点，即一般所说的鸡鸣泻。由于久病多肾亏，或房劳过度，肾阳衰微，闭藏失职，每见下肢畏寒，所下粪便色白溏软，日久不愈，脉软弱或迟细。治宜温补下元，收敛肾气。方用补骨脂9g，五味子9g，吴茱萸9g，肉豆蔻9g，巴戟天9g，杜仲炭9g，川续断9g，盐橘核9g，台乌药9g，桑寄生9g，生黄芪9g，枸杞子9g。丸药用四神丸，早晚各服1丸。

3. 肝气郁滞

腹痛肠鸣泄泻，每因情志不畅而发，泻后痛缓。治宜益肝扶脾，方用痛泻要方加减。广陈皮9g，炒白术9g，炒白芍9g，防风3g，醋柴胡9g，香附米9g，大腹皮9g，茯苓块9g，盐橘核9g，台乌药9g。

案例

杨某，女，45岁，住阜外大街11号。1985年11月27日初诊。

素有脾虚胃弱一年之久，便溏，早上每天即便，时有黏液，少腹作痛，时有反胃，舌苔薄白，脉沉数。

治法：健脾养胃。

方药：藿香梗9g，大腹皮9g，茯苓块9g，盐橘核9g，台乌药9g，砂仁米9g，白头翁9g，真秦皮9g，大乌枣6枚，青竹茹12g，怀山药12g。5剂。

二诊：1985年12月4日。连服前药，便溏之症已见好转，尚有黏液，反胃不适，正值经期第二天。脉沉数。再以清和之剂。

方药：炒白术9g，藿香梗9g，茯苓块9g，盐橘核9g，台乌药9g，杜仲炭12g，砂仁米9g，白头翁9g，真秦皮9g，大乌枣6枚，怀山药18g。5剂。

三诊：1985年12月11日。服前药后便已成形，但其右胁下隐痛，日久不愈，脉沉数，舌苔薄白。主以清和之剂。

方药：沉香曲 9g，炒白术 9g，藿香梗 9g，大腹皮 6g，茯苓块 9g，盐橘核 9g，台乌药 9g，杜仲炭 12g，壳砂仁 9g，白头翁 9g，真秦皮 9g，怀山药 18g，大乌枣 8 枚。5 剂。

四诊：1985 年 12 月 18 日。药后脾胃虚弱日渐好转，尚有余势未尽，脉沉数。主以清和之剂。

方药：藿香梗 9g，大腹皮 6g，茯苓块 9g，盐橘核 9g，台乌药 9g，怀山药 18g，大乌枣 8 枚，杜仲炭 12g，扁豆衣 9g，砂仁米 9g，陈皮炭 6g，莱菔缨 6g，沉香面 3g（分冲）。5 剂。

五诊：1985 年 12 月 25 日。服药后脾湿胃弱日渐好转，尚有余势未尽，脉沉数。主以清扶之剂。

方药：藿香梗 9g，大腹皮 6g，茯苓块 9g，杜仲炭 12g，盐橘核 9g，台乌药 9g，怀山药 18g，大乌枣 6 枚，砂仁米 9g，陈皮炭 6g，莱菔缨 6g，伏龙肝 12g，沉香面 3g（分冲）。5 剂。

六诊：1986 年 1 月 2 日。药后脾虚胃弱、便下不调日恢复正常，但因日久失常，虽已见好转，其功能犹未全复。脉沉数。主以清扶之剂，配丸药以巩固疗效。

方药：何首乌 31g，大腹皮 15g，茯苓块 31g，盐橘核 15g，台乌药 15g，怀山药 62g，大乌枣 31g，川续断 15g，扁豆衣 31g，壳砂仁 15g，陈皮炭 15g，莱菔缨 15g，杜仲炭 31g，藿香梗 15g，枸杞子 31g，熟地黄 31g，炒枣仁 15g。上药共研细末，炼蜜为丸，重 9g，每日 1 丸，每日 2 次，白水送下。

七诊：1986 年 1 月 8 日。因右肩背隐痛不适来诊，此时大便已恢复正常，脉沉数。主治清疏之剂。

方药：桑寄生 9g，川羌活 2g，茯苓块 9g，宣木瓜 6g，大乌枣 8 枚，怀山药 18g，砂仁米 9g，威灵仙 9g，陈皮炭 6g，盐橘核 9g，台乌药 9g，炒枣仁 9g，制没药 6g，炒白术 6g。5 剂。

第十节　病毒性肝炎

一、中医学对肝炎的认识

病毒性肝炎是现代医学的病名，现代医学认为本病是由嗜肝病毒所引起的肝脏感染性疾病，病理学上以急性肝细胞坏死、变性和炎症反应为特点，临床分为黄疸型肝炎和无黄疸型肝炎。

中医学虽无病毒性肝炎的病名，但对肝炎有关病象的描述历代都有记载，古人认识到"黄疸"是肝病中的重要症状，并多以"黄疸"来辨别肝病的病因、病机及论治。

《素问·六元正纪大论》云："溽暑湿热相搏，民病黄疸。"

《素问·五邪》云："邪在肝，则两胁中痛。"

《温疫论》云："疫邪传里，移热下焦，小便不利，其传为疸，身面如金。"

《临证指南医案·疸》进行了更加具体的论述："黄疸，身黄、目黄、溺黄之谓也。病以湿得之。有阴有阳，在脏在腑。阳黄之作，湿从火化，郁热在里，胆热液泄，与胃之浊气共并，上不得越，下不得泄，熏蒸遏郁，浸于肺则身目俱黄。热流膀胱，溺色为之变赤。黄如橘子色，阳主明，治在胃。阴黄之作，湿从寒水，脾阳不能化热。胆液为湿热所阻，渍于脾。浸淫肌肉，溢于皮肤。色如熏黄，阴主晦，治在脾。"

以上论述说明黄疸是一种由感受疫邪而引起的具有传染性的时行热病，其主要病因病机为外感湿热疫邪，湿热内蕴，疫毒波及肝胆。

二、辨病治疗

急性肝炎包括黄疸型及无黄疸型两种。急性黄疸型肝炎颇似中医学中的阳黄证，而急性无黄疸型肝炎多属于肝胆湿热等范畴。

论及急性黄疸型肝炎或无黄疸型肝炎，其病因病机主要为内伤七情，饮食积滞，湿热毒邪乘虚而入。湿得热而益深，热得湿而愈重。湿热蒸腾弥漫三焦，蕴结肝胆，阻碍脾胃气机升降，致肝失疏泄而发病。重者胆汁外溢肌肤发为黄疸，轻者不致胆汁外溢，则无黄疸。治疗以清热化湿、解毒平肝为大法。

1. 急性黄疸型肝炎（阳黄证）

以茵陈蒿汤合白头翁汤加减。 嫩茵陈 31g，酒黄芩 9g，板蓝根 12g，大青叶 18g，炒栀子 9g，白头翁 12g，真秦皮 12g，龙胆草 9g，益元散 24g。

2. 急性无黄疸型肝炎

姚先生一般不过用苦寒药，视其症状，以逍遥散合藿香正气散加减。基本方药：醋柴胡 6g，藿香梗 9g，真秦皮 12g，大青叶 18g，白头翁 12g，板蓝根 12g，茯苓块 9g，香附米 9g，益元散 24g。

3. 慢性传染性肝炎

多属于中医学中"阴黄""胁痛""肝着"等病。根本原因是人体正气虚弱，与外感六淫、饮食不节、七情内伤有密切关系。慢性肝炎属内伤者多以正虚为本，但虚中夹实，主要病机为肝郁脾虚。临床多见湿热、食积、肝郁、气滞、血瘀等，姚先生认为虽证分几类，但其主要矛盾是肝郁，故治疗中以疏肝理气为大法，以逍遥散加减。基本方药：醋柴胡 9g，全当归 9g，杭白芍 9g，香附米 9g，炒白术 4.5g，茯苓块 9g，益元散 24g。

三、辨证治疗

1. 肝郁气滞型

主症：胸胁胀满痛，时有走窜，牵引肩背，烦躁易怒，苔白，脉弦数。

病机：郁怒所伤，肝郁气滞。

治法：疏肝解郁。

方药：醋柴胡 9g，全当归 9g，杭白芍 9g，香附米 9g，炒白术 4.5g，茯苓块 9g，益元散 24g，台乌药 9g，全瓜蒌 18g，生郁金 9g，炒枳壳 9g。

2. 肝郁脾湿型

主症：脘腹痞闷，食纳不香，嗳气泛酸，噫气呃逆，两胁胀满，舌苔厚腻，脉沉弦。

病机：木克脾土，湿困脾阳。

治法：疏肝健脾。

方药：醋柴胡 9g，全当归 9g，杭白芍 9g，香附米 9g，炒白术 4.5g，茯苓块 9g，益元散 24g，大腹皮 9g，藿香梗 9g。

3. 肝郁血瘀型

肝病日久，气滞血瘀，脉道瘀阻，形成癥瘕积聚。

方药：膈下逐瘀汤加减。全当归 9g，赤芍药 9g，紫丹参 9g，粉丹皮 9g，鲜茅根 24g，桃仁泥 9g，南红花 9g，香附米 9g，台乌药 9g，延胡索 9g。

4. 肝郁脾肾两虚型

肝病传脾，脾病水湿不化，以致水湿停滞；肝病累及肾脏，肾虚则脾阳不运，膀胱气化失司，以致水鼓形成。

方药：消臌汤、八正散加减。全当归 6g，白茯苓 24g，木猪苓 24g，赤白芍 9g，淡泽泻 24g，嫩萹蓄 12g，抽葫芦 24g，益元散 24g，车前子 31g，真瞿麦 12g。

5. 临床用药加减

呕逆欲吐者，加青竹茹 18g，砂仁米 9g，藿香梗 9g，重者加旋覆花 9g，代赭石 9g；嗳气泛酸者，加陈皮炭 6g；食纳不香，腹胀纳呆者，加范志曲 9g，莱菔缨 9g，川厚朴 9g，炒枳壳 9g，大腹皮 9g；肝脾肿大者，加鲜茅根 31g，紫丹参 9g，生地黄 9g，白芍 9g，粉丹皮 9g；高酶者，加板蓝根 12g，大青叶 18g，白头翁 12g，真秦皮 12g；澳抗阳性者，加贯众 18g，蚤休 15g，山豆根 18g，土茯苓 31g；肝昏迷者，加用局方至宝丹或十香返生丹救之。

病案举例

案例 1

崔某，52 岁，医生。

1975 年 7 月患急性无黄疸型肝炎，经中西医结合治疗，9 月底肝功能基本恢复正常。1976 年 5 月又发现转氨酶时高时低，7 月经第一传染病医院诊断为慢性迁延性肝炎，在该院服中药治疗，时好时差，于 1977 年 2 月 5 日由姚大夫会诊治疗。

初诊：1977 年 2 月 5 日。肝脏功能失常，日久不愈，夜眠不佳。2 月 3 日查血报告：GPT426U，TTT4U。舌苔腻垢，脉沉数。治以清化之剂。

方药：大腹皮 9g，板蓝根 12g，白头翁 12g，真秦皮 9g，醋柴胡 6g，茯苓块 9g，香附米 9g，大青叶 18g，益元散 24g，炒山楂 9g，首乌藤 12g。5 剂。

二诊：药后肝区右侧时有隐痛，素有夜眠不佳，脉弦沉，两关尤剧，今日查血 GPT364U,TTT 正常。再以前方加金钱草24g，炒枣仁 9g，延胡索 6g。

三诊：连服上药后肝区隐痛症状减轻，今日复查肝功 GPT238U，TTT 正常，脉弦数。再以前方加决明子 9g，炒内金 9g。

四诊：连服上药顺遂好转，肝功能已恢复正常，GPT125U，TTT4U，A/G 为 5.2/2.1。脉弦数。主以前方调整。

方药：真秦皮 9g，大青叶 24g，板蓝根 18g，大腹皮 6g，茯苓块 9g，炒白术 4.5g，香附米 9g，炒内金 9g，醋柴胡 4.5g，延胡索 6g，炒栀子 6g，白头翁 12g，杭白芍 9g，全当归 9g，炒枣仁 9g，决明子 9g，益元散 24g。

五诊：连服药后腹胀日渐好转，尚有夜眠不佳。查血 GPT125U，TTT 正常。脉弦沉。再以前方加净连翘 12g。

六诊：连服上药症状日渐恢复，本月化验 GPT 正常，TTT 正常，再以前方 10 剂以息之。

按：患者共服药 55 剂，肝功恢复正常。

案例 2

杜某，男，27 岁。成都饭店职工。

患者于 1977 年 4 月在西城区防疫站做肝炎普查时发现肝炎。当时查肝功能 GPT290U，TTT4U，但是患者无明显自觉症状，只觉头晕、疲乏无力、纳差，肝区亦无疼痛。查体时肝脾均未触及，肝区无压痛，无叩击痛。因为患者是在健康普查时偶然发现肝脏疾患，无明显的急性发作期，故具体发病时间无法确定，仅在发现病情后被诊断为慢性肝炎。曾在北京市第二医院治疗，经服肝太乐、肝荣、维生素 C 等保肝药和中药，均无明显疗效，特来我院请姚五达先生诊治。

服姚先生方药治疗一段时间后，症情有好转。但患者治病心切，盲目中止服药治疗，私自服用私人配置的黑矾丸药长达两个月之久。服后黑矾丸药后腹痛腹泻，每日七八次，患者渐觉体力不支，病情加重，又来我院治疗。

此时患者面色黧黑，暗无光泽，消瘦，乏力，腹胀肠鸣，纳呆等症明显加重。再查肝功能，GPT487U，TTT9U，TFT（++）。黑矾属有毒之品，能严重破坏肝脏细胞，使肝脏脂变，肝小叶中心坏死。患者误服后，病情明显加重，治疗比较棘手。此病例缠绵难愈，病程长达两年之久，但在姚先生细心诊治后，获得了痊愈之效。

头晕不清，疲乏无力，纳差，腹胀，肠鸣，大便溏，面色晦暗无华，舌苔黄厚腻，脉弦数。肝功能检查：GPT290～487U，TTT6～9U，TFT（++）。

辨证：肝胆湿热，湿热困脾，运化失司。

治法：清利肝胆湿热，健脾和胃。

方药：青竹茹10g，白头翁25g，板蓝根9g，大青叶18g，真贯众15g，嫩蚤休15g，金钱草25g，败酱草25g，鲜茅根31g，醋柴胡4.5g，杭白芍9g，全当归9g，香附米9g，大腹皮9g，茯苓皮9g，益元散25g。

以上方加减化裁，大便溏泄，纳差，加用炒白术、鸡内金健脾止泻、开胃；心烦眠差，加用莲子心、远志肉清心安神。

连服上药后，肝功能完全恢复正常，GPT27U，TTT、TFT均正常。患者面色红润，有光泽，神爽体健，纳食、睡眠均正常，已正常工作。

按：中医学认为，肝炎疾患其病机为湿热之邪蕴结肝胆，熏蒸于脾胃。《丹台玉案》云："黄疸之证，皆湿热所成，湿气不能发泄，则郁蒸而生热，热气不能宣畅，则固结而生湿，湿得热而益深，热因湿而愈炽，二者相助而相成，愈久而愈甚者也。"

姚先生强调肝炎的病因为湿热，而病变部位在脾胃。本病例因湿热内蕴，肝气不舒，木克脾土，以致脘腹胀满，纳呆，便溏。脾主肌肉、四肢，脾被湿困，故见全身乏力。湿热之邪阻碍气机，清阳不能上升，所以有头晕之症。治疗方法应以清利湿热为主，兼调理脾胃。

方中选用青竹茹、白头翁、青秦皮、板蓝根、大青叶、败酱草、嫩蚤休、真贯众，诸药苦寒，故能清热祛湿，清热解毒。湿热之邪去除后，肝功能、转氨酶即可恢复正常。

方中鲜茅根祛瘀生新，清利湿热；大腹皮、茯苓皮、益元散共同起到健脾、清利湿热作用；金钱草、醋柴胡、香附米与杭白芍、全当归同用，共奏疏肝解郁、养血柔肝功效。

因药证相符，虽此患者病程长，又因服黑矾丸造成肝功能二次损伤，病情经历有较大反复，实属疑难之症。但在姚先生精心诊治后，患者仍获全效，前后服药数十剂。

附　姚五达先生治疗乙型肝炎澳抗阳性的经验（节选）

姚五达先生主张，临床治疗乙型肝炎澳抗阳性者，要投以大剂量的清热解毒药，如土茯苓31g，蚤休24g，贯众31g，山豆根31g。其中尤以土茯苓疗效较好。我院检验科范主任做澳抗中药抑制试验，已证明澳抗阳性病人的血清在土茯苓一药的作用下可以转为阴性。在姚先师治疗澳抗阳性的病例中也已被验证，临床疗效较为满意。

案例 1

靳某

慢性肝炎已近 3 年，肝区经常作胀。肝功检查 TTT 一般为 7U，转氨酶偏高，在 360U 上下，血常规正常，曾连续 5 个月查澳抗均为阳性。

初诊：1976 年 9 月 21 日。肝脏失和，腹胀澳阳，夜眠多梦，四肢倦怠，脉象沉数。治以清化湿热、疏气止痛之剂。

方药：板蓝根 12g，香附米 9g，真贯众 12g，大青叶 18g，台乌药 9g，鲜茅根 24g，茯苓块 9g，延胡索 9g，大腹皮 9g，益元散 24g，首乌藤 24g，生郁金 9g。

二诊：连服上药，患者自述诸症明显好转，腹胀减轻，脉象弦数，再以前方加入疏肝养血之药。

方药：全当归 12g，益元散 24g，板蓝根 18g，真贯众 18g，杭白芍 9g，鲜茅根 24g，大青叶 18g，制没药 9g，茯苓块 9g，生郁金 9g，香附米 9g，延胡索 9g，大腹皮 9g，台乌药 9g。

三诊：于 1976 年 11 月 19 日复查肝功能，转氨酶降至 274U，澳抗转为阴性。又继服上方 10 剂，于 12 月 23 日又复查澳抗为阴性。

案例 2

李某，20 岁，学生。

慢性肝炎两年之久，经服中药肝功能恢复至正常，但澳抗阳性一直未复正常，经服姚五达先生方药 90 余剂，于 1977 年 8 月 4 日查血澳抗阴性，GPT120U，TTT 正常。

方药：山豆根 24g，板蓝根 24g，白头翁 12g，真贯众 31g，真虎杖 24g，大青叶 24g，真秦皮 15g，金钱草 24g，鸡内金 9g，酒黄芩 9g，青竹茹 18g，益元散 24g。

案例 3

杨某，男，26 岁，电工。

患者自 1977 年 5 月间发现转氨酶高，5 月 17 日查血 GPT 为 505U，澳抗为阳性，6 月 2 日查血澳抗为阳性。患者先经我院内科肝炎组治疗后转我科，于 8 月 17 日服用姚先生方药治疗。

方药：板蓝根 24g，真秦皮 18g，茯苓块 9g，真贯众 24g，大青叶 24g，益元散 24g，嫩茵陈 31g，真虎杖 24g，白头翁 24g，青竹茹 18g，炒栀子 9g，山豆根 24g。

患者服以上药 25 剂，于 9 月 22 日查血，澳抗转为阴性，9 月 27 日又复查仍为阴性。

第十一节 肾 炎

肾炎是以蛋白尿、血尿、高血压和水肿为主要临床表现的疾病，属于中医学水肿病的范畴。

水肿一词始于《内经》，根据不同的症状分为"风水""石水""涌水"，在《内经》时代对水肿病的发病已认识到与肺、脾、肾有关。宋代严用和将水肿分为阴水、阳水两类。《济生方·水肿门》记载："阴水为病，脉来沉迟，色多清白，不烦不渴，小便涩少而清，大腹多泄……阳水为病，脉来沉数，色多黄赤，或烦或渴，小便赤涩，大便多闭。"其区分了虚实两类不同性质的水肿。阳水多属外因，由冒雨、风寒、暑湿所致，阴水多属内因，由饮食、劳役、七情所伤。

姚先生临床认为，急性肾炎和慢性肾炎急性发作，大体属于中医学阳水范畴，而慢性肾炎大体属于中医学阴水范畴。无论急性肾炎还是慢性肾炎，其病机均为肺失通调，脾失转输，肾失开阖，三焦气化不利而发。

《内经》指出，肾主水，人体水液运行以肾为主宰，经三焦之决渎，膀胱之气化，脾气之转输，肺气之宣发，肝气之疏泄，各脏诸经相互协调。反之，若各脏诸经失调，其中尤以肺、脾、肾三脏机能失常，则致水无所主而发为水肿。

肾为水火之脏，主司开阖，有温润蒸化之功。肾之正常功能发挥与否，有赖于先天之真阳和后天之脾气所濡养。若肾阳亏损，失于温化，则肾之开阖失常，不但可扰乱人体将摄入的水液转化为精微的功能，还会导致津液代谢障碍，而使生成的尿液失于排泄，正如《内经》指出的"肾者，谓之关也，关门不利，故聚水而从其类也"。肾中之阳无以振，肾气衰弱，水液不得蒸化，膀胱气化失常，三焦决渎无权，以致水湿泛滥横溢。由于肾阳虚弱，水泛脾土，土不制水，湿困中宫，脾失健运，脾不散精，则精反化水为病。此外，因肺为水之上源，有通调水道之功，若寒水上凌肺金，肺失宣降，通调失常，不能下注膀胱，以致水液运行障碍。

综上所述，肺虚气不化精反化水，脾虚则土不制水而反克，肾虚则水无所主而妄行，所以肾炎水肿病的治疗，其本必在肾，其标在肺，其制在脾。临床上需辨别寒热虚实及程度不同，而使用清渗、清化、清扶之法给予积极治疗。

一、急性肾炎（阳水）

急性肾炎属于中医学水肿病阳水范围。阳水偏热证、实证，发病较急。多数患者于发病前曾患咽炎、扁桃体炎，在上呼吸道感染后的 1～4 周，浮肿骤起，肿多在上在外。

主症：眼睑浮肿，形如卧蚕，四肢亦肿，肢节酸痛，尿短而赤，时见血尿，或伴有发热恶心，舌质微红，苔薄白，脉浮数。

辨证：湿热蕴结，膀胱气化失常，津液代谢障碍，以致水肿。水道不通，湿热煎熬，以致小便短少。邪热灼烧肾经络脉，则见血尿。

病机：湿热蕴结膀胱。

治法：清热利湿。

方药：八正散加减。嫩萹蓄 12g，真瞿麦 12g，茯苓块 12g，盐泽泻 12g，炒白术 3g，六一散 24g。

临床加减：烦渴欲饮，小便涩痛，加淡竹叶 12g；邪热损伤络脉致血尿，加鲜茅根 24g，栀子炭 9g，血余炭 9g，大小蓟 24g；小便混浊，蛋白阳性，加蚤休 9g，白薇 9g，连翘 24g，大枣 6 枚；尿中有白细胞，加炒知柏各 9g；浮肿颇剧，加冬瓜皮 31g，茯苓皮 24g，大枣 4 枚；恶风发热，加忍冬藤 18g，鲜茅根 12g；尿中有红细胞，加茅根炭 9g，血余炭 9g，贯众炭 9g，大小蓟 24g。

二、慢性肾炎（阴水）

慢性肾炎多由急性肾炎未彻底治疗，或在急性期症状不显而失治，则缓缓发展而成的。病程可长可短。久治不愈者，病情迁延，可引起肾功能衰竭。

慢性肾炎属于中医学水肿病阴水的范围。浮肿多在下、在里，偏于寒证、虚证，起病较缓，时有急性发作。

主症：四肢浮肿如泥，颜面㿠白，腰区作痛，尿短而赤，苔白脉沉。

辨证：脾肾两脏是相制互助的，今脾虚不能制水，水湿壅盛，损其真阳，真阳不能温养脾土，以致脾虚肾亏，症见浮肿如泥，腰区酸痛。尤其本虚邪盛，使肾机能失和而出现尿少、血尿。

病机：脾肾两虚。

治法：健脾益肾。

方药：五苓散、地黄丸加减。茯苓块 12g，木猪苓 12g，盐泽泻 12g，炒白术 4.5g，枸杞子 9g，川续断 9g，生黄芪 9g，大枣 4 枚。

临床加减：小便涩痛，加六一散 24g，淡竹叶 12g，赤小豆 24g；腰区疼痛，加盐橘核 9g，台乌药 9g，川续断 9g；肾功能衰竭前期，加山萸肉 9g，生黄芪 24g，杜仲炭 12g。

注意：冬瓜皮甘淡平，为渗湿利水消肿之药，大枣益气健脾，两药配伍，其甘而不腻，补而不峻，据姚先生临床经验，两药合用，对下肢浮肿者效果较好。连翘苦微寒，为清热解毒之药，与大枣配伍，可清中有补，不伤正气，正气充则邪亦去，正气盛则蛋白消。土茯苓、萆薢、白薇三药配伍，可清肾中之伏热，有抗炎杀菌之功，消除尿中蛋白之效。土茯苓甘淡平，可清热利湿，治疗久治不愈的血尿。

病案举例

丁某，男，14 岁。

患者于 1971 年冬患感冒，继而腰痛，小便不畅，时有疼痛，未及时治疗，后经北京友谊医院、北京儿童医院诊断为慢性肾炎，曾服多种中药、西药未见好转，患儿于 1972 年夏季来我院中医科就诊。

患儿神疲倦怠，腰区时痛，尿短，尿频，尿痛。化验尿可见蛋白（+），红细胞 10～15 个，白细胞 6～8 个，上皮细胞少许。舌苔白，脉沉数。治以清渗之剂。

方药:茯苓块 12g,木猪苓 12g,淡泽泻 9g,炒知柏各 9g,干百合 4.5g,净连翘 12g,贯众炭 9g,鲜茅根 24g,大枣 3 枚。

二诊:患儿连服上药 12 剂后查尿,蛋白阴性,红细胞 5 ~ 8 个,白细胞 3 ~ 5 个,自觉腰痛较为好转,小便已畅,虽见好转,尚未恢复正常,上方加川续断 9g,血余炭 9g,杜仲炭 9g,嘱病人无特殊情况连续服药。

三诊:服药至 1973 年 5 月中旬,发现时有低烧来院复诊,脉浮数,用养阴益气清渗之剂。

方药:杜仲炭 9g,干百合 6g,生黄芪 9g,茯苓块 9g,山萸肉 6g,忍冬藤 12g,板蓝根 12g,鲜茅根 18g。

四诊:6 月 25 日。低烧已退,化验尿常规蛋白阴性,红细胞 2 ~ 3 个,白细胞 1 ~ 2 个,脉沉细,继服前方数剂以巩疗效。

五诊:11 月 22 日。无不适,化验尿常规蛋白、白细胞正常,仅红细胞少许,脉弦数,再以原方加减。

方药:茯苓块 12g,木猪苓 12g,淡泽泻 12g,炒白术 3g,贯众炭 12g,血余炭 12g,川续断 6g,杜仲炭 9g。

患儿连续服药,于 1974 年 4 月初复诊,查尿常规未见红白细胞,1974 年 6 月底又复查尿常规均正常。1977 年 7 月初又复查尿检仍属正常。

姚先生用上方治疗此患儿,经追访近期疗效及远期疗效较为满意。

第十二节 水 肿

中医学水肿病有"阳水""阴水"之分。"阳水"证类似于现代医学的急性肾炎;"阴水"类似于现代医学的慢性肾炎。

姚五达先生认为，水肿的致病原因，是由于内为七情所伤，外又感受风邪。发病机制多在肺、脾、肾三经，而三经中尤以肾经为主。肾气不足，水液不能蒸化，膀胱气化失常，三焦决渎无权，致水湿泛滥横溢。寒水盛则关门闭合不启，浊阴更为壅滞，子病传母，上凌肺金，肺气不降，失去通调水道的作用。肾阳虚，无能暖脾以助化物，脾失健运，土不制水，水反侮土，湿困中宫，脾失输布水精之作用，精反化水，形成因化为果、果化为因的连锁反应。

姚先生主张，治疗水肿必以其本在肾、其末在肺、其制在脾为原则，再根据临床情况，辨别标本、轻重、缓急。

一、阳水

阳水偏热证、实证，发作较急，浮肿多在上、在外。症见眼睑、颜面浮肿，或继则四肢全身浮肿，肢节酸痛，尿少，血尿，或有恶心发热，舌质嫩红，苔白，脉浮数。其病机关键在于热结膀胱，影响气化，出现排尿机能异常。湿热煎熬，致使小便性状改变，邪热损伤膀胱脉络，则见血尿。

辨证：湿热蕴结膀胱。

治法：清热利湿。

方药：四苓汤加减。茯苓块 24g，木猪苓 18g，淡泽泻 24g，炒白术 6g。

方解：茯苓、猪苓淡渗，通膀胱而利水，泽泻泄膀胱之水，使小便通利，因而传入膀胱腑的邪热（由足太阳膀胱经传入）可从小便排出，再以白术健脾燥湿，使脾能制水。本方有利小便、祛水湿、清热邪、解烦渴之功，为行水利湿之主方。

加减：烦渴思水，小便涩痛，加六一散 24g；邪热损伤膀胱脉络，症见血尿，加鲜茅根 24g，大小蓟 24g，血余炭 12g，焦栀子 6g；小便混浊淋沥，加赤小豆 24g，盐知柏各 9g，淡竹叶 9g，川萆薢 9g；恶风发热，脉浮者，加忍冬藤 24g，鲜芦根 24g；浮肿颇剧，加冬瓜皮 31g，大枣 4 枚，抽葫芦 24g，大腹皮 9g。

冬瓜皮淡渗利湿，大枣健脾，其甘而不腻，补而不燥，此对下肢浮肿者效果较好。若下肢浮肿重者，用茯苓皮配大枣也可奏效。急性高热者，加金银花 24g，连翘 24g。

二、阴水

身体阳气素虚，或阳水因失治或误治后迁延不愈，脾肾两虚，引起气血亏损或阳损及阴，出现肝肾阴虚，阴虚阳亢之证。浮肿多在下、在里，偏于寒证、虚证。阴水起病较缓，但时有急性发作，根据临床征象，大致可分下列几种证型：

1. 脾肾两虚

症状：浮肿，尿少，乏力，食纳不香，腹胀便溏，腰背酸痛，面色㿠白，四肢不温。舌质淡红，苔薄白。

治法：扶中利水，补益肝肾。

方药：五苓散加减。生黄芪 12g，杜仲炭 9g，茯苓块 12g，木猪苓 12g，淡泽泻 24g，炒白术 4.5g，肉桂 3g。

方解：五苓散为渗湿利水之总方剂。黄芪健脾理气以助运化，杜仲补肾以强腰脊，合为健脾益肾、渗湿利水的方剂。

加减：

（1）腰酸作痛颇剧，加桑寄生、川续断、盐橘核、台乌药等。此三味药合用，可益肾止痛。盐橘核疏气化郁，台乌药理气止痛，川断补肾强腰，三者皆为入肾经之药。另橘核盐炒取其味咸入肾，虽现代医学中肾炎患者不宜进盐，但此量极微，取其咸而入肾之功，而无伤肾之弊。

（2）腹胀，食欲不振，加壳砂仁9g，川厚朴6g，远志肉9g，大腹皮12g，莱菔缨6g。

（3）小便涩痛，加六一散18g，淡竹叶9g，赤小豆18g，通草6g。

（4）尿检蛋白增高，加净连翘24g，大枣4枚，蚤休9g，土茯苓12g。连翘与大枣配伍有消蛋白的作用，二者用量依据患者禀赋的厚薄、身体的强弱而适当加减。体质虚弱者，连翘12g，大枣6枚，以其补中，兼清热解毒；体质强者，连翘24g，大枣10枚，以其清热解毒，兼补其正。正气充而邪热之毒去，则肾之功能得以恢复，蛋白自然消失。蚤休、土茯苓配伍，可清肾热，且有消炎杀菌之功效，能降蛋白。土茯苓单用可治血尿。

（5）尿检白细胞多，加炒知柏、蒲公英、夏枯草、赤小豆。

（6）尿检红细胞多，加鲜茅根、大小蓟、仙鹤草、贯众炭、血余炭。

（7）微有低热者，加白薇。

2. 肝肾阴虚

症状：腰膝酸痛，手足心热，口燥咽干，耳鸣。同时因肾阴亏损，阴血不足，虚阳上扰，而出现头晕目眩，视物不清，两目干涩。

治法：滋阴潜阳。

方药：生决明18g，生牛膝9g，杭菊花9g，生地黄31g，山萸肉9g，枸杞子9g，粉丹皮9g，桑寄生9g。

方解：生地黄、山萸肉、枸杞子滋补肝肾二阴，善治虚阳上扰清窍而出现的头晕目眩，视物不清；粉丹皮清热凉血，重在清血中浮热。上药互相配合，补中有泻，温中有清，补阴而不留邪，除虚热而不伤阳，达到滋阴潜阳的目的。

病案举例

陈某，男，53岁，工人。1979年2月10日初诊。

患者面部、眼睑浮肿，胸闷不畅，尿检正常，苔薄白，脉沉细。治宜清渗之剂。

方药：茯苓块18g，盐泽泻24g，炒白术9g，冬瓜皮31g，远志肉6g，大乌枣6枚，青竹茹18g，生黄芪9g，瓜蒌皮9g。

二诊：患者服药后胸闷未作，浮肿减轻，尚未恢复正常。舌苔薄黄，脉沉细。再以前法加味。

方药：茯苓块18g，盐泽泻24g，炒白术9g，冬瓜皮31g，远志肉6g，大乌枣6枚，青竹茹18g，生黄芪9g，益元散18g。

三诊：患者眼睑、面部浮肿明显减轻，入眠、二便均如常人。舌苔薄白，舌体略胖，脉沉细。效不更方。

方药：茯苓块9g，盐泽泻18g，炒白术9g，金银藤12g，冬瓜皮31g，远志肉6g，大乌枣6枚，青竹茹18g，生黄芪9g。

连服药共20剂，浮肿痊愈。

按：本病例乃属脾虚浮肿。《内经》病机十九条曰"诸湿肿满，皆属于脾"，脾可化湿，又主肌肉，内受湿浊，运化无权，则机体肿满。《金匮要略》中防己黄芪汤化裁，辨证明，遣方用药灵活。方中黄芪、白术、大枣健脾益气；茯苓、冬瓜皮、泽泻渗湿利水而消肿；远志、瓜蒌皮、竹茹宁心宽肠理气，开胃上之郁，醒脾健运。全方共奏健脾益气、利水消肿之功，药精而力专。

第十三节　淋　证

淋证是中医名称，包括现代医学中的泌尿系统感染、泌尿结石等。中医淋证分为热淋、石淋、血淋。

石淋多由湿热蕴结，日久尿中杂质结石或颗粒形成，或阻塞下焦而成。正如《金匮要略·消渴小便不利淋病脉证并治》中所云："淋之为病，小便如粟状，小腹弦急，痛引脐中。"尤怡解辨说："淋病有数证，小便如粟者，即后世所谓石淋是也。乃膀胱为大热燔灼，尿液结为滓质，犹海水煎熬而成咸碱也。按巢氏云，淋之为病，由肾虚而膀胱热也。肾气通于阴阳，水液下流之道也。膀胱为津液之府，肾虚则小便数，膀胱热则水下涩，数而且涩，淋沥不宣，故谓之淋。"

淋证的临床症状以腰部疼痛、酸楚，小便频急而短少不利或淋沥难通，溺时疼痛为主。姚五达先生主张，淋证治疗宜宣通清利，忌用补法，因气得补而愈胀，血得补而愈湿，热得补而愈盛，湿得补而愈滞。选药应多用甘寒，少佐苦寒。通利之中皆宜淡渗，取其轻清宣泄，利尿而不伤阴。当邪气撤清之后，再行益阴补肾以治本。

姚先生常用治淋经验方：

鲜茅根 31g，茯苓块 25g，盐泽泻 25g，炒白术 6g，大腹皮 9g，益元散 25g，海金沙 18g，金钱草 25g，淡竹叶 12g，盐橘核 9g，台乌药 9g，鸡内金 9g。

姚先生喜用白茅根。《中国药典》言：白茅根甘寒，归肺、胃、膀胱经，功能凉血止血，清热利尿，用于血热吐血、衄血、尿血，热病烦渴，黄疸，水肿，热淋涩痛，急性肾炎水肿。用量干品

9 ～ 30g，鲜品可到 30 ～ 60g。《本草求原》云："白茅根，和上下之阳，清脾胃伏热，生肺津以凉血，为热血妄行上下诸失血之要药。"《医学衷中参西录》云："白茅根必用鲜者，其效方着。春前秋后剖用之味甘，至生苗盛茂时，味即不甘，用之亦有效验，远胜干者。"

茯苓、泽泻、白术渗湿化湿；海金沙、金钱草是清利湿热、通淋止痛、排石消肿的要药；大腹皮下气宽中，行水消肿；橘核、乌药行气止痛通络；鸡内金擅消积滞，此用化石克坚；淡竹叶清心除烦利尿；益元散由滑石、甘草、朱砂组成，六一散由滑石（六分）、甘草（一分）组成，此两种散剂均有具清热利湿、通利九窍、去瘀生新之效，是姚先生常用善用之品。全方清热利湿，通淋排石，使得肾与膀胱水府积湿去除，湿热蕴蒸之患去除，结石排出而获全功，临床效果满意。

病案举例

案例 1

高某，男，41 岁。病历号：67694。1979 年 10 月 22 日初诊。

患输尿管结石 1 年余，曾收住院治疗，结石未排出。现仍小腹阵发胀痛，尿路烧灼感，大便溏。

住院期间曾拍腹部平片显示：小骨盆腔内左侧可见小梅花瓣样不规则致密阴影（相当于左输尿管膀胱入口处）。做静脉肾盂造影显示：在左侧输尿管入口处可见约 1cm×0.7cm 大小结石。

舌质淡红，舌根苔薄黄腻。脉沉数。

辨证：下焦湿热，石淋。

治法：清热利湿，通淋化石。

方药：鲜茅根 31g，茯苓块 25g，盐泽泻 25g，炒白术 6g，大腹皮 9g，益元散 25g，海金沙 18g，金钱草 25g，淡竹叶 12g，盐橘核 9g，台乌药 9g，鸡内金 9g。

二诊：1979 年 11 月 28 日。服上方 10 剂后小腹胀痛好转，尚有尿道灼热感，脉沉数，舌根苔薄黄腻。再以清热渗湿化石之剂，上方加知母、黄柏各 9g。

三诊：1979 年 12 月 18 日。服上方 10 剂后，小腹胀痛已愈，仍有尿道灼热感，今日腰部疼痛明显。脉沉数，舌根苔薄黄腻。治以健脾益肾、清渗化石之剂。

方药：鲜茅根 25g，川续断 9g，盐橘核 9g，台乌药 9g，海金沙 18g，金钱草 25g，鸡内金 9g，茯苓块 25g，盐泽泻 25g，嫩萹蓄 12g，真瞿麦 12g，青竹茹 18g，益元散 25g。

四诊：1980 年 1 月 21 日。患者服上方 20 剂后，在 1 月 19 日下午排尿时腰痛剧烈，左侧小腹疼痛难以忍受，排尿突然中断，尿道口堵塞不能排尿，疼痛加剧。随即大量饮水，做跳跃活动之后，排出不规则黄色结石一块，约 1cm×1.2cm 大小，结石排出之后，腰腹疼痛逐渐消失。复查 X 光腹部平片：膀胱区未见阳性结石影。

此病例采用中药治疗不足 1 个月，即排出结石，解除了患者痛苦。

案例 2

刘某，男，45 岁，部队干部。1978 年 7 月 4 日初诊。

患左侧输尿管结石 2 年余，常有急性下腹绞痛发作，曾在友谊医院住院治疗两个月未效。友谊医院会诊认为，结石嵌在输尿管第三个狭窄部位，结石顶部窄凸尖，底部宽，且呈多棱角形，不能从尿道口排出，以手术为宜。但患者不接受手术治疗，要求出院。出院后来我院中医科治疗。平日仍是腰部及左侧小腹疼痛，小便淋沥不畅，纳食尚可，大便正常。

X光腹部平片显示：左侧输尿管结石。

放射性同位素肾图显示：左侧肾图B段正常（血管段），D段（分泌段）斜率低，C段（排泄段）极度延缓，15分钟未见下降50%，左侧肾图呈梗阻图形。

尿常规检查：红白细胞偶见。

舌质红，舌苔薄白，脉沉数。

辨证：下焦湿热蕴结，酿成石淋。

治法：清热利湿，通淋行气排石。

方药：茯苓块25g，盐泽泻25g，炒白术6g，大腹皮9g，益元散25g，金钱草25g，鸡内金9g，鲜茅根31g，盐橘核9g，台乌药9g，嫩萹蓄12g，真瞿麦12g。

二诊：1978年7月10日。患者服上药时大量饮水，并做跳跃运动，连服5剂后，晚上排尿时，觉尿道下坠、疼痛，还有异物向下窜出的感觉。又大量饮水，跳跃运动之后，排出结石约黄豆大小。结石形状顶部凸尖，底面宽，呈多棱角形，边缘锐利。结石排出后，尿道微感疼痛，余无不适。舌苔薄黄，脉沉数。再以清渗通淋、利气止痛之剂。

方药：大腹皮9g，益元散25g，金钱草25g，鸡内金9g，鲜茅根31g，盐橘核9g，台乌药9g，嫩萹蓄12g，真瞿麦12g，焦栀子6g。

三诊：1978年7月17日。服上方6剂后，尿道疼痛愈，小便通利，但腰酸疼痛。此乃标邪膀胱湿热已去，而本肾虚显露。脉沉数，舌苔薄白。宜用滋阴补肾之剂。

方药：川续断9g，盐橘核9g，台乌药9g，茯苓块12g，枸杞子9g，怀山药9g，盐泽泻12g，杜仲炭12g，益元散12g，炒白术 2g。

四诊：1978 年 7 月 30 日。服上方 10 剂后，腰痛已愈，无其他不适。患者曾去 301 医院复查，拍下腹部平片显示结石消失，肾图也恢复正常。嘱其再服上方 3 剂以巩固之。

随访身体健康，一直正常工作。

案例 3

朱某，男，干部。1975 年 4 月 9 日初诊。

右腹疼痛十余天。

患者于 3 月底感觉右侧腹痛，阵发性加剧，并向下肢放射。放射科腹部平片报告：右侧内输尿管第一狭窄处可见一约 0.5cm×0.5cm 大小不规则的密度阴影。内科门诊以输尿管结石收住院治疗。

一般情况尚好，右中腹部压痛，无反跳痛，肾区叩痛，不发热，不恶心，西医未做特殊治疗，请中医会诊。

因患输尿管结石牵引腰区疼痛，尿检示：蛋白微量，白细胞 20～30 个，红细胞偶见。舌苔薄白，脉沉数。

《巢氏病源》云："诸淋者肾虚膀胱热故也。"病机属湿热内蕴，日久乃致水道失调，砂石形成。治以清化之剂。

方药：杭菊花 9g，佩兰叶 6g，茯苓皮 18g，木猪苓 24g，盐泽泻 24g，炒白术 31g，盐橘核 9g，淡竹叶 12g，六一散 24g，杭菊花 9g。

二诊：连服上方后又拍片报告：结石位置上下改变不大，左右移位较明显。尿检：蛋白极微，白细胞 5～7 个，红细胞 2～3 个。脉弦数。再以清化之剂。

方药：木猪苓 24g，茯苓块 24g，淡泽泻 24g，炒白术 6g，淡竹叶 12g，滑石块 24g，鲜茅根 24g，嫩萹蓄 12g，真瞿麦

12g，金钱草 31g，盐橘核 9g，台乌药 9g，海金沙 12g，仙鹤草 3g，杜仲炭 12g。

三诊：连服上方，尿检正常。今日做静脉肾盂造影报告：两侧肾盂肾盏充盈饱满，显影良好。又拍片可见结石逐渐下移，已位于膀胱口处。脉沉数。再继服前方，加炒知柏各 9g，鸡内金 12g，细木通 9g。

连服上药 6 剂后患者排尿听到有异物排出。1975 年 6 月 16 日又做膀胱区平片报告：左侧输尿管结石已消失。于 6 月 20 日痊愈出院。

此患者共服中药 56 剂，石下痛除出院。痊愈后良好，至今未见复发。

第十四节 消 渴

消渴早在《内经》中就有明确的记载，其名"消瘅"。"消"指消耗津液而见消瘦；"瘅"指内热。"消瘅"就是邪热内炽，消灼津液。现代医学糖尿病，临床表现为多饮、多食、多尿、体重减少，归属于中医的消渴范畴。根据病机、症状和病情发展的阶段不同，有"上消""中消""下消"之分。

姚五达先生认为，本病多由于嗜酒和恣食甘肥，中焦积热，或五志过极，郁而化火，或因纵欲过度，虚火妄动，肾精耗损，阴虚而燥热生，致成本病。阴虚和燥热两者互为因果，消灼肺胃津液及肾的阴精。因为虚、热、毒重点在肾，阴虚及阳，日久往往导致肾阳也虚。因此，治疗应从根本入手——滋阴补肾。

姚先生临床常用经验方：

生熟地黄各 24g，怀山药 12g，润元参 12g，北沙参 12g，潞党参 9g，太子参 9g，川续断 9g，桑寄生 9g，干百合 9g，天花粉 12g，枸杞子 9g，五味子 9g，淡泽泻 9g，粉丹皮 9g，女贞子 9g，麦门冬 9g，干石斛 9g，粉葛根 9g，炙甘草 9g。

加减：潮热低烧，加地骨皮 9g，败龟板 9g，肥知母 9g；头晕头痛，加生决明 24g，杭菊花 9g，佩兰叶 9g；口干渴多饮，加茯苓块 12g，炒白术 9g，射干片 9g；尿多，加益智仁 9g，台乌药 9g，桑螵蛸 9g；失眠多梦，加远志肉 9g，炒枣仁 15g，合欢花 9g；便秘者，加全瓜蒌 24g，肉苁蓉 31g。

病案举例

郭某，女，65 岁。1991 年 3 月 18 日初诊。

高血压、糖尿病史 5 年，一直服用降压、降糖西药控制。近期因情绪而致病情加重，西药作用不明显，遂尝试中药治疗来诊。

头晕不清，口干口渴，心烦多饮，夜寐不安，大便不畅，小便频数。舌苔白厚腻，脉弦数。空腹血糖 240mg/dL，血压 160/100mmHg。

辨证：肝热脾湿，肾阴亏虚。

治则：清肝化湿，益肾养阴。

方药：生决明 24g，杭菊花 12g，佩兰叶 9g，北沙参 12g，生地黄 18g，全瓜蒌 18g，川续断 9g，桑寄生 9g，干百合 9g，天花粉 12g，女贞子 9g，麦门冬 9g，茯苓块 9g，炒白术 9g，干石斛 9g，粉葛根 9g，炙甘草 9g。7 剂。

二诊：1991 年 3 月 26 日。连服 7 剂药后，头晕不清减轻，口干口渴见缓，尚有心烦不舒，睡眠欠佳。空腹血糖 210 mg/dL，血压 150/100mmHg。上方加陈皮 9g，全瓜蒌加量到 24g。7 剂。

三诊：1991 年 4 月 5 日。连服 7 剂药后，头晕消失，口干口渴亦减，心烦大减，睡眠欠佳，大便通畅，小便夜尿次数减少。空腹血糖 170mg/dL，血压 150/100mmHg。再以上方调整，益肾养阴清热。

方药：生地黄 18g，山萸肉 15g，北沙参 12g，太子参 12g，五味子 9g，天花粉 12g，女贞子 9g，麦门冬 9g，玉竹 9g，酒黄芩 9g，干石斛 9g，粉葛根 9g，炒枣仁 15g。7 剂。

四诊：1991 年 4 月 13 日。连服 7 剂药后，各症均有好转，尚有余势。空腹血糖 130mg/dL，血压 150/100mmHg。患者先后服用 30 余剂，血糖接近正常水平，患者很满意。嘱患者继续隔日服用中药 30 天，随时观测血糖变化，注意情绪调节。

后期随访，患者病情稳定，血糖基本得到控制，临床症状消失。

第十五节 痹 证

痹证，也称风寒湿痹，是中医病名。现代医学的多种关节痛疾患，如风湿性关节炎、类风湿关节炎、坐骨神经痛、骨质增生性关节炎等病，出现痹证脉证者可归属此类。

《金匮要略》中言"风湿相搏，骨节烦痛，掣痛不得屈伸"。痹证见四肢肌肉、关节、筋骨等处疼痛、麻木、酸楚、重着、灼热、屈伸不利，甚至关节肿大变形。

《内经》云："风寒湿三气杂至合而为痹，其风气胜者为行痹，寒气胜者为痛痹，湿气胜者为着痹。"痹证的形成，多为坐卧湿地或劳累、淋雨冒寒，风、寒、湿之气乘虚侵入人体，滞于经络之间，使气血不能流通而成。

虽然，痹证由风、寒、湿三邪合而侵入，但由于邪气有偏盛、阴阳有盛衰以及患者的体质强弱等而表现不同。《素问·痹论》中提及"其热者,阳气多,阴气少,病气胜,阳遭阴,故为痹热"。因此,痹证在临床上常分为行痹、痛痹、着痹、热痹等。而久病体虚者,日久肝肾不足,肢体筋脉失养,外邪乘虚而入亦可发痹证。如《济生方·痹》云:"皆因体虚,腠理空疏,受风寒湿气而成痹也。"此外,过食肥甘厚味及发物,致脾失健运,痰浊内生,此亦与痹证的发病有关。

痹有痹阻、不通畅之意。《证因脉治·痹证论》说:"痹者闭也,经络闭塞,麻痹不仁,或攻注作疼,或凝结关节,或重着难移,手足偏废,故名曰痹。"

姚五达先生认为,本病是风、寒、湿三邪侵入人体合而发病,风、寒、湿三邪侵袭,闭阻不通,气血受阻,不通则痛,遂致关节疼痛,重者麻木。因此在治疗上祛风、散寒、除湿应贯穿痹证的整个治疗过程,但又当细查哪一种邪气偏盛,甄别邪气特点,用药也要有相应的侧重。疼痛走窜,多因风邪善行而数变,为"行痹",祛风散之;疼痛凝滞不移,多为寒邪壅滞,为"痛痹",寒者热之;疼痛绵延困重,多为湿邪壅滞,为"着痹",湿者化之。

姚先生治疗痹证主张举一反三,无论何种辨证,祛风都是第一位的,因此,先生善用羌活、茯苓作为治痹基础方。在此基础上针对患者具体临床证候辨证加减。羌活辛、苦、温,入膀胱经与肾经,具有散寒、祛风、除湿、止痛的作用;茯苓甘、淡、平,归心、肺、脾、肾经,具有利水渗湿、健脾宁心的作用。两药合用,一搜风,二利水,互补互益,相须相助,从根本上缓解风湿致病因素,凸显祛风除湿之效。风者善行而数变,宜从上从表散之祛之。因此,姚先生遣用羌活只需 2g,一则量少取其轻清上浮散风之力,二则减少羌活性辛温燥之弊,体现姚先生"轻可投实"思想之妙。临床大量病案证明少量羌活（1.5～3g）配茯苓，较之重用羌活散风、利湿、消肿之功更大。

病案举例

案例 1

王某，女，45 岁。1978 年 10 月 21 日初诊。

腰部及右下肢疼痛 1 年余。曾在宣武医院住院 1 个月，疗效不佳。住院期间曾查血沉 103mm/h，腰穿查脑脊液常规未见异常，拍腰椎片、胸椎片均未见异常，经内科、外科、妇科会诊后仍未明确诊断。虽用西药治疗但病情未减，反而加重。近两周已不能独立行走，患者要求出院。出院后由其子背负来我院中医科治疗。

患者腰腿疼痛剧烈，被动体位，痛苦面容，憔悴无华，右下肢肌肉萎缩，声低息弱，纳差，二便正常。舌质正常，薄白苔，脉沉细。

辨证：风寒湿痹证。因风寒湿邪阻滞气血以致筋骨失养，而见关节疼痛，肌肉萎缩。由于气血亏损而现面无华色，是因病而致虚，非因虚而致病。

治法：祛风除湿，疏通经络气血。

方药：川羌活 2g，茯苓块 9g，穿山龙 6g，苏地龙 9g，桑寄生 9g，川续断 9g，盐橘核 9g，台乌药 9g，生牛膝 9g，宣木瓜 9g，伸筋草 9g，豨莶草 9g，金银藤 25g，千年健 9g，追地风 9g。

二诊：1978 年 10 月 27 日。服上方 4 剂后，腰及右下肢仍疼痛，下肢沉重发胀，屈伸不利，不能行走。脉沉细，舌苔薄白，治同上法，继服上方，加汉防己 6g。

三诊：1978 年 11 月 2 日。服上方 5 剂后，腰痛明显减轻，右下肢痛明显好转，能蹒跚行走，纳眠正常，二便调，舌苔薄白，脉沉细。继服上方，加炙没药 6g，金狗脊 6g。

四诊：1978 年 11 月 15 日。又服上方 10 剂后，腰痛基本痊愈，下肢痛明显好转，能独自行走进入诊室内，但步履仍有些艰难。现自觉右腿发凉，夜间尤剧。脉沉数，舌苔薄白。治当以祛风除湿为主，佐以益气养血扶正之剂。

方药：川羌活 2g，茯苓块 9g，穿山龙 6g，苏地龙 9g，生黄芪 9g，紫丹参 9g，金狗脊 9g，金银藤 25g，千年健 9g，追地风 9g，桑寄生 9g，川续断 9g，盐橘核 9g，台乌药 9g，生牛膝 9g，宣木瓜 9g，伸筋草 9g，豨莶草 9g。

五诊：1978 年 11 月 25 日。又服上方 10 剂后，腰痛基本痊愈，右下肢肌肉较前丰满有力，已能正常行走，尚感夜间右下肢有些发凉，但亦较前为轻。纳眠、二便均如常人。脉沉数，舌苔薄白。继服上方，加丝瓜络 6g。

服 10 剂后，诸症皆愈，现一直正常上班。

案例 2

常某，男，62 岁。1979 年 9 月 12 日初诊。

患坐骨神经痛 3 个月余。右下肢疼痛发凉，活动受限，纳差，腹胀，二便调。舌质正常，舌苔薄黄，脉弦数。

辨证：湿热下注，经络痹阻。

治法：清化湿热，疏通经络气血。

方药：川羌活 2g，茯苓块 9g，川续断 9g，穿山龙 4.5g，蒲公英 18g，青竹茹 18g，金银藤 25g，生牛膝 9g，宣木瓜 6g，盐知柏各 9g，胆草炭 9g，豨莶草 9g，盐橘核 9g，台乌药 9g，益元散 18g。

二诊：1979 年 9 月 18 日。服上方 4 剂后，右下肢发凉已愈，尚有时腿痛,余无不适。脉沉数,舌苔薄白。治同上法,继服上药,加胆草炭 12g,汉防己 9g,杜仲炭 12g。

三诊:1979 年 9 月 25 日。又服上方 5 剂后,症状明显好转,右下肢已不痛,能自由屈伸,可以正常活动,仅自觉下蹲站起时还有些疼痛,纳眠、二便均正常。脉沉数,舌苔薄白。继服上药,加炙没药 9g,西黄丸 3g(分吞)。

四诊:1979 年 10 月 4 日。又服上方 7 剂后,右下肢功能已恢复正常,下蹲、站起时已不疼痛,余无不适。脉沉数,舌苔薄白。再服上方 5 剂,进一步巩固疗效。

经随访未见病情复发,现一直正常工作。

案例 3

吕某,女,35 岁,已婚。1979 年 3 月 3 日初诊。

行人工流产术后二月余,因受寒导致腰腿疼痛,全身关节疼痛,足心有冒凉气的感觉,面色萎黄,语音低微无力,月经正常。舌质淡红,舌苔薄白,脉沉数。

辨证:此病例,人工流产术后关节作痛,亦属于中医痹证的范围,多因人流术后气血两虚,荣卫失和,腠理不固,复受风邪侵袭所致。风为百病之长,遇寒合为风寒,遇湿合为风湿,风寒湿邪痹阻经络,以致气血不能畅达,发为关节作痛,本病即为正虚而邪实之证。

治法:疏风通络,益气养血。

方药:川羌活 4.5g,茯苓块 9g,桑寄生 9g,川续断 9g,杭白芍 9g,全当归 9g,盐橘核 9g,台乌药 9g,生牛膝 9g,杜仲炭 9g,穿山龙 4.5g,宣木瓜 6g,豨莶草 9g,生黄芪 9g。

二诊:1979 年 3 月 15 日。患者连服上方 10 剂,腰腿痛好转,足心冒凉气减轻,余症尚可。脉沉数,舌苔薄白。上方继服 6 剂。

三诊：1979 年 3 月 21 日。继服上方 6 剂后，腰腿痛及全身关节痛明显好转，但每逢阴雨天、受寒后关节作痛有所加重，足心还有些发凉，余无不适。脉弦数，舌苔薄白。

方药：生黄芪 9g，杭白芍 9g，全当归 9g，黑芥穗 9g，川续断 9g，杜仲炭 9g，盐橘核 9g，台乌药 9g，千年健 9g，追地风 9g，生牛膝 9g，茯苓块 9g，穿山龙 4.5g。

四诊：1979 年 3 月 29 日。又服上方 6 剂后，腰腿痛及全身关节痛已愈，患者自觉全身关节轻松舒适，足心发凉已愈，其他无不适。脉沉数，舌苔薄白。再以上法治疗，进一步巩固疗效。

患者服上方 10 剂后，按照服两剂停一天方法连续服用 20 天诸症已愈。后随访一直正常工作。

案例 4

任某，女，42 岁。1977 年 2 月 8 日初诊。

全身关节疼痛伴有低烧数年。

全身关节疼痛，伴有低热，经其他治疗效果不佳来诊。望之手指关节肿胀，颜面色素沉着，舌苔薄白，脉弦数有力。查尿常规正常，胸透正常，血沉 40mm/h，抗"O"1∶1600，类风湿因子阳性。

辨证：感受风寒湿气，郁久化热，滞于经络关节中，而致热痹。

治法：清热化湿，通络止痛。

方药：川羌活 2g，茯苓块 9g，金银藤花各 24g，生石膏 12g，鲜茅根 18g，全瓜蒌 18g，青竹茹 18g，酒黄芩 9g，杏仁泥 9g，炙杷叶 12g，益元散 24g。6 剂。

二诊：服药后关节疼痛减轻，仍伴有低烧，舌苔薄白，脉沉数。查血沉 40mm/h，抗"O"1∶800。再以前方加减。

方药：川羌活 2g，茯苓块 9g，酒黄芩 9g，青竹茹 18g，生石膏 12g，蒲公英 24g，地骨皮 9g，鲜茅根 18g，全瓜蒌 18g，象贝母 6g，金银藤 24g，银柴胡 3g，益元散 18g。5 剂。

三诊：受风后并发鼻炎，时有咳嗽，脉浮数。治宜前方少佐辛凉清透之剂。

方药：生海蛤 18g，辛夷花 8g，川羌活 2g，茯苓块 9g，生石膏 12g，杭菊花 9g，青竹茹 18g，苍耳子 6g，金银藤 24g，鲜茅根 18g，玄参 9g，生牛膝 9g，蒲公英 12g，大青叶 18g，益元散 18g。5 剂。

四诊：服药后低烧逐渐消退，关节疼痛自觉好转，复查血沉 17mm/h，抗"O" 1∶200，类风湿因子转阴，舌苔薄白，脉沉缓。此为正复邪退，再以辛凉轻透之剂调理善后。

方药：川羌活 2g，茯苓块 9g，桑寄生 12g，黑玄参 9g，杭菊花 9g，青竹茹 12g，蒲公英 31g，金银花 15g，生海蛤 12g，辛夷花 6g，苍耳子 6g，鲜茅根 12g，大青叶 12g，生牛膝 9g，益元散 12g。

患者服上方 50 剂即痊愈。

按：姚五达先生治疗痹证的用药特点：①热痹方中选用生石膏，意在去除阳明经实热以除热邪之源。②善用金银藤。时珍云："一切风湿气，及诸肿毒，痈疽疥癣，杨梅诸恶疮，散热解毒。"金银藤最大用量到 24g，以除风湿气，藤可达肢，更能助羌活、茯苓清经络之湿热，疏经络之郁滞。

第十六节　痿　证

《素问·痿论》系统地论述了痿躄的病因病机及治则，提出"肺热叶焦……则生痿躄""思想无穷，所愿不得，意淫于外，入房太甚，宗筋弛纵，发为筋痿，及为白淫""阳明虚则宗筋纵"等精辟见解，确立"治痿独取阳明"的基本原则。

痿证虽多发于肢体，确属整体性的脏器亏损所致，心肺、脾胃、肝肾皆可参与病机。肺热叶焦，津液不布；思想无穷，心血亏耗；入房太甚，肝肾亏乏；脾胃失健，生化不及。诸如此类，皆致筋骨肌肉不得濡养，宗筋失调而弛纵，无力束骨而利关节，致成痿废之疾。

姚五达先生认为，痿证本虚标实者居多。本虚为属肝肾两亏，标实多责湿热。《素问·生气通天论》云："湿热不攘，大筋软短，小筋弛长，软短为拘，弛长为痿。"湿热之成，或由脏腑功能失调而气化不及，或由过食酒醪甘肥黏腻不化。湿热重浊，最害阳气。《素问·生气通天论》云："阳气者，精则养神，柔则养筋。"湿热下注，阻滞气机，阳郁不达，筋脉失于温煦，而弛长不用，发为痿躄。故临证可见此类患者肢体发凉或厥寒。姚先生主张，不可只因肢冷而认作虚寒，恣施辛温燥热，助邪热而伤真阴，使病机逆转，加重病情。治当遵叶氏以苦辛寒治湿热的遗训，祛湿邪，通阳气，行津液，使筋脉得受气煦血濡，自获振痿起废之功。

姚先生常用经验方：

炒栀子10g，净连翘10g，生熟地黄各18g，山萸肉10g，酒川芎10g，赤白芍各10g，茯苓块10g，焦白术10g，生黄芪30g，全当归10g，苏地龙10g，生牛膝12g，金银藤25g，生甘草6g。

姚先生用炒栀子作为君药，直中痿证之要害，取其泻三焦之火，清胃脘之血，使邪易伏而病易退。

对于栀子古籍多有论述。《本经》云："主五内邪气，胃中热气。"朱震亨云："泻三焦火，清胃脘血，治热厥心痛，解热郁，行结气。"《本草衍义》云:"栀子虽寒无毒,治胃中热气,既亡血、亡津液,腑脏无润养,内生虚热,非此物不可去。"《内经》云:"治痿独取阳明。"说明清除胃热则三焦湿热则可自清。连翘作为臣药,甘、寒,平,有小毒,归肺、心、小肠经。《药性论》云:"主通利五淋,小便不通,除心家客热。"两药相合,清泄三焦之火,火热之邪从小肠排出,首先解决湿热下注的内因。

另,生熟地黄配山萸肉补益肝肾以固本,川芎配赤白芍活血化瘀荣筋,茯苓配焦白术和胃健脾化湿,生芪配当归益气补血生新,地龙行气通络化瘀,牛膝强腰温煦肾阳,金银藤清热化湿通达肢端,共奏祛湿邪、通阳气、行津液、振痿起废之效。

病案举例

姚某,男,48 岁,干部。住院号:208072。

患者长期情怀不舒,借酒浇愁,每日豪饮白酒半斤之多。1984 年 3 月以来,渐感双下肢发凉、麻木,痿软无力,步态不稳。屡经治疗,效果不显著。1986 年 1 月 13 日收住我院中医科病房,西医诊断为末梢神经炎。

患者形体消瘦,双下肢肌肉瘦削痿软,肌张力明显降低,步履蹒跚,行动需人扶持。伴有头晕、纳呆、心悸、健忘、二目昏花、视物成双、小便频数及轻度尿失禁等症。舌红,苔黄微腻,脉弦数。血压 150/100mmHg。

辨证:年逾不惑,阴气自半,肝肾真阴已亏,复因劳心伤志,更伤脏腑之气,加之积年嗜酒,损害中运,胃肠酝酿湿热,湿热久稽,阻滞气机,困遏脾胃健运,耗伤肝肾之阴。阳气不通,津液不行,筋骨肌肉皆失温煦濡养,宗筋弛纵,直至几乎痿废。

治法:缘病属本虚标实,迁延日久,单施攻补,皆非所宜,故拟补肝肾、健中运、去湿热、行气血诸法并施，标本兼顾。

方药：炒栀子 10g，净连翘 10g，范志曲 10g，焦谷稻芽各 18g，生黄芪 30g，全当归 10g，茯苓块 10g，焦白术 10g，川芎 6g，赤白芍各 10g，生熟地黄各 18g，山萸肉 10g，苏地龙 10g，金银藤 25g。水煎二次分服，每日 1 剂。

另用石斛夜光丸、健步虎潜丸各 1 丸，每日 2 次吞服。

上方连续服用 22 剂，下肢渐觉温热，肌张力明显增强，已可随意走动。头晕、心悸、复视、小便失禁等症状基本消失。血压 130/90mmHg，舌红苔黄，脉弦细数。惟感小腿仍然麻木，活动后可以缓解，虑为血络瘀滞所致。于原方酌加牛膝、千年健、红花、追地风、木瓜、穿山龙、羌活等品，继续服用月余，双下肢肌肉丰满，麻木感减轻，肌张力正常，可以连续步行五站路而不需要休息。血压稳定于 130/90mmHg，临床治愈，于 1986 年 7 月 14 日出院。出院后随访无反复。

第十七节　结核病

结核病是一种具有传染性的慢性虚弱性疾病。可发生在肺、肾、骨等各器官或部位，属于中医"痨瘵"范畴。

《内经》言："精气夺则虚。凡营虚卫虚，上损下损，不外精与气而已。精气内夺，则积虚成损，积损成劳，甚而为瘵，乃精与气虚惫之极也。"说明痨瘵精气血损伤虚极的致病过程。

《慎柔五书》言："肺结核热，瘦损，有虫在肺，令人咳逆气喘。""痨瘵家肺中有虫也"的认识对治疗起到至关重要的作用。姚五达先生认为，抓住精气血损伤虚极和"肺中有虫"的病机，祛邪以扶正，治疗就抓住了根本。

一、肺结核

姚先生自拟"结核四味汤"，临床实践证明，是治疗肺结核简、便、验、廉的奇方。药由白及、贯众、百部、夏枯草组成，加减运用于临床，效果颇著。

白及，性涩以收，色白而得秋合之，令入肺止咯血。有去腐生肌之力，肺损者能使生之，且能去败血死肌。

贯众，软坚而破癥瘕，去瘀而能生新，尤能解脏腑中邪热之毒，与白及相伍相得益彰。

百部，善杀诸虫。"痨瘵家肺中有虫也。"且可润肺温肺，治疗寒咳、暴咳、久咳，其效卓著。

夏枯草，解内热以行清肃之令，散结气以疗胶固之痰。为治瘰疬鼠疮之要药。

四味配伍，具活血、软坚、散结、杀虫、解毒、清理内热及去腐生肌之功。

"结核四味汤"君臣佐使的配伍，则根据病变"轮流执政"。如以咯血为主症，时有红白相杂形似烂肉状之物，则以白及为君，贯众为臣，百部为佐，夏枯草为使；如热毒内蕴，聚血气成结核，则贯众为君，夏枯草为臣，白及为佐，百部为使；如以咳为主，久日不愈，阵阵胸痛，则百部为君，白及为臣，夏枯草为佐，贯众为使；如痨瘵迁延时日，又伴见瘰疬，则以夏枯草为君，百部为臣，贯众为佐，白及为使。

姚先生主张，临床加减用药力求一击即中。肺为娇脏，忌燥、滞、寒、腻。燥过伤阴，滞过壅气，寒过逼阳，腻过恋邪。若加减杂投，势必顾此失彼，妄招事端。当紧守病本，标本兼顾，药少力专。

若潮热久久不退，日晡尤甚者，加地骨皮、龟板、生鳖甲、银柴胡，既可滋阴又可退烧。结核病发热不同一般，非血肉之品难以奏效。

若热邪内炽，灼伤肺络，咯血盗汗者，加鲜茅根、鲜芦根、浮小麦，既可清热凉血化瘀，且味甘入脾可补益，而汁多能滋阴。

若倦怠纳呆，面黄肌瘦，加炒山楂、生熟麦芽、神曲。山楂皮红入血，散结化瘀，质黄入脾，以助饮食，味酸柔肝，以制木旺，与生熟麦芽、神曲配伍，可培土生金，以安抚五脏六腑，否则金反侮母，病必不除。

肺脉密如蛛网，如气机不畅，胸闷窜痛，非橘络不能为功，其理乃中医取象比类，实践证明临床效果不谬。

姚先生认为，结核病可用补法，如用则遣黄精为宜。黄精其性平和，补而不燥，且滋润，不但补气，也能补血，调和五脏，延年益寿。一物多能，理当宜用。

凡结核者，所为气血瘀滞凝结，郁结生热，热灼伤脉络，迫血妄行，可大出血。此为肺结核空洞形成的过程，治疗宜清热解毒润肺。

针对性的方药：夏枯草 31g，白及 6g，百部 10g，蒲公英 18g。夏枯草清热而散结；白及润肺而止血，去瘀而生新；百部润肺而止咳；蒲公英清热解毒而不伤正，具有抑菌的作用。本方重用夏枯草和蒲公英，临床效果较好。如痰中有结核菌者可加贯众。贯众可清热散瘀，解毒而杀虫，既能起到解毒作用，又能作为预防传染之药。

病案举例

石某，女，47 岁，北京市建筑设计院职工。

应邀外出会诊途中偶遇，患者求治。

患者病史已达 10 年，先后于多家医院中西医治疗不见好转。近半年来病情加剧。咳嗽，咯血，口苦，咽干，手足心热，潮热盗汗，纳呆，倦怠，时有心急如焚。且因服异烟肼与注射链霉素，致使脑晕。透视诊为空洞性肺结核。因病床紧张，已在家全休 3 个月。诊得颜面潮红，舌质深红无苔，脉浮细数无力。证系阴液亏损，内火炽盛，伤脉动血，法拟养阴降火，凉血解毒。

方用"结核四味汤"加味图治。

方药：白及 15g，百部 10g，夏枯草 15g，贯众 10g，鲜芦根 30g，白茅根 30g，浮小麦 30g，焦山楂 30g，焦枣 5 枚为引。9 剂。每剂两煎合一，日分 3 次温服，每次约 250mL。

二诊：服上药后，诸症均减。咯血已止，纳食不香，脑晕耳鸣如故，舌质红苔薄，脉微弦数。因久病伤脾，内火引动肝风上扰，一时难效。故于上方减芦根、茅根，加鸡内金 10g，菊花 10g。

4 个月后随访，其言按原方已服 30 剂，诸症悉除，透视显示病灶基本钙化，已上全日班。嘱其停服汤剂，改服养阴滋肺丸 1 个月，早晚各 1 丸，淡盐水送服。8 年后相遇，身体健壮，旧病未复发。

姚先生治疗肺结核有如下特点：

（1）"结核四味汤"及其加减用药不搜古寻奇，更不纳昂贵难觅之品，具备贱、便、验和一方多能的特点，药味不多，价值无几，但疗效又比较显著，取材也不困难，对农村城市都非常适宜。只要加减得当，有较好的疗效。

（2）虽说参、术、硝、黄并能起死，芩、连、姜、附尽可回生，但在慢性病辨证正确的前提下选择用药至为重要。慢性病的治疗难取速效，应守方久治。试图遣药过峻，长期服用大剂量汤液，必伤脾胃，故用药当以柔润之品为上，缓缓图之，收效方能稳固。

（3）治疗肺结核，不是林黛玉服药非人参不喝，而是处处以调理脾胃为主，罕施补法，以避免凝滞中州，阻培土生金之道。

二、肾结核

现代医学认为，结核杆菌感染，可造成肺、肾等器官组织破坏。中医认为，肾结核病机也不外乎痨虫经血脉侵及肾脏，耗伤气阴所致，以尿频、尿急、尿痛、尿血、颧红、潮热、盗汗为主要表现。

《金匮要略》指出："夫五劳者，劳伤五脏，乃虚损之源。而六极七伤，又虚损之流极，劳瘵之深根也。"所述肾痨根本在于虚极。

《诸病源候论·虚劳病诸候》云："肾劳者，背难以俯仰，小便不利，色赤黄而有余沥，茎内痛，阴湿，囊生疮，小腹满急。"肾脏亏虚为本，气血瘀滞凝结，久则化热生火，灼伤络脉，易迫血妄行为标。临床辨证可分为湿热蕴结、气阴亏虚、脾肾阳虚等诸多类型。

姚五达先生主张，肾为水脏，为先天之本。肾结核要抓住痨虫、湿热、阴虚三个重要环节。治疗则宜化湿清热、杀虫化瘀、益气滋阴为主。

湿热下注，积热流注成核。气血凝结化热为火，灼伤肾中络脉，而出现血尿。治以清化之剂，从清热利湿入手，消杀痨虫，兼活血化瘀。仍然可以采用"结核四味汤"中夏枯草、贯众炭，作用于肾与下焦，清热散结，化瘀生新。

病案举例

王某，男，42 岁，辽宁建机修造厂家属。

患者于 1976 年 11 月间发现右侧腰痛，伴有尿频、尿急、尿痛症状，于 1977 年 3 月 21 日经朝阳医院确诊为"右肾结核合并感染"，3 月 24 日来我科门诊治疗。

腰痛，伴有大量尿血之症，右侧腰区疼痛尤剧。望其颜面发白，舌质红赤，舌苔微黄，诊脉沉数有力。尿检：蛋白微量，白细胞满视野，红细胞 4 ～ 5 个。

肾不藏精，湿热毒邪乘虚而入，日久肾脏被损。治以养阴益肾，清化湿热。

方药：青竹茹 18g，川续断 9g，台乌药 9g，炒白术 3g，金银藤 31g，杜仲炭 12g，茯苓块 12g，木猪苓 12g，盐知柏各 9g，盐橘核 12g，盐泽泻 12g，嫩蚤休 12g，嫩白薇 12g，净连翘 24g，大枣 6 枚，西黄丸 3g（分吞）。4 剂。

二诊：服药 4 剂，腰区仍然疼痛，尿频症状未见改善。舌苔薄黄，脉沉数。今日查尿结果：蛋白微量；红、白细胞各 1/2 视野。再以前方加减。

方药：青竹茹 18g，杜仲炭 12g，炒白术 4.5g，盐知柏各 9g，台乌药 9g，夏枯草 15g，胆草炭 12g，茯苓块 9g，嫩蚤休 12g，川续断 12g，盐泽泻 12g，鲜茅根 24g，土茯苓 18g，大枣 6 枚，西黄丸 3g（分吞）。5 剂。

三诊：服药 9 剂，腰区仍痛，四肢乏力，午后两腿作胀，仍尿频尿急。舌苔薄白，脉沉数。今日查尿结果：蛋白微量；白细胞 1/2 视野，红细胞 2 ～ 3 个。继服前方，加血余炭 9g，夏枯草 31g。

四诊：服药后腰痛减轻，四肢乏力，午后两腿作胀，仍尿频尿急。舌苔薄黄，脉沉数。今日查尿结果：蛋白微量；白细胞 1/3 视野，红细胞 3 ～ 5 个。再以前方，土茯苓 31g，鲜茅根 31g，蚤休 18g。继服 5 剂。

五诊：服药后虽见好转，尚未恢复正常。今查尿结果：蛋白（＋），白细胞 1/3 视野，红细胞少量。舌苔薄白，脉沉细。再以补益清渗之剂。

方药：胆草炭 12g，台乌药 9g，净连翘 24g，杜仲炭 12g，盐知柏各 9g，大枣 6 枚，川续断 12g，青竹茹 18g，炒白术 4.5g，土茯苓 45g，嫩蚤休 24g，血余炭 12g，生黄芪 12g。5 剂。

六诊：服药后症虽减轻，但未恢复正常。脉弦数。患者因妻外出不能继续门诊治疗，以丸药一料服用。

方药：贯众炭 93g，嫩蚤休 31g，炒白术 24g，川续断 31g，土茯苓 108g，台乌药 31g，青竹茹 18g，血余炭 31g，生黄芪 62g，胆草炭 31g。上药共研细末，炼蜜为丸，每丸重 9g，早晚各 1 丸。

七诊：服丸药 4 个月余，腰痛、尿频、尿急症状大为减轻。今日化验尿常规：蛋白阴性，白细胞 1 ～ 2 个，上皮细胞少许。问患者，服丸药两个月后曾在六建营口汽车配件厂所在 212 医院检查尿常规，两次均正常。但其腰时有疼痛，时有尿频之症，且未完全恢复正常。舌苔薄白，脉沉数。再投 5 剂巩固疗效。

经随访，患者共服药 24 剂，丸药 1 料，治疗 5 个月余后症状消失。

三、腰椎结核

腰椎结核与肾结核基本病机相似，均为肾气虚弱为本，痨虫伤及腰椎，日久瘀滞形成结核，故治疗宜补肾强肝，清热消虫，通经活络。

姚五达先生对腰椎结核治疗不同于肺、肾结核,主张采用"清扶"之法。《内经》言肾主骨、生髓、通于脑,椎骨损伤较肾损伤深而重,并且处在将对骨髓和脑损伤的关键位置。此时以攻邪为主恐将引邪深入,因此,采用扶正为主,兼以清化之法为宜。故方中用桑寄生、川续断、枸杞子之药,清中有补,补而不腻,配以夏枯草、金银藤、胆草炭等清热化湿消虫,扶中有清,扶清相合,加少许辛散活络化瘀之品,疗效较为满意。

病案举例

郑某,男,55岁,北京建工局干部。1973年10月22日初诊。

患者于1973年初感觉腰骶部位疼痛,以骶髂关节炎治疗半年。9月21日经友谊医院拍片确诊为"二、三腰椎结核",10月22日又经我院内科拍片诊为"二、三、四腰椎结核又合并脓疡"。患者疼痛剧烈时有抽筋,长期卧床,下肢不能动转,生活不能自理。

患者自10月22日起服中药共160剂,至1977年1月6日,症状明显好转,恢复行走和自理,拍片复查"脓疡"消退。

主要方药:桑寄生12g,川续断12g,枸杞子9g,金狗脊9g,盐知柏各9g,茯苓块9g,盐橘核9g,台乌药9g,川羌活2g,胆草炭12g,金银藤31g,双钩藤9g,生牛膝9g,生木瓜6g,夏枯草24g,蜈蚣3条。

方解:桑寄生味苦性平,专入肝肾,为补益肝肾要药,还可祛风湿,强筋骨;川续断微香气和,沉降入血,补肝肾,续筋骨。两药相配,补养冲任。枸杞子、金狗脊滋补肝肾,强腰健脊,共同实现扶正强肾之功。盐知柏、茯苓块清下焦湿热;盐橘核、台乌药行气通络;配小量川羌活散风祛湿化瘀;金银藤清化经络伏邪；胆草炭入肾平肝以舒筋，兼化冲任二经之余热；双钩藤有散风止痛之效；牛膝、宣木瓜引药下行可至腰系；重用夏枯草以清化结核之湿热，且有软坚消肿之功；蜈蚣通十二经络之瘀滞。全方扶正未用参、芪，而补肝肾、强筋骨，攻邪巧用蜈蚣通经，夏枯草消痨化结核，共奏"清扶"之效。

第十八节　瘿　瘤

瘿瘤，亦称瘿病。古籍论述瘿瘤首见于《诸病源候论·瘿候》，其谓："瘿者由忧恚气结所生，亦曰饮沙水，沙随气入于脉，搏颈下而成之。"《杂病源流犀烛·瘿瘤》云："瘿瘤者，气血凝滞，年数深远，渐长渐大之症。何谓瘿，其皮宽，有似樱桃，故名瘿，亦名瘿气，又名影袋。"《外科正宗·瘿瘤论》谓："夫人生瘿瘤之症，非阴阳正气结肿，乃五脏瘀血、浊气、痰滞而成。"

总之，瘿瘤多外因六邪，荣卫气血凝郁；内因七情，忧恚怒气，湿痰瘀滞。"瘿瘤之成，气郁血凝，痰湿留滞，毒火为殃，小者为瘤，大者为瘿，质硬为瘤，质软为瘿，血凝为瘤，气滞为瘿。"山岚水气而成之瘿瘤，与今之体内碘质缺少的地方性甲状腺肿其因暗合。

今外科遇此瘿瘤，多以手术摘除为快，但世人多惧之。

姚五达先生遇瘿瘤之症则以解毒消瘤汤消而散之。曾有数位患者颈部肿物大如鸡卵，质地较硬，顶小而根大，服药月余，徐徐图之，以使之尽消然。此功虽慢，但世人易受之，其效亦为满意。

解毒消瘤汤组成：蒲公英31g，土茯苓18g，嫩蚤休18g，净连翘 18g，大青叶 18g，板蓝根 9g，生海蛤 18g，生龙牡各 18g，瓜蒌皮 18g，夏枯草 24g，白茅根 18g，川贝母 9g。

方解：方中以蒲公英、土茯苓、嫩蚤休、净连翘为君，显其清热解毒之力，不唯治痈肿疮疖而甚效，且其消肿散结之力胜过它药。土茯苓甘淡性平，入络搜剔湿热蕴毒；嫩蚤休味苦性微寒，苦能燥诸经之湿，寒能清久蕴之热；土茯苓、蚤休二物色红入血，合而用之，专清血中热毒。与蒲公英、净连翘同用为君，配合大青叶、板蓝根、夏枯草共同解毒清热，消肿散结之功可倍增；龙牡、海蛤益阴潜阳，可防山岚水气之患，配合瓜蒌、贝母，利肺化痰，气机得畅；白茅根活血凉血而利尿，血道得通。诸药配合，可使气消对路，血散顺经，故能奏瘿消瘤散之功。

病案举例

案例 1

郑某，男，36 岁，教师，病历号：32321。1982 年 10 月 26 日初诊。

因左颈部肿痛 3 天，在我院外科就诊。经查：左侧甲状腺肿大，可触到直径 2cm 大小的肿物，表面光滑，可随吞咽上下移动，触痛（＋），肿物质中等。印象：左侧甲状腺腺瘤，左侧甲状腺炎。为进一步确定肿物性质，到某医院预约扫描检查。因曾相识，适遇庭间，闲谈之际，询其中医治法。当即视其颈部肿物，大小如杏，自觉咽部不适，疼痛时作，已三天矣。脉沉数，微带弦象，舌苔薄白如常。

辨证：此热毒凝聚流注项下，瘿瘤是也。

治法：解毒消瘿，佐以疏肝化痰。

方药：蒲公英 31g，大青叶 18g，板蓝根 9g，嫩蚤休 18g，瓜蒌皮 18g，夏枯草 24g，白茅根 18g，净连翘 18g，川贝母 9g，土茯苓 18g，生龙牡各 18g。5 剂。

二诊：1982 年 11 月 1 日。自谓到某医院扫描预约时间再一周以后。此间试服前方后，感心下稍快，颈部肿物亦较前变软，咽部不适之感已趋消失。再以前方，蒲公英加至 45g，净连翘加至 24g，土茯苓加至 24g。5 剂。

据某医院 1982 年 11 月 8 日扫描报告：甲状腺正常态，右叶正常，左叶结节功能较差，为腺结节。印象：左叶腺瘤合并出血。

三诊：1982 年 11 月 19 日。药后再诊，肿物已消之大半，上方嫩蚤休加至 24g，土茯苓加至 31g，继服 5 剂。

患者前后共服 15 剂，诸症悉除。

案例 2

车某，女，26 岁，干事。病历号：54069。1983 年 3 月 8 日初诊。

患者自觉颈部不适、粗大已三四个月，起初不以为然，近 1 周来似有加重，觉颈部疼痛，扪之有一肿物。旋即来我院外科就诊，经查：左侧颈部肿物约 3cm×4cm，压痛（+），可活动，与皮肤无粘连，质中等，可随吞咽运动而活动。诊为左甲状腺瘤炎性变，收入院手术治疗。

患者闻此情况惧怕，未办理入院手续，归与亲朋商议，谓："外科住院，莫不以手术为最，不若先求中医服药治疗，消之甚好，如若不消，再图以外科手术未必迟也。"

3 月 17 日，内科检查结果：肝功、血常规、心电图，皆在正常范围，唯尿常规检查白细胞 15 ～ 20 个 / 视野。

视其左侧颈部肿物，大小如杏，按压时有疼痛，并伴有心慌，易动怒。舌苔薄白，脉弦数。

辨证：热毒流注项下，发为瘰瘤。

治法：解毒消瘤，疏肝消痰。

方药：生海蛤 18g，生牡蛎 25g，杭菊花 9g，嫩蚤休 18g，瓜蒌皮 18g，土茯苓 18g，夏枯草 24g，干茅根 18g，川贝母 9g，香橼片 9g，大青叶 18g，远志肉 9g。4 剂。

二诊：1983 年 3 月 21 日。颈部疼痛已减，仍有心慌，再以上方去大青叶，加蒲公英 31g，净连翘 18g，继服 5 剂。

三诊：1983 年 3 月 25 日。肿物日渐势消，诸药略有增损，服 10 剂。

四诊：1983 年 4 月 7 日。肿物已基本消失，为巩固疗效，前方继服 5 剂。

半年后因它病来诊，谓之肿物亦未复发。

第十九节　癌　症

在中医古籍中早有癌症的记载，《仁斋直指方》云："癌疮如眼，上高下深，颗颗累重，裂如瞽眼，其中带青，头上各露一舌，毒孔透里者是也。"描述的是癌的特点，故名称多为岩、乳岩、癥瘕、瘤等。《医宗必读》云："积之成也，正气不足，而后邪气踞之。"《景岳全书》云："凡脾胃不足及虚弱失调之人，皆有积聚之病。"古代医家认为，正气不足是癌症发生发展的主要病因。

姚五达先生认为，癌症以七情内伤致病者较多，热毒内蕴，蕴久成患。治疗先期应以清热解毒祛邪为主，后期扶正，补养肝肾气血。治疗全程都应照顾脾胃，根据证候变化随症加减。

姚先生清热解毒祛邪基础方：夏枯草 18g，土茯苓 31g，蚤休 15g，蒲公英 31g，金银花 24g，鲜茅根 18g，六一散 24g。

方解：夏枯草味辛、苦，性寒，归肝、胆经，功能清火明目，散结消肿。用于瘰疬瘿瘤、乳痈肿痛等；土茯苓味甘、淡，性平，入胃、肝经，功能利湿解毒，临床可治梅毒、湿热疮毒、痈肿、丹毒、瘰疬等；蚤休味苦，性微寒，有小毒，归肝经，具有清热解毒、平喘止咳、息风定惊的功效，主治痈肿、疔疮、瘰疬等。这三味药都可以清热解毒，治疗癌症有形之病邪。蒲公英、金银花、鲜茅根是最常用而又安全的清热解毒之品；六一散清利湿热，通利二便，给邪以出路。

姚先生主张癌症虽然在多器官、多部位发生，但中医治疗着眼于清热解毒基础上的随症加减：子宫颈癌，加生牛膝 9g，贯众炭 9g；食道癌，加板蓝根 12g，大青叶 18g，旋覆花 9g，代赭石 9g，青竹茹 24g；鼻咽癌，加木笔花 9g，杭菊花 9g；胃癌，加炒枳壳 9g，鸡内金 9g；肝癌，加生郁金 9g，醋柴胡 9g；肺癌，加全瓜蒌 24g，鲜芦根 18g，忍冬花 24g；乳腺癌，加丝瓜络 9g，橘叶 9g，胆草炭 9g。

病案举例

案例 1

解某，女，62 岁。1989 年 2 月 8 日初诊。

诊断为小细胞性肺癌病史半年，经手术、放化疗治疗 3 个月，西医建议用中药调理。

全身无力，偶有低热，伴干咳，痰多难咯，头晕不清，不思饮食，大便干燥，小便黄少，夜寐难眠，面色灰暗，眼睑肿胀，舌苔白，脉沉弦有力。

辨证：湿热内蕴，木火刑金。

治法：清热逐湿，化痰通络。

方药：生决明 18g，珍珠母 15g，杭菊花 9g，双钩藤 9g，金银花 15g，紫草 9g，青黛 3g，寒水石 12g，全瓜蒌 18g，天竺黄 9g，炒山楂 9g，杏仁泥 9g，炙杷叶 12g，嫩橘络 9g，川贝母 6g，浙贝母 9g，干芦根 9g，生牛膝 15g，酒川芎 9g。7 剂。

二诊：1989 年 2 月 16 日。服药 7 剂后，精神明显好转，头晕乏力均减，低热消失，痰易咳出，食量稍增，大便通，小便微黄，夜寐欠佳。舌苔白，舌质淡，脉沉数。湿热清利大半，再在前方基础上扶正调理。

方药：太子参 9g，北沙参 9g，麦门冬 9g，五味子 9g，金银花 15g，干百合 9g，远志肉 18g，川贝母 9g，浙贝母 15g，嫩橘络 9g，炙杷叶 12g，杏仁泥 9g，全瓜蒌 15g，生黄芪 15g，生甘草 6g。7 剂。

三诊：1989 年 2 月 23 日。患者服上方，感觉各症均有好转，上方隔日服用 30 剂（60 天）。

电话随访，患者效果满意。

案例 2

孙某，女，33 岁。1990 年 5 月 16 日初诊。

诊断为鼻咽癌，手术、放化疗后两年，正值全面恢复期，患者一般情况尚好，要求中药调理备孕。腰区酸痛，月经来潮规律，但经量少，偶有血块。饮食欠佳。舌苔白，脉沉细。

辨证：气血失和，脾肾不足。

治法：补气养血，健脾固肾。

方药：生黄芪 15g，太子参 15g，炒白术 9g，云茯苓 9g，炙甘草 9g，焦三仙各 9g，鸡内金 9g，淫羊藿 9g，肉苁蓉 15g，女贞子 9g，覆盆子 9g，干石斛 9g，川续断 12g，桑寄生 9g，枸杞子 6g, 盐杜仲 9g, 阿胶 9g（烊化）。7 剂。

二诊: 1990 年 5 月 25 日。连服上药 7 剂，感觉腰区酸痛减轻，其他无不适。再以上方加紫河车 5g, 继服 10 剂。

患者以上方为基本方，先后服用 70 剂后正常妊娠。

第二十节 血卟啉病

血卟啉病是一种因人体卟啉代谢紊乱所致的疾病，类似于中医学的"真心痛""肝胃气痛"。辨证以肝、脾、肾三经为主，下述病例病机为脾土侮木，木生心火，肝心火旺，风火相扇而致腹部疼痛，四肢抽掣，治疗宜疏达气机，调和肝胃，平肝利湿，祛邪扶正，故奏全效。

病案举例

赵某，男，北京安装公司干部。

患者于 1977 年 3 月 30 日下午突然腹部绞痛，全身震颤，坐卧不安，达两小时，急送北京医院，经用阿托品等药物效果不明显。第二天上午出现发热，体温 39.8℃, 四肢疼痛，经北京医院确诊为血卟啉病。

起病已有半月，今日来我院就诊，查体温 38.5℃, 腹部作痛，右侧脐区尤剧，面色㿠白，形寒肢冷，舌苔黄腻，脉弦数。

辨证：脾虚胃弱，湿热寒结。

治法：清热散寒，调气和中。

方药：藿香梗 9g, 香附米 9g, 老苏梗 9g, 炙没药 9g, 大腹皮 9g, 盐橘核 9g, 广陈皮 9g, 益元散 18g, 茯苓块 9g, 台乌药 9g, 青竹茹 18g。3 剂。

方以藿香正气散化裁加减而成。藿香梗辟秽恶，和中气；大腹皮其质轻浮，下气宽胸；茯苓健脾利湿。因于湿热寒结于下，而用香附、橘核、乌药疏气温下；苏梗、陈皮行气散寒；竹茹、益元散清热除烦；炙没药化瘀生新。合而为用，宽中除秽，行气止痛。

二诊：1977年4月3日。湿寒宜散，湿热宜清，阳气宜伸。服药后微见汗出，体温降至37.2℃，腹痛大减，仍时有作胀，伴有食纳不香，时有恶心，舌苔薄黄而腻，脉浮数。此证皆为湿邪未尽，湿困脾阳，继服前方，加白檀香化湿醒脾，荔枝核疏气消胀，范志曲、焦谷芽、炒稻芽健脾养胃，和中消食。

三诊：1977年4月7日。连服3剂药后体温降至正常，患者自觉口鼻干燥，大便实，小便黄，脉沉数，舌苔白腻。此证乃发热连日，阴液耗伤，而致阴虚内热，继用前方加减。

方药：藿香梗9g，香附米9g，老苏梗9g，炙没药9g，大腹皮9g，盐橘核9g，广陈皮9g，益元散18g，茯苓块9g，台乌药9g，青竹茹18g，败酱草12g，蒲公英24g，炒薏米9g。

患者先后服上方药12剂，症状消失。

第二十一节　肠风下血

肠风下血是中医病名。肠风为便血的一种，指外风从肠胃经络而入或内风因肝木过旺而下乘，故曰肠风。《圣济总录》云："论曰肠风下血者，肠胃有风，气虚夹热。血得热则妄行，渗入肠间，故令下血。"

姚五达先生认为，肠风下血多为湿热之邪流注肠间，湿热郁久损伤肠络，热迫血行，"先便后血者，其来远；先血后便者，其来近"，但都以外邪入里，湿热蕴结为病机。遵循"治风先息火，火息风自灭"的理论，治当清化肠胃湿热，佐以凉血止血之剂。姚先生常用芩芍汤合白头翁汤加减。

病案举例

马某，男，14 岁，学生。

腹痛、便血 6 年。

患者于 1971 年初至 1976 年底大便经常带血。大量出血有五次，曾四次住儿童医院，做消化道造影检查均未见器质性病变。1976 年 11 月 12 日儿童医院决定剖腹探查，家长不同意而接患儿出院，来我科门诊治疗。

初诊：1977 年 3 月 18 日。患儿便血 6 年之久，时愈时犯，颜面苍白，声音低微。舌苔薄白，脉沉微无力。经人民医院化验血色素 8.9g/dL。

辨证：湿热之邪流注大肠。

治法：清热化湿，凉血止血。

方药：焦白芍 9g，茯苓块 9g，仙鹤草 9g，槐花炭 9g，白头翁 6g，黄芩炭 6g，大小蓟 18g，地榆炭 9g，大腹皮 6g，真秦皮 6g，马尾连 3g。3 剂。

二诊：1977 年 3 月 22 日。患儿服前方 3 剂后，大便未见下血，时有恶心、呕吐之症。舌苔薄白，脉沉数。今日复查血色素 12.5g/dL。

再以和胃化湿、凉血止血之剂。

方药：藿香梗 6g，马尾连 4.5g，仙鹤草 9g，真秦皮 9g，青竹茹 9g，茯苓块 9g，地榆炭 9g，焦白芍 9g，大腹皮 9g，槐花炭 6g，黄芩炭 6g，大小蓟 24g，白头翁 9g。4 剂。

三诊：1977 年 3 月 28 日。患儿服药后大便一直未见出血，腹部时有作胀。舌苔薄白，脉沉细。前方加壳砂仁 6g，台乌药 6g，以开胃消食，疏气止痛。

四诊：1977 年 4 月 15 日。患儿今日来院复查，血常规正常，血色素 12.5g/dL。无不适感觉，症状全部消失。

经随访，患儿共服药 23 剂痊愈。观察 4 个月，大便正常，未复发。

第二十二节　血　精

血精之病，以现代医学之精囊炎为多，究其原因，不外乎虚、热、郁所致。

肾为先天之本，精者血之所成。肾虚不能藏精，精不能化气为神，气不能促血成精，使虚者愈虚，损者愈损，此虚之为本也。

血热可以妄行，若心热移于小肠，伤及血络，即可出现小便出血之症，此热之所伤也。

肝藏血，喜条达，暴怒伤肝，气逆烦乱，血随气上逆，或肝气郁滞，疏泄失司，血行不通，血流不畅，另寻其道，四处横溢，有孔则钻，有洞则溅，此郁之为患也。

姚五达先生认为，阴虚生内热，大抵血精之证以阴虚内热者为多。若其人过服温补，相火妄动，泄无之所，则内热由生，继而使血络受损，遇时而发。或其人纵欲太过，致使肾虚生热，或劳思过度，心热下降，或愤怒过甚，则肝火下移，皆为造成血精病之因。

病案举例

康某，男，32 岁。病历号：159121。1981 年 11 月 30 日初诊。

患者于 1981 年 6 月，发现精液呈褐色，有时呈红色，而来我院外科就诊。精液检查：白细胞 10 ～ 12/HP，红细胞 25 ～ 30/HP。多次服用吡哌酸、磺胺嘧啶以及我院自制剂，并在其单位医务室服中药四十余剂，均无效验。精液检查见白细胞少许，红细胞满视野，而来我科门诊诊治。除偶有腰部酸楚之外，余无不适。舌苔薄白，脉沉而微数。

辨证：肝肾阴虚，热扰精室，伤及血络，血随精出。

治法：滋肝补肾，清热止血。

方药：白头翁 9g，真秦皮 9g，生知柏各 9g，川续断 9g，生地黄 9g，茯苓块 9g，盐泽泻 12g，蒲公英 25g，干茅根 25g，仙鹤草 9g，大小蓟 31g，血余炭 12g。

二诊：1981 年 12 月 8 日。上述服 4 剂后，房事后发现精液已呈白色，余无不适。药已见功，适中病机。上方生地黄、茯苓块增为 18g，加粉丹皮 6g，继服 5 剂。并嘱其治疗期间戒房事，病者依言而归。

三诊：1981 年 12 月 14 日。药后再诊，脉已平和，上方去泽泻、秦皮，余药分量略有增损，为巩固疗效，连服至 15 剂。

随访 5 个月，病未复发。于 1982 年 5 月 14 日再行精液检查：白细胞 10 ～ 12/HP，红细胞（－）。嘱其服用我院自制"滋阴知柏片"半月以求全功。

按：姚先生选用白头翁汤去黄连治疗血精病证，似异乎常法。张仲景以之治湿热下痢，有桴鼓之效；张锡纯用治带下、血尿，实发先人之未发。白头翁汤清下焦湿热，且有收涩之力。白头翁苦、寒，清热解毒，凉血止痢。《本草汇言》言其"凉血，消瘀，解湿毒"。

姚先生认为血精、血尿，同出一窍，湿热下注所致之浊滞淋痛，共属二阴，且血精之证热者为多，以此治之实有异病同治之理。

另方中知母、黄柏配合，专清相火妄动之热；川续断、生地黄入肝肾，滋阴虚，封藏自固；茯苓块、盐泽泻淡渗利湿，走膀胱，水道自通；仙鹤草、大小蓟、干茅根、血余炭清热凉血治出血，血自归经；用蒲公英者，清热解毒，防犯毒菌之侵染。其二诊加粉丹皮者，亦为增强凉血之设。

总观此方，偏于苦寒，一则其人正值壮年，虽病史半年，而形体不损。二则脉象实，有热象。以此治之，则血逢寒则凝也。

第二十三节　痛　经

痛经是妇女经期或行经前后，以小腹疼痛为主要临床表现的一种常见妇科病，亦称"经行腹痛"。

姚先生认为，痛经在临床上不外虚实两大类，其中又有虚中夹实，因实致虚者。虚者正气不足，常见肝肾亏损、气血两虚。虚者多因肝肾素虚，或房事不节，阴精暗耗，或经后血海更虚，冲任、胞宫失于濡养，或大病久病之后，气血虚弱而致，即"不荣则痛"。实者邪气过盛，常见肝郁气滞、胞宫血瘀、寒湿凝滞。多由七情所伤，肝气不疏，气机不利，血因气滞，阻于胞宫而引起，或气郁日久，血脉瘀滞，或素有血瘀痼疾，致使经血瘀滞而引起，或寒湿客于冲任而引起。这些因素均使胞宫经血流通受阻，以致"不通则痛"。无论何种原因，发病均是建立在经期或经期前后冲任、气血变化出现一时紊乱的基础上。姚先生认为，痛经患者全实者少，虚实并见者多。

根据痛经的病因病机特点，姚先生在临床治疗痛经的时候，非常注重扶正祛邪。扶正意指补益肝肾，调和冲任，祛邪意指温经散寒、疏肝理气、活血化瘀，使气血运行通畅，而达到治疗痛经的目的。

姚先生常用经验方：川续断、杜仲炭、全当归、杭白芍、盐橘核、台乌药、大腹皮、茯苓块。

方解：川续断、杜仲炭补益肝肾，扶助正气；盐橘核、台乌药入肝肾二经，有温经散寒、行气止痛的作用；全当归、杭白芍养血活血，调经止痛；大腹皮、茯苓行气宽中，健脾利水，顾护脾胃之气，调理后天之本，姚先生常用两药配合盐橘核、台乌药治疗腹痛。

临床辨证以虚为主者，扶正兼祛邪。表现为肝肾不足者，补益肝肾，兼理气止痛，上方加菟丝子、枸杞子、香附；气血两虚者，宜调经养血，益气扶正，兼行气祛瘀，上方加党参、黄芪、阿胶珠。临床辨证为实证者，祛邪为主，兼以扶正。肝郁气滞者，宜疏肝理气，止痛调经，上方加香附、元胡、没药、佩兰；胞宫血瘀者，宜化瘀生新，兼调经养血，上方加佩兰、泽兰、益母草；寒湿凝滞者，宜温经散寒，理气止痛，兼调和冲任，上方加片姜黄、川羌活、香附、元胡。对于痛经常伴有恶心、呕吐等胃气上逆者，加竹茹、砂仁、伏龙肝降逆止呕。夏季痛经加藿香梗。

病案举例

窦某，女，23 岁，未婚，1994 年 8 月 24 日初诊。

患者 12 岁月经初潮，痛经病史 10 年，痛甚时恶心呕吐，汗出，面色苍白，小腹下坠，欲解大便，每月经期均不能坚持工作。此次来诊时正值经期第二天，腹痛难忍，恶心呕吐，冷汗出，服 2 片止痛片无效，由其父扶着来就诊。患者面色苍白，痛苦病容，舌质暗红，苔薄白，脉沉弦。考虑此为寒凝气滞所致之痛经。追问病史，患者自幼喜冷饮，近两年因痛经已很少吃冷食，但因寒积已深，治宜散寒行气，和胃止痛。

方药：藿香梗 9g，大腹皮 9g，茯苓块 9g，盐橘核 9g，台乌药 9g，青竹茹 18g，砂仁米 9g，伏龙肝 12g，延胡索 9g，老苏梗 9g。

二诊：6 剂药后腹痛消失，无恶心呕吐，现月经已净，继以前方加调经养血之药。

方药：川续断 9g，杜仲炭 12g，盐橘核 9g，台乌药 9g，佩兰叶 9g，泽兰叶 9g，香附米 9g，延胡索 9g，青竹茹 18g，砂仁米 9g。

三诊：此方继服 18 剂，患者于 9 月 28 日复诊，月经来潮已无明显腹痛，无恶心呕吐，虽有些不适尚能忍受，并能坚持工作。

随访两个月均无明显经期腹痛。

第二十四节　闭　经

闭经古称"女子不月""月事不来""经水不通"等，女子年逾 16 周岁月经尚未来潮，或月经来潮后又中断 6 个月以上，即可诊断闭经。《金匮要略》对其病因已有记载，"妇人之病，因虚、因冷、结气，为诸经水断绝"。

姚先生认为，其病机分为虚实两个方面。虚者多为阴血亏损，血海空虚，无血可下，或肝肾两亏，精血不足，冲任失于充养，无以化为经血。实者多为气血瘀滞，瘀血内阻，胞脉不通，血不下行，或痰湿阻滞，气血不畅，冲任受阻，脉道不通，经血不得下行，导致闭经。其病机无论虚实，均与肝、脾、肾及气血功能失调有关。

在治疗闭经时，姚先生强调重点在调理肝、脾、肾及气血功能，使冲任调和，而不是过度地滋补或过分地破气破血。女子属阴，以血为本，冲为血海，任主胞胎，脾生血，肝藏血，肾藏精，精血同源，精血互生，均与妇女的月经有着密切的联系。对于虚证者，姚先生常说："血海空虚，无血可行，和以通之！"因此治疗闭经首先从养血健脾、补肾养肝、调理冲任着手，配合理气行血，使血生有源，精血互生，冲任充盛，血海满盈，胞络通畅，则经水自行。若不先扶正，单纯用大量破气破血药，只图一时经血来潮，则损伤了冲任之血海，伤及了肾精及肝血，不但经血不能按期来潮，反致冲任更加虚损。即使是必用通经之药的病人，姚先生也寓养血于通经之中，绝不取快于一时，暗伤人之正气，待血海充盈而经血自溢。

姚先生治疗闭经经验方：川续断、杜仲炭、菟丝子、全当归、杭白芍、阿胶珠、佩兰、泽兰、大腹皮、茯苓块。

方解：川续断、杜仲炭、菟丝子补益肝肾，调和冲任，滋养阴精。全当归、杭白芍、阿胶珠养血调经，调和冲任。佩兰芳香化浊，调理气机；泽兰活血化瘀，为血中气药。两药相配，行气活血，是姚先生治疗妇科病常用药对，一入气分，一入血分，两药均为温和之剂，行气不破气，活血不破血，使气血处于平和状态，血在正常气机的推动下循其经脉而行。大腹皮、茯苓健脾化湿。姚先生常用丝瓜络以络通络，使经血通畅。再根据临床辨证的不同，瘀血明显者，加益母草、紫丹参、草红花、苏木活血化瘀；气滞明显者，加柴胡、延胡索、香附米疏肝理气；痰湿阻滞明显者，加陈皮、法半夏健脾燥湿化痰。

病案举例

姚某，女，32 岁。1995 年 8 月 9 日初诊。

闭经 1 年，经常出现腹痛，腹胀，腰酸疼痛，面色萎黄，形体较瘦，舌淡红，苔薄白，脉沉细。

诊断：闭经。

辨证：肝肾不足，冲任不调。

治法：滋补肝肾，调经养血。

方药：川续断 9g，杜仲炭 12g，杭白芍 9g，盐橘核 9g，台乌药 9g，佩兰叶 9g，泽兰叶 9g，大腹皮 9g，茯苓块 9g，香附米 9g，砂仁米 9g，丝瓜络 9g。12 剂。

二诊：1995 年 8 月 23 日。服药 10 剂后月经来潮，经量中等，经色鲜红，现值经期第四天，无明显不适。舌质淡红，舌苔白，脉沉细。治疗继以滋补肝肾、调经养血为主。

方药：杭白芍 9g，全当归 9g，阿胶珠 9g，菟丝子 9g，川续断 9g，杜仲炭 12g，盐橘核 9g，台乌药 9g，香附米 9g，佩兰叶 9g，泽兰叶 9g。6 剂。

三诊：1995 年 9 月 6 日。经治疗后腹痛腹胀、腰酸疼痛明显减轻，辨证治则同前，在上方为基础略作加减，继服 12 剂。

9 月 17 日月经来潮，经量经色正常，无腹痛腰痛。3 个月后随访，患者自服药后，月经按期而至，经期无不适。

第二十五节　逆　经

逆经又称"倒经""经行吐衄"，是指行经期间或行经前后出现有规律的吐血或衄血。临床患者多为月经初潮后的少女，年龄在 12 ～ 15 岁。

姚先生认为，少女逆经的根本原因是肾阴不足，肾气未充。吐衄为标，肾虚为本。少女时期正值气血未充之年，肾气初盛，天癸发育未完全成熟，如果病邪侵袭，最易伤及肾气，影响冲任二脉，而导致月经疾患。尤其是肾阴难充易亏，肾水不足，相火内炽，肝阳偏亢，以致热伤血络，血不能从冲脉而下，反逆经而上，出现吐血、鼻衄。

另外，姚先生认为，除肾阴不足、肝热气逆外，肝气不疏，木克土者也较多见。《类经》曰："冲脉者，经脉之海也。……与阳明合于宗筋……且冲脉起于胞中，并少阴之大经而下行。"可见冲脉与足阳明胃经、足少阴肾经在经络上有相互交汇、循经相属的关系。在胃、肾功能正常时，胃气下行以镇冲气，肾气蛰藏以摄纳冲气，这样一镇一摄，则冲气自安，经血自然不会上逆。如肝郁气滞，肝气横逆，则阳明胃气不得下行，如少阴虚则肾气不得闭藏，失其镇摄之权，于是冲气上逆，血随气逆，上溢而吐衄。

在治疗上姚先生认为，逆经应以固肾为主，配合柔肝平木、清热凉血、引热下行之法。肝气横逆，胃气受戕者，应配合疏肝和胃、健脾和中之剂，以达到肾阴充、肝气平、胃气和，使气血调畅，阴平阳秘。

姚先生临床常用经验方：川续断、杜仲炭、生地黄、粉丹皮、白茅根、大小蓟、杭菊花、杭白芍、生牛膝、旋覆花。

方解：川续断、杜仲炭益肾强腰，调理冲任，使肾阴得充，肾气得复，冲任之脉得以协调。生地黄、丹皮滋阴清热，泻血中伏火；白茅根、大小蓟凉血止血，是姚先生治疗衄血常用药对；杭白芍、杭菊花柔肝平木以制火；生牛膝引血下行，旋覆花和胃降逆，两药合用，以降上逆之火。全方使肾气充足，肝气平和，气调血顺，而吐衄止，月经正常。根据伴随症状可随症加减：恶心呕吐者，加竹茹、砂仁以清热和胃止呕；两胁胀痛者，加延胡索、香附米疏肝止痛；腹胀下坠者，加大腹皮、茯苓以健脾和中。

病案举例

张某，女，14 岁，学生。1983 年 5 月 6 日初诊。

患者 1 年前月经初潮，近 3 个月每逢经前 1～2 天出现鼻衄，血量较多，同时出现乳房胀痛，心烦，急躁易怒，头痛，纳呆，腰腹疼痛，二便正常。望之患者体瘦，面色无华，舌苔薄黄，脉弦数。

此属肾阴不足，水不涵木，虚火上炎，迫血妄行所致之逆经，治以滋阴清热、柔肝止血之法。

方药：生地黄 12g，杭白芍 9g，粉丹皮 9g，干百合 9g，白茅根 12g，杭菊花 9g，青竹茹 12g，大小蓟各 24g，川牛膝 9g。

二诊：患者服药 4 剂后鼻衄愈。

随访 3 个月无复发。

第二十六节　崩　漏

崩漏是指经血非时而下，或阴道突然大量出血，或淋沥下血不断者，是月经周期、经期、经量严重失常的病证，是妇科常见病、多发病，又属疑难急重病证。程门雪《妇科讲义》说："崩漏，重症也。轻者缠绵成损，重者立致损生。"《诸病源候论》云："血非时而下，淋沥不断，谓之漏下"，"忽然暴下，谓之崩中"。它们临床表现虽有所不同，但在病机发展过程中常可以互相转化，"久崩不止，气血耗竭，必致成漏，久漏不止，病势日进，亦将成崩"，两者互为因果，互相转化，不易截然分开，所以在临床上常崩漏并称。

崩漏是出血病证，按一般血证的机理解释：气虚不摄血而血逸；血热迫血妄行；瘀血不去，新血不得归经；劳伤冲任，导致失血。虽有辨证求因的普遍性，却不能说明崩漏的发病根本。

姚先生认为，崩漏的发病原因不外六淫、七情所伤，但内无患则外无忧，病人长期的精神抑郁、饮食失调、劳累过度致使冲任不调，肝、脾、肾功能失常，是发病的主要内在因素。如情志不舒，肝郁化火，或暴怒伤肝，怒动肝火，火灼经络，冲任受累，则出血不止；如劳累过度，久思多虑，饮食不节，伤及脾气，中气虚衰，以致脾不统血，血海不固，经血崩漏而下；如先天肾虚不足，或早婚、多产、房劳伤肾，以致肾虚不能温煦胞宫，精血不固，或元阴不足，虚火妄动，精血不守，则经血量多或淋沥不断。

据此，姚先生临床以"截流开源"为大法治疗崩漏。常用大小蓟、仙鹤草、生地炭、血余炭、茅根炭、三七粉、升麻炭等止血药截流。其中姚先生善用大剂量大小蓟(31～45g)止血；善用少量升麻炭（2g）升举清阳，以达止血目的；"血见黑则止"，善用炭类药物增强止血作用。但"截流"并非单一止血治标，须于止血中寓固本之法。常用川续断、杜仲炭、菟丝子益肾调和冲任；用全当归、杭白芍、阿胶珠养血柔肝；用生黄芪、党参补脾益气。并根据临床辨证，做到法中有法，方中有方，灵活用药。血热崩者，加生地黄、丹皮、栀子炭；气虚崩者，加生黄芪、藕节炭、党参、炒白术；气滞血瘀崩者，加三七、香附；气血不调崩者，加香附、全当归；顽固性出血不止者，加棕榈炭、土茯苓。

另外，姚先生常在方中加盐橘核、台乌药行气温肾，散寒止痛，使止血而不留瘀，补气而不留滞。

关于崩漏的预防，姚先生指出：注意饮食搭配，合理膳食，月经期忌辛辣刺激性食物；注意心情舒畅，保持气机条达，忌恼怒忧伤，尤其是在月经期；注意劳逸结合，劳则耗气，久思伤脾，无论是体力或脑力劳动过度，均可引起气虚不摄血而出血不止；注意计划生育，节制房事，以求肾气充足，冲任调和。做到以上几点可减少崩漏的发生。

病案举例

案例 1

张某，女，31 岁。病历号：14459。1994 年 4 月 12 日初诊。因月经淋沥不断 40 余日以崩漏收入我院中医病房。

患者月经不调 10 余年，每 15 ～ 60 天来潮一次，每次持续 15 ～ 20 天，经量较多，伴有血块，腰腹疼痛。曾在外院做 B 超提示"子宫肌瘤"，先后服用妇宁片、妇康片，病情均未见好转。入院时，月经已来潮 40 余日，经量多，色红，有血块，腰酸作痛，伴头晕乏力，胸闷心悸，虽服妇宁片血量略有减少，但药物减量后出血增多。舌淡苔薄白，脉沉细。我院 B 超提示"子宫肌瘤"。

辨证：脾肾气虚，冲任不固。

治法：止血调经，调和冲任。

方药：川续断 10g，杜仲炭 12g，阿胶珠 10g，杭白芍 10g，大小蓟 31g，仙鹤草 12g，茅根炭 12g，血余炭 10g，地榆炭 10g，升麻炭 2g，盐橘核 10g，台乌药 10g。

二诊：1994 年 4 月 17 日。服药 4 剂后出血量减少。方加三七粉 4g，分两次冲服。

三诊：服药 3 剂后出血停止，但仍头晕乏力，胸闷气短。加杭菊花 10g，以清利头目；加夏枯草 12g，生薏米 18g，软坚散结，以化肌瘤；去升麻炭辛温之品。

服药 7 剂后，头晕乏力明显减轻。又服 10 剂后患者自觉症状消失，病愈出院。

患者于止血后 1 个月（1994 年 5 月 20 日）月经来潮，经量较前几次明显减少，持续 3 天后干净，经期无不适。又以益气养血、调和冲任之剂巩固疗效。随访 3 个月，月经基本正常。

案例 2

邸某，女，34 岁，干部。

近 5 年月经淋沥不断，四处求医，打针服药，效果均不明显，严重影响工作和学习。

初诊：1993 年 7 月 14 日。月经淋沥不断，每月持续 10～20 日甚或更久，经常服用妇康片或注射止血敏、安络血等药物控制，停药后即复发。曾在外院诊断为"功能性子宫出血"。现月经来潮 10 天，量多色红，面色无华，体胖无力。舌淡苔白，脉沉细。

辨证：脾虚肾亏，冲任不固。

治法：调经止血，健脾益肾，调和冲任。

方药：生地黄炭 12g，血余炭 12g，大小蓟 31g，仙鹤草 12g，远志肉 6g，干百合 6g，川续断 9g，杜仲炭 12g，杭白芍 9g，黄芩炭 9g，盐橘核 9g，台乌药 9g，三七粉 4g（分冲）。6 剂。

二诊：1993 年 7 月 20 日。服药 2 剂后，月经出血已止。继服上方，加茯苓块 9g，砂仁米 6g，加强调和脾胃作用，6 剂。

三诊：1993 年 8 月 4 日。患者月经于 8 月 1 日来潮，血量较前明显减少，伴少量血块，来潮 2 天出血止，未用其他止血药，但近日头晕。在前方调经养血的基础上加清利头目之剂。

方药：血余炭 12g，大小蓟 31g，仙鹤草 12g，生地炭 12g，杭白芍 9g，阿胶珠 9g，菟丝子 9g，茯苓块 9g，川续断 9g，杜仲炭 12g，川石斛 9g，杭菊花 9g。

在原方基础上又经一个半月的治疗，患者精神好转，体力恢复。

随访 1 年，患者月经能按期来潮，经量中等，持续 7 天干净。已停妇康片、云南白药，经期不再注射止血敏、安络血等药物。

第二十七节　不孕症

女子 1 年以上未采取任何避孕措施，性生活正常而没有成功妊娠称为不孕。不孕症分为原发不孕及继发不孕。原发不孕为从未受孕；继发不孕为曾经怀孕以后又不孕者。

姚先生认为，产生不孕的原因主要是由于肾气不足、精亏血少、胞宫虚寒、阴虚血热以及肝郁气滞，冲任气血失调所致。正如《医宗金鉴·妇科心法要诀》云："女子不孕之故，由伤其冲任也。经曰：女子二七而天癸至，任脉通，太冲脉盛，月事以时下，故能有子。若为三因之邪伤其冲任之脉，则有月经失调、赤白带下、经漏、经崩等病生焉。或因宿血积于胞中，新血不能成孕，或因胞寒胞热不能摄精成孕，或因体盛痰多，脂膜壅塞胞中而不孕，皆当细审其因，按证调治，能有子也。"

在临床治疗中，多以调理冲任气血、健脾益肾、养血调经为主，待其脾肾旺盛，真阴充足，冲任两脉协调之后，自然能摄精受孕。

临床常用姚氏草八宝坤顺方加川续断、菟丝子调经养血，增强排卵，促进受孕。姚氏草八宝坤顺方组成：益母草、香附米、当归、杭白芍、茯神、广木香、阿胶珠、川羌活。宫寒加艾叶，气虚加黄芪、党参，痰阻加陈皮、半夏、远志，肝郁加柴胡，腰痛或腹痛加盐橘核、台乌药，心烦加干石斛。

病案举例

案例 1

张某，女，39 岁。病历号：104318。1980 年 3 月 1 日初诊。

结婚 3 年未孕，平素月经周期 30 天左右，行经 4～5 天，经水量少，色暗有血块，经来腰腹胀坠而疼痛，急躁心烦，易怒，纳差，二便调。舌质暗红，薄黄苔，脉弦细。

辨证：肝郁肾虚，冲任不调。

治则：疏肝益肾，调理冲任。

方药：杭白芍 9g，全当归 9g，佩兰叶 9g，泽兰叶 9g，香附米 9g，盐橘核 9g，台乌药 9g，川续断 9g，川羌活 2g，茯苓块 9g，延胡索 3g，益母草 12g。

二诊：1980 年 3 月 6 日。服上方 5 剂后，心烦急躁有所减轻，近日小腹胀痛，腰腹疼痛，夜寐不佳，纳差，脉沉数，舌质红，薄黄苔，继以上方化裁。

方药：杭白芍 9g，全当归 9g，佩兰叶 9g，泽兰叶 9g，盐橘核 9g，台乌药 9g，川羌活 2g，茯苓块 9g，生牛膝 9g，远志肉 6g，首乌藤 9g。

三诊：1980 年 3 月 13 日。服上方 5 剂后，小腹胀痛、腰腹疼痛均有所减轻，脉沉数，薄白苔。再予益肾健脾调经之剂。

方药：杭白芍 9g，全当归 9g，佩兰叶 9g，泽兰叶 9g，益母草 9g，香附米 9g，川续断 9g，盐橘核 9g，台乌药 9g，川羌活 2g，茯苓块 9g，丝瓜络 9g。

四诊：1980 年 3 月 27 日。服上方 10 剂后，小腹胀痛已愈，尚有时腰酸，纳眠皆正常，脉沉数，薄白苔。再以上方加减。

方药：杭白芍 9g，全当归 9g，佩兰叶 9g，泽兰叶 9g，益母草 9g，香附米 9g，川续断 9g，盐橘核 9g，台乌药 9g，丝瓜络 9g。

五诊：1980 年 4 月 12 日。近日头晕、恶心，晨起呕吐，有些腰酸不适，闭经 1 月余，舌苔白腻，脉滑数，今日化验尿妊娠试验阳性，嘱患者服保胎片 200 片，早晚各 5 片，以养血安胎。

案例 2

赵某，女，20 岁。1980 年 4 月 10 日初诊。

婚后 2 年余未孕，月经 20 天一周期，带经 6 天，量中等，经期腰痛，平日自觉小腹发凉，曾经妇科检查称子宫偏小。舌质淡，薄白苔，脉沉数。

辨证：冲任失调，肾虚宫寒。

治法：调理冲任，益肾暖宫。

方药：杭白芍 9g，全当归 9g，佩兰叶 9g，泽兰叶 9g，香附米 9g，川续断 9g，盐橘核 9g，台乌药 9g，延胡索 3g，菟丝子 9g，益母草 9g，茯苓块 9g。

二诊：1980 年 4 月 19 日。服上方 4 剂后，腰痛减轻，小腹发凉明显好转，带下量不多，舌苔薄白，质淡红，脉沉数。治法同上，继续服上方，加阿胶珠 6g，真蕲艾 6g，以增强养血温暖子宫的功效。

三诊：患者再服上方 10 剂后，小腹发凉已愈，自觉温暖舒适，近日乏力，头晕恶心，时有呕吐，纳差，喜酸食，经水过期而至，舌苔薄白，脉滑数，今日化验尿妊娠试验阳性，嘱患者服保胎丸 20 丸，早晚各 1 丸。

第二十八节　先兆流产

先兆流产是现代医学病名，是指妊娠 28 周之前，阴道少量出血，腰酸下坠，小腹疼痛，盆腔检查宫口未开，胎膜完整，无妊娠物排出，子宫大小与孕周相符，如症状加重，可能发展为难免流产。中医学则根据不同的症状，称之为"胎漏""胞漏""胎动不安"或"妊娠腹痛"等。一般怀孕以后阴道不时少量出血，或时出时止，或淋沥不断，称"胎漏""胞漏"，伴有腹痛下坠、腰痛者称"胎动不安""妊娠腹痛"。

姚先生认为，产生上述病证的原因，主要是气血不调、冲任不固。冲为血海，任主胞胎，冲任之气固，则能载胎、护胎，冲任之血旺，则能养胎荫胎，其胎无不安之理。"肾者，主蛰，封藏之本，精之处也。"肾与冲、任脉相关联，胎系于肾，故保胎者先以强肾为主。肾为先天之本，主藏精系胞，肾强则冲任脉亦强，如此则胎能牢固。又因脾为后天之本，气血生化之源，脾气虚弱不能运化水谷精微而生血，以致冲任虚损，妊娠后则胎失所养，如此最易引起流产。

姚先生认为，治疗此病当补肾健脾，益气养血，调理冲任，以巩固胎元。补肾水实为固胎之本，培脾土乃益血之源，使胎固血充，冲任气血通盛，则胎有所养，从而正常发育。

姚先生临床常用经验方：川续断、杜仲炭、桑寄生、菟丝子、阿胶珠、生黄芪、台党参、炒白术、黄芩炭。

方解：用川续断、杜仲炭、桑寄生、菟丝子以滋养肝肾，固冲任而安胎，用生黄芪、党参、白术益气健脾而安胎，阿胶珠既养血又止血，黄芩炭既安胎又止血，两者兼顾。伴有恶心呕吐，用竹茹、砂仁和胃止呕安胎。若兼外感，咳嗽咽痛，加紫菀、炙杷叶、杏仁、麦冬。病情缓解后，出血停止，腹坠腰痛消失，再以保胎丸 20 丸，早晚各 1 丸，巩固疗效。

病案举例

案例 1

刘某，女，32 岁。病历号：124982。1979 年 6 月 5 日初诊。

1 年前（1978 年 4 月）妊娠 60 天时自然流产，出血量较多。现在第二胎妊娠已两月余，近 1 周阴道有少量鲜血流出，腰痛，腹痛下坠，头晕，乏力，心悸，面色㿠白，精神萎靡，纳差，二便如常。在妇科检查诊为"先兆流产"，经肌内注射黄体酮、口服安宫黄体酮、维生素 E 等药，效果不佳，来中医科请姚先生治疗。

舌质淡红，舌苔薄白，脉滑数。

辨证：脾肾两亏，胎元不固。

治法：健脾益肾，养血安胎。

方药：菟丝子 9g，台党参 9g，阿胶 9g，炒白术 9g，血余炭 9g，酒黄芩 6g，杜仲炭 12g，壳砂仁 9g，炙甘草 9g，生黄芪 5g。

二诊：1979 年 6 月 12 日。服上方 3 剂后，阴道出血已止，腹痛亦愈，头晕、乏力、心悸症状亦有所减轻，纳食较前好转，时有腰痛，舌苔薄白，脉滑数。仍以前法，继服上方，加桑寄生 6g，台乌药 3g，藿香梗 6g。

三诊：1979 年 7 月 2 日。服上方 5 剂后，腰痛基本痊愈，有时自觉腰酸，倦怠，余无不适，舌苔薄黄，脉滑数。继服上方。

四诊：1979 年 8 月 2 日。又服上方 10 剂，腰酸不适感减轻，现在妊娠已四月余，面色红润，体健，纳食正常，脉滑数，薄白苔。继服上方，加川续断 9g。

五诊：1979 年 8 月 14 日。服上方 5 剂后，腰酸楚不适症状消失，无其他不适，脉滑数，薄白苔。嘱患者继服保胎丸 20 丸，早晚各服 1 丸。

经追访，知于 1980 年 1 月 18 日足月正常分娩一子，母子均健康。

案例 2

杨某，女，25 岁，售货员。病历号：176375。

患者素有堕胎史。1980 年婚后，曾两次怀孕，皆在闭经后周余，忽腹痛下血，腰区酸楚。初以为经之来潮，期至旬日，血仍不能止，腹下坠渐之加重，恶心呕吐，择食之恶阻之势时作，方悟为孕，即至医院检查确诊。针药齐下，其胎亦不能保矣。今经期过至四天，昨日忽见下血，疑为滑胎之兆，即来我科门诊求治。

时值 1982 年 10 月 25 日，询及尚未有呕吐恶心之孕胎反应，且有腰酸、腹痛不适之感。舌苔薄白，脉略带滑数之象。因其有数次堕胎之史，其肾气虚损，冲任不固，伤及胎元之理自明。鉴于前车之覆，为防患于未然，必以养气血、强肝肾、固冲任、安胎元之剂治之方妥。

方药：桑寄生 9g，川续断 9g，菟丝子 12g，炒杜仲 9g，台乌药 9g，蕲艾炭 6g，生黄芪 9g。5 剂。

二诊：1982 年 11 月 1 日。上药服至 5 剂，下血已止，腰腹仍有不适之感。前方加杭白芍 6g 养血敛阴，以复胎宫，育胎元。继服 5 剂。并嘱其必戒房事。

三诊：1982 年 11 月 6 日。查尿妊娠试验（＋）。至此已有妊娠反应，恶心呕吐时有发作，头时晕，腹时痛，择食，乏力等。脉滑数之象已大为明显。再以上方，加阿胶珠 9g，藿香叶 6g，壳砂仁 6g，青竹茹 12g，以和胃止呕，固冲任而治恶阻。10 剂。

四诊：1982 年 12 月 30 日。患者因煤气中毒摔倒而来诊，头晕心慌、恶心欲吐复作，诊其脉沉细而滑。其惧问胎气有损否，未见红，损之无妨，但数月内药需常服。

此后又间断服药二十余剂，其间或偶受外感，皆寿胎丸加减治之。于 1983 年 9 月 9 日，因产后大便秘结来诊。告知 1983 年 7 月 2 日顺产一女婴，母女皆安。

第二十九节　产后恶露不尽

产后血性恶露持续 2 周以上，仍淋沥不断者，称为恶露不尽。药物流产或人工流产所致阴道出血不止也属于本病。恶露是指胎儿分娩后胞宫内的余血浊液。姚先生认为，恶露为血所化，出于胞中，源于血海。产后损伤冲任气血，冲任虚损，气血失于固摄，血不归经，或气虚易致血瘀，恶露不绝，经血不安。此与现代医学药流后子宫收缩无力、残留物或瘀血积于宫腔，难以排出相似。《胎产心法》云："产后恶露不止……由于产时伤其经血，虚损不足，不能收摄，或恶血不尽，则好血难安，相并而下，日久不止。"

治疗上姚先生依据产后多虚多瘀、虚瘀并存的特点，多采用补益肝肾、调和冲任、益气养血、活血止血之法。重视调理肝肾冲任气血，补虚祛实并用，使补虚不留瘀，祛瘀勿伤正，恰到好处。若一味地活血化瘀，则新血反伤。常用川续断、杜仲炭补肝肾、强筋骨、调血脉、固冲任，其中川续断有生新血、破瘀血的作用，两药是姚先生治疗妇科病常用药对。全当归、杭白芍、阿胶珠、菟丝子养血止血，调冲任。其中当归既能补血，又能活血，补中有动，行中有补，最适合产后养血祛瘀。生黄芪益气升提，摄血于脉中，与当归同用为当归补血汤，最适合产后血虚者。大小蓟、仙鹤草、血余炭、地榆炭、三七粉止血祛瘀不伤正，其中三七粉止血、散瘀双重作用，使血止不留瘀；盐橘核、台乌药温肾散寒，理气止痛，助川续断、杜仲炭使肝肾调和，经血调达。

病案举例

沈某，女，27岁。1998年7月24日初诊。

患者药流后阴道出血20余日。20天前行药物流产，当天排出完整胎囊，后阴道出血不止，量时多时少，多时似月经量。诊时阴道少量出血，色暗，腰酸，腹时痛，纳差，二便调，舌质淡暗，苔薄白，脉沉细涩。

辨证：气血两虚，瘀血停滞。

治法：益气养血，祛瘀止血。

方药：生黄芪9g，杭白芍9g，全当归9g，阿胶珠9g，川续断9g，杜仲炭12g，盐橘核9g，台乌药9g，菟丝子9g，仙鹤草12g，血余炭12g，地榆炭12g，三七粉4g（分冲）。6剂。

连服6剂后阴道出血已净，之后以安坤赞育丸善其后，月经正常。

第三十节 产后乳汁不足

哺乳期内，产妇乳汁甚少或全无，称为"缺乳"，亦称"乳汁不足"。本病多发生于产后2～14天，也可发生在整个哺乳期，以乳汁分泌少，不足以喂养婴儿为特点。乳汁由气血所化生，《景岳全书·妇人规》云："妇人乳汁，乃冲任气血所化，故下则为经，上则为乳。"乳汁来源于脾胃水谷之精气，受肝脏调节。

姚先生认为，乳汁不足的产妇可分为两类，即气血两虚和肝郁气滞两种。气血两虚者，多因平日脾胃虚弱，气血化生之源不足，或分娩时失血、耗气，以致气血两虚，冲任气血不足，无以化乳，则产后乳汁甚少或全无，其症可见乳汁稀少，乳房柔软，无胀满感，面色无华，神疲纳呆，舌淡少苔，或舌体胖大而有齿痕，脉虚细。肝郁气滞者，则因情志内伤，肝失条达，气血失畅，以致冲任经脉涩滞，阻碍乳汁运行，以致缺乳，其症可见乳汁减少，乳房胀硬疼痛，胸胁胀满，精神抑郁，饮食不振，舌苔薄黄，舌质暗或有瘀斑，脉弦。

临床所见，两种类型相互影响，所以很多乳汁稀少的病人既有气血两虚的症状，又兼见肝郁气滞的症状。妇女胎产时期身体抵抗力较弱，情绪上也容易波动，从而影响了五脏功能的正常发挥，以致气血失调。

据此姚先生自拟"复方催乳饮"，通过补气养血，肝脾同治，而调理脾胃功能，兼以疏肝解郁，使脾胃化生的精微上行化乳。

姚先生复方催乳饮经验方：生黄芪、全当归、酒川芎、穿山甲、醋柴胡、通草、王不留行、漏芦、路路通。

方解：黄芪味甘性微温，补中益气，是补气健脾之要药；当归味辛、甘、微苦，性温，补血活血，为补血之要药。黄芪、当归两药相配，补气生血，使气血化生有源。川芎味辛性温，行气活血，搜风开郁，为血中气药，可上行头目，下行血海，辛温走窜，一往直前；柴胡味苦性平，和解少阳，疏肝解郁，疏达气血；通草味甘淡，性微寒，利小便，下乳汁，泻肺热，疏胃气，能使胃气上达而下乳汁；漏芦味苦、咸，性寒，清热解毒，通乳利经脉；穿山甲味咸，性微寒，通经络，下乳汁，其性善走窜，能直达病所；王不留行味苦、甘，性平，其性走而不停，故名不留，功能通血脉，下乳汁，入阳明冲任血分，乃下乳之要药。复方催乳饮全方共九味药，能使阳明经精气化乳入络而下。

同时姚先生还认为，由于产后生理变化较大，产妇容易精神紧张、情绪低落，因此需要产妇家属给产妇更多的关爱，产妇本人亦需调节情绪，保持良好心态，这也有利于气机调畅，乳汁自出。

第三十一节　产后关节痛

产褥期间出现肢体、关节酸痛、麻木、重着者，称"产后关节痛"，或称"产后身痛"。产后关节痛其临床表现主要为肢体、关节酸痛、麻木、重着，其症虽与痹证相似，但因病起产后，与产褥有关，亦不可等同。但本病日久不愈，超过产褥期者，则属痹证。《沈氏女科辑要笺正·遍身疼痛》云："此证多血虚，宜滋养，或有风寒湿三气杂至之痹，则养血为主，稍参宣络，不可峻投风药。"

姚先生常说，月子病非月子治亦可，本病若调治及时常能痊愈。并认为本病的发生多因虚邪侵。生产耗气伤血，百节空虚，气血不和，营卫失调。邪之所凑，其气必虚。若摄生起居不慎，或贪凉薄衣，风寒湿邪乘虚侵入，留滞筋脉、关节，则气血阻滞，拘急而痛。如《女科经纶》曰："去血过多，虚而风寒袭之，亦为疼痛。"产时更劳伤肝肾，损伤脉络，虚未平复，寒湿客之，肝肾愈伤，腰膝、筋脉气血痹阻，不通则痛。治疗上姚先生坚持"勿拘于产后，勿忘于产后"的原则，以补养肝肾、扶正祛邪为大法，标本同治，顾护正气，以达治疗的目的。切忌一味祛邪，妄图收效于一时，而邪未去，正愈伤。

姚先生用药选用川续断、杜仲炭、川牛膝、桑寄生补益肝肾，强壮筋骨，通行血脉；盐橘核、台乌药行气止痛，取"气以通为补"之意，此为姚先生止痛常用"药对"；川羌活、茯苓块二者配伍，共奏祛风湿之效，为姚先生祛风除湿治疗风湿性关节疼痛常用"药对"，其中川羌活用量宜小，取"轻可投实"之意；芥穗炭、炮姜炭既入血分，又可祛邪外出，祛风胜湿，温经散寒，二者既祛邪又扶正，为产后关节痛之要药、妙药；宣木瓜舒筋活络，强筋骨。若湿郁化热者，加青竹茹、金银藤、金银花；气虚甚者，加生黄芪益气扶正固表；肝气郁滞者，加柴胡疏肝理气；乳汁不足者，加王不留行、路路通通络下乳。

病案举例

张某，女，28岁。1998年7月3日初诊。

产后2个月，关节疼痛月余。产后贪凉，睡卧当风，即感手、肩、膝关节痛，腰酸，足跟痛，昼轻夜重，遇寒加重，头晕乏力，纳寐尚可，二便调，舌质淡，苔白，脉沉细。

辨证：肝肾不足，寒湿痹阻。

治法：补肝肾，强筋骨，散寒除湿。

方药：川续断9g，杜仲炭12g，盐橘核9g，台乌药9g，川牛膝9g，茯苓块9g，川羌活2g，炮姜炭2g，黑芥穗2g。

上药连服6剂，诸关节痛好转。继续服药30剂，诸症消失，病告痊愈。

附 妇科病诊治

姚先生认为，气血、冲任、肝肾、脾胃等功能正常与否在妇科生理上的作用和病理上的影响是很大的。如气血失调、冲任不和、肝肾不足、脾胃失调均可引起各类妇科病。

姚先生认为治疗妇科病有三个方面比较重要。

一、注意调补肝肾

妇女以血为本，肝藏血，具有储藏血液和调节血量的作用，其储藏之余下注血海而为月经。肝主疏泄，肝气条达则血脉流畅，经候如常。且肝脉循少腹络阴器。肾主藏精，精能生血，血能化精，精血同源，互相滋生，成为经、带、胎、产基础物质。

古人云"冲为血海，任主胞胎"，而冲任之本在肾。肝肾同源，同居下焦，互相影响。临床上常选用桑寄生、川续断、杜仲炭、菟丝子诸药，入肝肾二经，以调补肝肾，和谐冲任。

二、重视调理气血

妇女以血为本。气血是不可分割的。气为血之帅，血为气之母，两者是相互协调、相互为用的。血赖气行，气血充沛，互相协调，经脉通畅，冲任充盛，则月事以时下；气血充盈，则怀胎孕育；血充气盛，则生产后乳汁充足等。

由于经、孕、产、乳的关系，容易耗血伤气，导致气血失调，影响冲任，发生妇科疾病。气血失调，不但是妇产科疾病的成因，有时也是妇产科疾病的结果，因此，调理气血成为治疗妇产科疾病的重要原则之一。

姚先生主张抓住气血的密切关系，治疗中选用盐橘核、台乌药、延胡索、香附米、佩兰叶疏肝理气，黄芪、党参扶正益气，当归、杭白芍、阿胶珠、龙眼肉以补血调经，泽兰叶、益母草活血化瘀，大小蓟、茅根炭、生地炭凉血止血，使气血充，血流通畅，补血而不滞，理气而不燥。其中佩兰叶与泽兰叶是姚先生常用"药对"，佩兰叶芳香化浊而调理气机，泽兰叶可行气和血，佩兰、泽兰同用，既和血又调气。

三、别忘健脾和胃

《妇科经纶》曰："妇人经水与乳，俱由脾胃所生。"脾胃为后天之本，气血化生之源。冲脉又与胃经在气冲穴相交会，由后天水谷精微所供养，胃中水谷盛，则冲脉之血亦盛，血海满盈，月事以时下。

如脾胃虚弱，生化不足，经血亏少，脾虚失摄，则崩漏不止，胃气上逆，则经期恶心呕吐，故姚先生方中常用茯苓、砂仁、伏龙肝健脾和胃，调理中焦。

在调理肝肾、气血、脾胃的基础上，还要根据寒热虚实的不同而有不同的配伍：血热，月经先期，量多色红，常加生地黄、粉丹皮；血寒，月经后期，量少色黑，腹痛肢冷，常加片姜黄、嫩桂枝；血虚，经血量少色淡，常加龙眼肉、黑桑椹；血瘀，痛经，经血色暗，夹有血块，常加苏木、益母草；气滞，经行不畅，小腹胀痛，加柴胡、生郁金；气逆，倒经，加生牛膝、旋覆花、代赭石、白茅根、大小蓟、仙鹤草。

第三十二节　湿　疹

湿疹主要为湿热留于肌肤而成，任何年龄、性别，身体任何部位均可发生。症见瘙痒剧烈，影响睡眠，搔破后糜烂、红肿，溢水淋沥，治疗以清热利湿为主。

方药：忍冬藤 18g，蒲公英 31g，板蓝根 9g，大青叶 18g，白鲜皮 9g，地肤子 9g，六一散 24g。

加减：病在上部，加桑叶 6g，菊花 9g；病在中部，加川黄连 6g，酒黄芩 9g；病在下部，加川牛膝 9g；慢性湿疹，加生地黄 12g，鲜茅根 18g。

第三十三节 风 疹

本病遇风易发，突然而来，骤然而去，发无定处，其疹成块成片，故名"风疹"。引起本病的原因，多为患者表虚，复感风热或风寒而成，部分患者或肠胃有实热，或有寄生虫，吃鱼虾蟹等食物也可引起。其症状，奇痒难忍，越搔越多。白天痒甚的多属风热，夜间痒甚的多属血虚，色红属风热，色淡属风寒。治疗方面，宜详辨风热或风寒不同，因证而治。

方药：蒲公英 31g，酒黄芩 9g，白鲜皮 9g，地肤子 9g，忍冬藤 18g，杭菊花 9g。

加减：风热重者，加川黄连 9g，炒栀子 9g，六一散 18g；血虚重者，加生地黄 9g，炒知柏各 9g；肠胃有湿热者，加酒大黄 9g，天花粉 9g。

第三十四节 粟 疮

粟疮，也称粟疮作痒。《医宗金鉴》云："该病多因表虚受风，火邪内郁，风火相结，郁阻肌肤而成。症见遍身出疹如粟，色红作痒，搔之成疮。日久血气内耗，皮肤失养粗糙，厚如蛇皮。治宜疏风清热。"凡患此证，其人必内有火，正如《内经》病机十九条所谓"诸痛痒疮，皆属于心"。但一般认为心不能直接受邪，心主血脉，此邪实藏于血脉之中，血脉周流全身，邪亦待机而发，发则为粟疮。头面及两手暴露部分，虽火邪随血能到，但风邪外袭难入，所以粟疮所发多在胸背躯干。

论其治法，《医宗金鉴》以"通圣""消风"之类，其法有效者，亦有不效者。临床凡遇有红、肿、热、痛、痒疮之属阳者，多用清热解毒、凉血止痒之品而取效。以大青叶、板蓝根、蒲公英、金银藤、嫩蚤休，取五味消毒饮之意，清热解毒以消皮疹；生决明、杭菊花平肝木、泻肝火、清风热以治头痛；白鲜皮、地肤子祛风邪、走皮肤以消刺痒；干茅根、青竹茹、六一散清血热、除心烦使邪趋下行。诸药配合得当，效若桴鼓。

病案举例

马某，男，18 岁，本院职工家属。1981 年 6 月初诊。

突发患粟疮作痒症。自颈部以下除两手暴露部位之外，周身皮肤起有粟粒状稠密皮疹，色鲜红，伴有刺痒，头痛，心烦。5 天前曾有发烧身热，经我院皮科诊为"玫瑰糠疹"。因无特效疗法，而来我科门诊求治。

脉微弦而数，舌苔薄白，舌质尖边色红。

证属火邪内郁，风邪外袭，搏于肌肤，发为粟疮。治拟清热解毒、祛风止痒法。

方药：生决明 18g，杭菊花 9g，大青叶 18g，板蓝根 9g，蒲公英 20g，金银藤 25g，嫩蚤休 9g，干茅根 12g，青竹茹 12g，白鲜皮 9g，地肤子 12g，六一散 18g。4 剂，水煎服。

二诊：药后痒势大减，头已不痛，心已平静，皮疹由鲜红转为暗红，已有消退之势。药中病机，效不更方。上方蒲公英加至31g，力专清热解毒，继进4剂。

后偶遇家人，谓上药服至两剂，疹退病愈，余药未服。

第三十五节　有头疽

本病初起灼热红肿胀痛，易向深部及周围扩散，重者并有全身症状，如发热发冷、头痛等。因为外感风温、湿热，或内有脏腑蕴毒聚于肌表，使营卫不和，气血瘀滞，经络阻滞引起。体弱者易患。治宜清热解毒。

方药：忍冬藤24g，蒲公英24g，生地黄18g，净连翘24g，川黄连9g，川黄柏9g，炒栀子9g。

加减：实证，壮热口渴，便秘溲黄，加生石膏18g，酒大黄9g，天花粉9g，六一散18g；虚证，漫肿平塌不起，疮色发紫，加生黄芪、全当归各9g，润元参18g；已化脓，而脓不透者，加穿山甲9g，皂角刺9g，当归尾9g。

第三十六节　痈

痈初起灼热红肿胀痛，易向深部及周围扩散，重者亦可出现全身症状，如发热发冷、头痛等。发于颈项及背部者，俗称"对口""搭背"。痈疮口者较大者，又叫"发"，例如"脑发""背发"。病因多为外感风温、湿热，或脏腑蕴毒聚热于肌表，使营卫不和，气血瘀滞，经络阻滞所引起，特弱者易患。

1. 实火热毒

疮面红肿高起，疼痛较甚，易化脓，舌苔黄腻，脉数。

辨证：湿热阻隔经络，气血壅滞。

治法：清热解毒，佐以利湿。

方药：金银藤 18g，蒲公英 18g，黑山栀 9g，酒黄芩 9g，夏枯草 9g，润元参 9g，净连翘 24g，土贝母 9g，皂角刺 9g，草河车 9g。

加减：胸脘满闷，恶心厌食者，加炒枳壳 9g，青竹茹 18g；口渴多饮，烦躁不安，加金石斛 9g，天花粉 9g，麦冬 9g。

2. 气虚湿毒

疮形平塌，散湿不收，难溃难腐，脓水清稀，舌苔薄黄腻，脉沉细无力。

辨证：补正托毒。

方药：生黄芪 9g，全当归 9g，何首乌 9g，金银藤 24g，蒲公英 24g，穿山甲 9g，皂角刺 9g，紫地丁 9g，生甘草 9g，败酱草 12g。

第三十七节　乳痈

乳痈发于乳房，局部红肿热痛，周围界线清楚。其病证多因于肝气郁结、胃热壅滞，或因产妇乳头破裂疼痛而不能使乳儿吸尽乳汁、或初产妇乳络不畅，使乳汁淤滞不通，邪热壅滞而引起。治宜疏肝理气，清热解毒。

方药：蒲公英 31g，紫地丁 9g，净连翘 18g，忍冬藤 18g，丝瓜络 9g，橘叶 9g，全瓜蒌 12g，天花粉 9g。

方解：蒲公英、紫地丁、净连翘、全瓜蒌清热解毒，消痈散结；

佐以丝瓜络、橘叶疏通经络，通畅气血，配以忍冬藤清经络之风热，止经络之痛；天花粉除胃热之壅滞。

加减：心烦，呕逆恶心者，加青竹茹 18g；大便秘结，头晕不清者，加生海蛤 24g，杭菊花 9g；乳汁不通者，加漏芦 12g，王不留行 9g，生麦芽 31g。

第三十八节　肠　痈

阑尾炎是现代医学的病名，但根据症状及发病经过，乃属于中医肠痈一类的疾病。肠痈之生，凡寒热失调，湿热内侵，虫积瘀血，饮食不节，劳伤肠胃，以及剧烈运动，不慎起居等，都能导致运化不通，气滞血瘀，瘀久化热成脓之症。其症状，腹痛阵作，疼痛初起在上腹或脐周，逐渐转移固定在右下腹，继则在右下腹可触及包块，腹皮拘急，拒按，右下肢常喜蜷曲，发烧或不发烧，可伴见恶心。舌苔黄腻，脉数或洪数。

根据临床所见可分为下列阶段处理：

1. 初期

肠痈初起，脓尚未成，大多数是由于剧烈运动与暴饮暴食所致，腹痛阵作，不发热或轻度发热，舌苔黄腻，脉象以迟涩滑数为主。

辨证：气滞血瘀。

治法：行气活血。

方药：大黄牡丹皮合清痈汤加减。

酒大黄 9g，粉丹皮 9g，玄明粉 9g，冬瓜子 24g，桃仁泥 9g，金银花 18g，六一散 24g，香附米 9g，盐橘核 9g，延胡索 9g。

2. 成脓期

肠痈已成脓，多因于早期失治所致。症见高热不退，疼痛剧烈，右下腹可触及包块，便秘，尿少色黄，舌苔黄腻，脉洪数。

辨证：毒热炽盛，热腐化脓。

治法：清热解毒，排脓消毒。

方药：薏仁附子败酱散合泄毒汤加减。

金银藤 24g，蒲公英 24g，鲜芦根 12g，败酱草 12g，薏仁米 31g，粉丹皮 9g，酒大黄 9g，南红花 9g，全瓜蒌 24g，川楝子 9g，广木香 6g，延胡索 6g。

第三十九节　丹　毒

丹毒发病时，皮肤突然发红如染丹脂，同时伴有发冷发烧，而且又为火毒所诱发，故名丹毒。丹毒的病因是内有血热伏火，外因皮肤黏膜破损，邪毒乘隙侵入而诱发。内有血热、湿热之患，外受毒热夹击，内外合邪，两热相搏，故发病急，突然发烧，皮肤红肿。如湿热下注，可见下肢红肿，流水渗液等。治疗多以清热解毒、清热化湿为主。

病案举例

陶某，男，49 岁。病历号：50923。1979 年 5 月 3 日初诊。

因右足癣感染合并丹毒，右足背红肿疼痛，边界清楚，约 8cm×10cm 大小，体温 39.3℃，纳呆，大便干，舌质红，舌苔黄腻，脉弦数。

辨证：湿热下注。

治法：凉血解毒，清利湿热。

方药：板蓝根 12g，大青叶 25g，蒲公英 31g，金银藤 25g，酒黄芩 9g，青竹茹 18g，益元散 25g，金银花 25g，净连翘 25g，鲜茅根 25g，生地黄 18g，粉丹皮 9g。

二诊：1979 年 5 月 7 日。服上方 3 剂后，足背红肿基本消失，体温 36.8℃，纳食较好，二便正常，走路时右足仍有轻微疼痛。舌苔薄黄，脉弦数。治疗仍用前法，上方蒲公英加至 45g。

服 5 剂后诸症皆愈。

第四十节　药物过敏性皮炎

药物过敏性皮炎，是一种变态反应性皮肤病，过敏体质和变态反应是发病的内在因素，具有抗原性的药物是发病的外因条件。中医认为，药物过敏性皮炎主要是由于脾湿不运，蕴湿化热，外受毒邪刺激，湿热毒邪发于皮肤所致。治疗宜清热解毒，凉血化湿。

病案举例

刘某，女，40 岁。1979 年 11 月 16 日初诊。

两天前因患上呼吸道感染，服用磺胺药片后，面部皮肤、双手皮肤潮红、水肿、瘙痒，随即在颜面部形成鲜红色斑块，并且渗液较多，双眼上下眼睑高度肿胀，不能睁开眼睛，口干口苦，纳差，大便干。舌尖红，舌苔黄腻，脉弦数。

辨证：血热蕴湿，湿热结毒。

治法：清热凉血，利湿解毒。

方药：青竹茹 18g，金银藤 18g，蒲公英 25g，板蓝根 9g，大青叶 18g，益元散 25g，生决明 18g，杭菊花 9g，佩兰叶 6g，酒黄芩 9g，鲜苇根 18g，生牛膝 9g，全瓜蒌 18g，薄荷叶 2g（后下）。

二诊：1979 年 11 月 19 日。服上方 3 剂后，颜面、双手皮肤潮红减退，颜面斑块渗液已净，残留皮肤脱屑，双眼睑浮肿也减轻，能睁开眼睛，大便仍干。舌苔薄黄，脉浮数。治同上法。

方药：蒲公英 31g，金银藤 21g，白僵蚕 6g，净马勃 3g，板蓝根 9g，大青叶 18g，生决明 25g，杭菊花 9g，生牛膝 9g，佩兰叶 6g，酒黄芩 9g，全瓜蒌 18g，益元散 25g，薄荷叶 3g（后下）。

三诊：1979 年 11 月 22 日。又服上方 3 剂，颜面、双手皮肤潮红已愈，还有少许皮肤脱屑，双眼睑尚有轻微肿胀，纳眠、二便均正常。舌苔薄白，脉弦数。再以清化之剂，上方加白鲜皮 3g，地肤子 9g，生石膏 12g。

服 3 剂后颜面、双手皮肤完全恢复正常。

第四十一节　银屑病

银屑病是一种慢性具有复发倾向的红斑鳞屑性皮肤病，相当于中医"松皮癣""白疕"。

《外科诊治全书》云："白疕，皮肤瘙痒，起如疹疥，色白而痒，搔之屑起。"《外科大成》云："白疕肤如疹疥，色白而痒，搔起白皮，俗称蛇虱，由风邪客于皮肤，血燥不能荣养所致。"总之，牛皮癣的成因，内在因素是血热湿盛，外在因素是受风邪侵袭，内外合邪而发病。热盛血络则皮肤发红斑；风热湿盛，肌肤失养，则皮肤发痒，搔之屑起，色白而痒。治此证当以清热化湿、凉血解毒祛风之剂。辨证准确，用药适当，持续一段时间用药，随症加减，调整用量，多可取得良效。

病案举例

梁某，女，40岁，已婚。工作单位：日用化学总厂。1979年6月9日初诊。

自1967年开始患牛皮癣，至今已有12年之久，病情时轻时重，反复发作，曾在北京各大医院服中西药治疗多年，但无明显疗效。经友人介绍特来我院中医科诊治。

全身皮肤潮红、肿胀，皮肤表面高低不平，有多数皮损块高出皮肤，尤以躯干部为著。搔之落下大量皮屑，留下点状出血点。头皮区更有大量的银屑脱落，头皮上有散在皮损块硬痂，头发枯槁无光泽。患者奇痒，难以忍受，夜不得寐，口苦口干，纳谷不香，大便干，月经正常。舌尖红，薄黄苔，脉浮数。

辨证：湿热受风。

治法：清热化湿，祛风止痒。

方药：蒲公英21g，青竹茹25g，金银藤25g，土茯苓15g，板蓝根9g，大青叶15g，白鲜皮9g，地肤子12g，酒黄芩9g，净连翘25g，嫩蚤休9g，益元散25g。

二诊：1979年6月15日。服上方5剂后，全身作痒减轻，其胸腹背部皮肤潮红转为暗红色，在连成一片而暗红的皮肤损区内，有小块健康皮肤出现。患者诉怕风，喜凉恶热，二便正常。舌尖红，舌苔薄黄，脉浮数。治同上法，加大上方用药剂量，蒲公英改为45g，土茯苓改为25g。

三诊：1979年6月22日。服上方5剂后，皮损处的红色减退为浅淡红色，仍有少量银屑脱落，瘙痒症状明显减轻，夜间已能入睡，口干口苦已愈，纳食正常，二便调。舌质正，薄黄苔，脉弦数。再以上方加减，板蓝根改为15g，大青叶改为25g。

四诊：1979年7月3日。服上方后，四肢皮损已痊愈，皮损块残余的浅红斑已消退，肤色正常，皮肤光滑，平整无屑，头皮亦不痒，皮损块已不高出正常皮肤，仅在腹部、背部尚有皮损块残余浅淡暗红底斑，但无磷屑脱落，亦不痒，夜间已能安然入睡。舌苔薄白，脉弦数。治同上法。

方药：蒲公英45g，嫩蚤休15g，青竹茹25g，土茯苓25g，板蓝根9g，大青叶18g，益元散25g，酒黄芩9g，净连翘25g，白鲜皮9g，地肤子12g。

五诊：1979年7月10日。又服上方5剂，四肢及头皮的皮肤已完全恢复正常，头发黑亮润泽，仅在腹部、背部尚有少量散在的皮损块遗下的色素沉着斑，不痒，也不脱屑，患者已无所苦。脉沉数，舌苔薄白。再以原方加减，蒲公英改为60g，土茯苓改为31g。

六诊：1979年7月19日。继服上方7剂，腹部、背部散在的色素沉着斑块已退，与周围正常肤色相同，患者无其他不适。纳眠、二便均如常人。舌质正，薄白苔，脉弦。

因体内湿热之邪已全部清除干净，内无湿热之患，外在皮肤疾患即很快恢复正常，为巩固疗效，嘱患者继服上方7剂，隔日服1剂。

患者前后共服用69剂症状消失，经随访，无病情复发现象。此类患者辨证明确，始终按照同药处方，药味基本不变，剂量随症加减。

第四章

常用药对、药组

1. 川羌活、茯苓

川羌活辛、苦、温，入膀胱经与肾经，具有散寒、祛风、除湿、止痛的作用；茯苓甘、淡、平，归心、肺、脾、肾经，具有利水渗湿、健脾宁心的作用。对于风寒湿痹，骨节酸痛，项强筋急者，姚老常用此药对，主要取二者散寒除湿的功效。二者相须相助，以治疗风湿性关节疼痛。常用量为羌活 2g，茯苓 9g。

2. 盐橘核、乌药

乌药辛温，归肺、脾、肾、膀胱经，具有温通行气、温肾散寒的功效；橘核苦平，归肝、肾二经，其主要功效为理气、散结、止痛。二药合用，乌药入肾，橘核入肝，二者相伍，可温通散寒，行气止痛，使肝肾调和，精血调达，主要用于治疗痛经、腰痛、胃脘痛等。常用量为盐橘核 9g，乌药 9g。

3. 杏仁、炙杷叶

杏仁苦温，有小毒，入肺、大肠经，祛痰止咳，平喘，润肠；炙杷叶苦平，入肺、胃经，化痰止咳，和胃降气。二药合用，同类相须，可发挥其止咳化痰的功效，用于治疗咳嗽、喘满、痰多者。常用量为杏仁 6～9g，炙杷叶 12g。

4. 紫丹参、远志肉、干百合

丹参性苦，微温，入心、肝二经，具有活血祛瘀、安神宁心、通经止痛的功效；远志性温，味苦辛，入心、肾、肺经，具有安神益智、祛痰、消肿的功效；百合甘寒，入心、肺二经，主要功效为养阴润肺，清心安神。三药相须同用，可发挥活血、养心、安神的作用，用于治疗胸痹、心悸、虚烦健忘、失眠多梦者。常用量为丹参 9g，远志 9g，百合 9g。

5. 金银花、金银藤、竹茹

金银花甘寒，入肺、心、胃三经，具有清热解毒、凉散风热的功效；金银藤甘寒，入肺、胃二经，具有清热解毒、疏风通络的功效；竹茹味甘，微寒，入肺、胃二经，具有清热化痰、除烦止呕的功效。三味药均入肺、胃二经，均可治疗外感热病，姚老将三味药相须同用，共取其清热的作用，用于痰热咳嗽、烦热呕吐、风湿热痹、温病发热、关节红肿热痛者。常用量为金银花 12～18g，金银藤 18g，竹茹 12～18g。

6. 桑寄生、川续断、杜仲炭

桑寄生苦甘平，入肝、肾二经，具有补肝肾、强筋骨、祛风湿、安胎元的功效；川续断苦辛，微温，入肝、肾二经，具有补肝肾、强筋骨、续折伤、止崩漏的功效；杜仲炭甘温，入肝、肾二经，具有补肝肾、强筋骨、安胎的作用。姚老常将三味药相须合用，其均入肝、肾二经，可发挥滋肝、补肾、助阳的功效，益肾强腰，主要用于治疗腰痛、痹证、月经病、胎动不安患者。常用量为桑寄生 9g，川续断 9g，杜仲炭 12g。

7. 藿香梗、苏梗

藿香辛温，入脾、胃、肺经，具有芳香化浊、开胃止呕、理气止痛、发表解暑的功效。姚老用藿香常用藿香梗，取其长于和中止呕作用。苏梗辛温，入肺、脾二经，具有理气宽中、温中止痛、安胎的功效。藿香与苏梗二药合用源于《太平惠民和剂局方》之藿香正气散，姚老将二药合用，取其和胃化湿、理气止痛的作用，常用于治疗湿浊中阻、脾胃湿滞引起的胃脘痛、脘痞呕吐、胸闷不适、头晕目眩等。常用量为藿香梗 9g，苏梗 9g。

8. 大腹皮、茯苓

大腹皮辛温，入脾、胃、大肠、小肠经，具有下气宽中、行水消肿的功效；茯苓甘、淡、平，具有利水渗湿、健脾宁心的作用。姚老取大腹皮下气行水宽中的功效，主要用于脾胃不和之气滞湿阻证，用茯苓发挥其健脾利湿的功效，用于中焦湿阻、脾虚便溏之证，将二者合用，取其健脾和胃、行气宽中兼可利湿浊的作用，用于治疗腹胀腹痛、水肿胀满、小便不利等。常用量为大腹皮 9g，茯苓 9g。

9. 佩兰、泽兰

佩兰辛平，入脾、胃、肺经，具有芳香化湿、醒脾开胃、发表解暑的功效；泽兰苦辛微温，入肝、脾两经，具有活血化瘀、行水消肿的作用。姚老用佩兰主要取其入气分的作用，可理气化浊，调节气机，用泽兰取其入血分的作用，既可行气活血，又可和血养阴，使气血流通顺畅，血海充盈，进而冲任调和，则月事正常。姚老将二药合用，旨在理气化浊，和血通经，用于治疗妇女痛经、闭经、月经失调等。常用量为佩兰 9g，泽兰 9g。

10. 全当归、杭白芍

当归辛甘温，入肝、心、脾经，补气和血，调经止痛，润燥滑肠。关于当归的作用，姚老常说："头止血而上行，身养血而中守，梢破血而下流，全活血而不走。"杭白芍酸苦微寒，入肝经、脾经，养血调经，柔肝敛阴，缓急止痛。全当归、杭白芍相须为用，能增强养血止痛之功能，临床常用于血虚血瘀所致的各种月经病、不孕症、产后病、血虚头痛眩晕、血虚便秘等。

常用量为全当归 9g，杭白芍 9g。

11. 夏枯草、生薏米、蒲公英

夏枯草辛苦寒，入肝、胆二经，可清火明目、散结消肿；生薏米甘淡凉，入脾、胃、肺经，具有健脾渗湿、除痹止泻、清热排脓的功效；蒲公英苦甘寒，归肝、胃二经，具有清热解毒、消肿散结、利尿通淋的作用。三药同用，可发挥相须的作用，取其消肿散结的功效，同时清利湿热，用于治疗子宫肌瘤、卵巢囊肿、乳腺增生、甲状腺结节等疾病。常用量为夏枯草 24g，生薏米 24g，蒲公英 24g。

12. 生决明、杭菊花、钩藤、牛膝

生决明咸寒，入肝、肾经，具有平肝潜阳、清肝明目的功效；菊花甘苦，微寒，归肺、肝经，具有散风清热、平肝明目的功效；钩藤甘凉，入肝、心包二经，具有清热平肝、息风定惊的作用；牛膝苦酸，归肝、肾二经，具有补肝肾、强筋骨、活血通络、引火下行的作用。姚老将此四味药同用，共同发挥相须相助的作用，利用其共同归经入肝的特点，取清肝平肝、引火下行的功效，用于治疗肝火上炎、肝阳上亢引起的头痛、眩晕、中风等。常用量为生决明 12～24g，菊花 9g，钩藤 9g，牛膝 9g。

13. 大乌枣、连翘

大乌枣甘、微酸，性平，归心、肾、脾、胃经，具有滋补肝肾、补中益气、养血安神、通九窍的功效；连翘苦微寒，入肺、心、小肠经，具有清热解毒、消肿散结的功效。二药同用，大乌枣滋补，连翘清利，补泻兼施，既发挥了大乌枣补益的作用，又利用了连翘入心经清心利尿、清热解毒的功效，对于湿热下注、热毒损络导致的肾病蛋白尿患者疗效显著。常用量为大乌枣 3 枚，连翘 18g。

14. 白头翁、秦皮

白头翁苦寒，归胃、大肠经，具有清热解毒、凉血止痢的功效；秦皮苦涩寒，入肝、胆、大肠经，具有清热燥湿、收涩、明目的功效。白头翁与秦皮同用，首见于《伤寒论》中白头翁汤，用于治疗热痢。姚老利用二药共同归经入大肠的特点，相须为用，取其凉血解毒、燥湿收涩之效，主要用于治疗肠炎痢疾、胃溃疡出血、湿热蕴结所致的带下及其他炎症出血。常用量为白头翁 9g，秦皮 9g。

15. 白鲜皮、地肤子

白鲜皮苦寒，入脾、胃、膀胱经，具有清热燥湿、祛风解毒的功效；地肤子辛苦寒，入肾、膀胱经，具有清热利湿、祛风止痒的功效。姚老将二药相须为用，利用其苦寒的特性，以清热凉血，燥湿解毒，用于止痒，对于各种皮肤瘙痒者疗效显著。此外，因其清热解毒之功效，姚老擅于将二药联合用于治疗咽痒。常用量为白鲜皮 6～12g，地肤子 9～18g。用于咽痒剂量偏小，取其轻轻上浮之意。

16. 菟丝子、阿胶珠

菟丝子甘温，入肝、脾、肾经，具有滋补肝肾、固精缩尿、安胎、明目、止泻的作用；阿胶珠甘平，入肺、肝、肾经，具有补血滋阴、润燥、止血的功效。菟丝子填精益肾，可使肾气得温，肾精得养，阿胶珠补血滋阴，补而不躁，养血而不伤阴，二药同用，对于肝肾不足及血虚引起的月经失调、经少、闭经等具有较好的疗效。常用量为菟丝子 9g，阿胶珠 9g。

17. 白茅根、大蓟、小蓟

白茅根甘寒，入肺、胃、膀胱经，具有凉血止血、清热利尿的功效；大蓟甘凉，具有凉血止血、散瘀消肿的功效；小蓟甘、苦，凉，归心、肝二经，凉血止血，祛瘀消肿。三味药相须为用，凉血止血，用于治疗鼻出血其疗效显著。常用量茅根15 ～ 31g，大蓟、小蓟各 15g。也可各取少量代茶饮。

18. 贯众、板蓝根、大青叶

贯众苦凉，入肝、胃经，具有杀虫、清热、解毒、凉血、止血的功效；板蓝根苦寒，入心、胃经，具有清热解毒、凉血利咽的作用；大青叶苦寒，归心、胃经，具有清热解毒、凉血消斑的功效。姚老擅于取三味药清热解毒之功效，用于抗病毒治疗，临床用于治疗与预防各种类型流行性感冒，常用量板蓝根 12g，大青叶 18g，贯众 9g。

第五章

四诊伤寒简要

《四诊伤寒简要》一书，是姚老在国医学院毕业后，在追忆贤师孔伯华先生教诲的基础上，结合学习《内经》《难经》《伤寒论》《金匮要略》《温病学》等经典著作，以及《医宗金鉴》《李濒湖脉诀》的心得，并结合五十余年的临床经验，择其精华，提挈纲纪，以歌诀形式编写而成，其简明扼要，便于诵记。书中包括诊法部分、望闻问切四诊，对要点处予以阐明，疑难句加以注释。"《伤寒论》要诀部分"抓住了六经辨证，简明扼要地指出伤寒脉、证、理、法、方药要点。对于三阴三阳的病理实质，分别加以提示、注释和列表分析，并指出鉴别的要点，对于伤寒等病也都加以阐述。

该书在编写过程中尽力做到广深兼顾，荟萃精华，博采众长，通俗晓畅，对从事中医工作者有较大的参考价值。

第一节　望　诊

一、望面颜色候病及预后

人之颜色气血精[①]，发于脏腑应五行，
色分青赤黄白黑，木火土金水相生[②]。
色喜光明浅淡润，沉浊晦暗聚散凶，
沉重色黑主内病，兼浊晦暗日色增，

浅淡浮主内外症，光泽无恙病亦轻，

一切病色如云散，主病将愈治易平。

倘病渐重主难治，色必深暗聚且凝③，

非常色见主暴死，黑块如指出天庭④，

或见赤色出两颧，大如拇指俱死形。

五官忽起黑色白，面如擦残汗粉容，

皆主暴病非常色，间有不病主他凶。

【提示】本节说明面部颜色变化与病情轻重的关系，要点有三：面部颜色与五脏、五色关系；正常面色及病时面色；特殊危候病容。

【注释】

①人的精神状态和面部气色的变异，足以显示整体的强弱和疾病的轻重危亡。神色是人体五脏气血盛衰的具体表现，健康的人，五脏无偏盛，气血调和，阴平阳秘，必然精神健旺，气血明润可喜，故疾病的轻重和五脏精气的虚实，可从神色上望而得之。

②青赤白黄黑，古人称为五色诊，是按五脏配五色的理论，在实践中总结出来的。木、火、土、金水为五行名称，医学上表示五脏间相生、相克之关系。青–肝–木，赤–心–火，黄–脾–土，白–肺–金，黑–肾–水，木（肝）生火（心），火（心）生土（脾），土（脾）生金（肺），金（肺）生水（肾），水（肾）生木（肝）等。

③病色有善恶之分，五色的表现，以明润含蓄为"善色"（即气至），以暗晦暴露为"恶色"（即气不至），善色与恶色对疾病预后有密切关系。善色出现，脏腑虽病，而胃气未伤，脏腑亦未受大损伤，预后多良；恶色出现，往往是由于无胃气或五脏

有一脏败坏，五色暴露而失去明润的生气，称为"天色"，预后多凶。病色可以转化，善气转为恶色，病趋严重，反之趋好转。

④天庭，指两眉间额，此处出现黑色块如指头，为暴疾险候。

本节前四句，说明面色与五脏之间的关系；中间十句，说明了病色中善色与恶色的特点，转变及预后等情况，后面八句，说明了"非常色"之变化，多居凶候，应十分注意。然上述情况，临床上不能过于拘泥，必须四诊合参，诊断才能准确。

【按语】本节只笼统讲了面色改变，至于五色的变化，在下节中进一步说明，宜结合理解。

二、五脏本色见病歌

多怒肝病面色青，左有动力胁肋痛，
疝病眩掉惊抽搐，目恍直视并耳聋。
面赤心喜舌红干，脐上动气胸疼烦，
实狂昏冒虚怒凄，健忘怔忡悸不安。
脾黄忧思脐动气，食少倦怠虚乏力，
腹痛泄利且肠鸣，身重胀满实便闭。
肺白多悲气有动，嚏喷咳唾寒热盛，
虚喘气短难续息，实寒吼吼促胸痛。
肾黑多恐胀腹气，水蓄肿满喘便闭，
虚痰呵欠空心饥，寒泄囊缩肢厥逆。

【提示】本节说明五脏病色及症状，为辨证分析的重要内容之一，突出了各脏主色、主病特点。

【按语】本节内容须与上节内容结合理解，上节重点讲了面色深浅、光泽，本节又讲了五脏各色及症状关系，不可分割。

三、望小儿三关指纹

小儿得病看三关，三岁下者仔细观，
初风次气三为命，男左女右手指看。
青色惊风白积疳，黄色纹见脾胃困，
色黑而暗必中恶，纹色紫热红伤寒。

【注释】小儿患病须望其食指浅表静脉颜色的改变，从手掌至指端共三节，依次为风关、气关、命关。病情轻重，也是看指纹在哪一关现出，古有"风轻气命危"之说。

四、望小儿面色外形

小儿面赤风热证，青为惊风黄脾疳，
白色虚寒气血弱，黑色肾败命归泉。
倘若脉乱汗出热，不食呕吐变为黄，
肢冷恶寒气胀满，面赤哭泣痘疹先。

【注释】本节说明小儿面色改变与病情变化之关系，对诊断小儿疾患意义较大。

第二节 闻 诊

已观面色再审声，音变为病音正平。
声发于内音出口①，喜怒哀乐敬中平。
和悦之声心喜正，忿励之声肝努应。
哀感之声悲凄韵，乐出心中舒畅清。
受敬柔和音肃正，此声无病之常情②。
五声倘变即生病，肝呼音急心笑雄。

脾歌韵慢促哭肺，肾呻低微病目明。

倘若失声粗重寒，火气郁结在肺经。

若不粗重久劳哑，亦有因疮烂疼痛。

大人中风不语哑，小儿不语慢惊风。

此皆失声难治症，细心色脉会诊评。

好言内热懒言寒，言状为实轻虚看。

音微难复夺气弱，神失无伦语妄谵[③]。

【提示】本节说明了正常情况下所发之音及病变之时所出之声与五脏的关系，参照望、问、切诊，以辨病证。

【注释】

① 声音与内脏有密切关系，根据声音的变异，可以进一步观察整体的变化。

② 上述情况，是一时感情触动而发生的声音，说明声音与情志变化的关系，这均属正常范围，与疾病无关。

③ 神失，神识不清。无伦，即言语颠倒，胡言乱语。妄谵，妄动、谵语之意。神识不清，语无伦次，语言声高有力者，为谵语，属实证。

第三节　问　诊

望闻之后问居先，推求起居饮食间，

朝夕昼夜阴阳甚，饮食二便冷热安。

朝轻夕重阴邪盛，昼重而热阳火炎，

夕加夜重邪独进，正虚神困治难痊。

阳旺于阳昼重热，阴旺于阴夜重寒，

阴上乘阳昼寒重，夜重而热阳下陷。

　　昼夜寒厥阴独重，阳重昼夜热且烦，
　　昼寒夜热阴阳错，怕虚神困饮食难。
　　食多气少胃强旺，或病新愈口食贪，
　　气多食少胃腑病，亦有肺热气逆然。
　　喜冷内热虚实酌，喜热内多寒冷干，
　　虚热喜冷饮则少，喜热饮少乃虚寒。
　　再问二便勤通闭，多寡颜色并稀干，
　　闭者为实利者虚，阴结亦闭莫实现，
　　阳盛热利时旁流，必须脉症细心参。
　　小便寒热分红白，仍要详问平素先，
　　平素淡黄多阴虚，湿热平素白如泔，
　　虚寒频数清长白，短赤如血火盛衍，
　　二便清利无实热，短赤结燥虚寒鲜。
　　此乃候病之要诀，男女孩幼定皆然。

　　惟老年人，大便多虚闭之时，莫认为实热之闭耳。人老血气枯衰，大肠多燥，此乃气逆不到，血不润化之故，观其小便清利，知其非实热耳。间或亦有实热之证，其小便必短，大便燥结者，方可以实证治之，仍须用清润之品。倘热甚，身体壮实之人，润剂不效时，必消泄者，酌用攻下之药，必须佐滋阴固气之品以保之，万不可过剂，方保无虞矣。

　　【提示】本节为问诊之要点，重点从寒热、饮食、二便三方面说明：

　　（1）第一至第十五句，为辨问寒热，寒热有昼夜轻重不同。昼热夜轻，邪在阳分，夜热昼安，邪陷阴分。此段分别从寒热、阴阳两个角度说明，先以寒热言，后从阴阳盛衰机理言。

　　（2）自第九句至第十句，说明饮食问诊，从食之多少喜冷喜热之饮食，辨明病证的寒热虚实。

（3）自"再问二便"后，说明二便之病理变化，先大便，后小便，大便注意质量、颜色及干润程度，小便注意颜色、长短、频寡。

第四节 切 诊

一、定脉部位

掌后高骨定为关，上至鱼际寸中间，
关至尺泽为一尺，关下故名尺脉焉。
三分寸关尺三部，定脉自古内经传①。
上焦候寸下候尺，中焦之候在两关，
三焦有名无形象②，只可统入一身言。
五脏六腑阴阳配，浮阳沉阴表里连，
心与小肠左寸候，胆与肝经在左关。
肾与膀胱左尺部，大肠与肺右寸参，
右关表里脾胃在，右尺亦肾命火源③。

【提示】本节说明了独取寸口的诊法，要点有三：寸口脉三部分位，寸、关、尺；三部分候三焦；三部分候五脏六腑。

【注释】

① 寸口切脉诊法载于《内经》，详于《难经》，而推广于王叔和《脉经》。人体气血的运行与血气脏腑的关系十分密切，气血脏腑发生病变，脉往往先受影响，甚至在疾病还未显露之前，脉已有了变化，故通过诊脉可候病情。

《难经》云："从鱼际至高骨（桡骨茎突）却行一寸，名曰寸口。"从寸口到肘得一尺，名曰尺泽。寸后尺前，名曰关。阳出阴入，以关为界。

②三焦：即上焦、中焦、下焦，含义有二：

从部位上分，上焦指胸膈以上部位，包括心肺在内；中焦指膈下、脐上部位，包括脾胃等脏腑；下焦，指脐以下部位，包括肾、膀胱、小肠、大肠。从病理生理角度言，下焦还包括部位较高的肝，故下焦往往肝肾并提。

从功能上看，《灵枢·营卫生会》指出："上焦如雾"（指心肺的输布作用），"中焦如沤"（指脾胃的消化传输作用），"下焦如渎"（指肾与膀胱的排尿作用，包括肠道的排便作用）。这些功能实际上就是体内脏腑气化功能的综合，并非属于某个脏器，故曰"有名无形象"。三焦的"焦"字，有热的含义，热源来于命门之火，通过气化作用而体现出来。尤在泾说："按《内经》上竟上、下竟下之理……三焦当分候上、中、下三部分。"与三部候五脏六腑之说，大同小异。

③右尺亦肾命火源：寸口脉两尺都属肾，肾脏是在人体水液代谢中起主要作用的脏器，故称肾为"水脏"，然而完成水液代谢及生殖功能等作用，要有阳气来推动，中医将此称为"命门之火"，即生命之门的含义，亦称水中之火（指肾的功能活动）。在取寸口脉时，右尺以候命门之火，左尺候肾水，一阴一阳，对立统一。

为何独取寸口脉？《难经》独取寸口的理论是："寸口者，脉之大会，手太阴之动脉也……五脏六腑之所终始，故法取寸口也。"十二经脉气血运行，五十度一大会，起于手太阴，归于手太阴，手太阴经，肺经也，肺朝百脉，故百脉之变，皆可反映于肺经，寸口取脉，道理于此。

二、定脉至数

诊脉之初，先定至数，欲知至数，先平己之呼吸，以己之呼吸，定脉之至数。人之呼出于心肺，吸入于肝肾。人一呼一吸，名一息，一息脉，常脉四至，故为无病之平脉。平者，和者，缓也，无太过、无不及也。亦有一息五至而无病者，其人必禀赋旺，气血充足。经云，太过实强，病生于外；不及虚弱，病生于内。四时而病，胃气[①]为本，胃气者即缓脉也。歌曰：

凡诊病脉，平且为准，虚静凝神，调息细审。

一呼一吸，合为一息，脉见四至，平和之机[②]。

五至亦可，闰以太息[③]，三至为迟，迟则为寒，

六至为数，数则热生，至数分清，数迟既明，

冷热可凭。

【提示】本节重点说明了诊脉方法，及脉搏频率所反映的人体生理病理变化。要点有三：诊脉注意调匀呼吸，安静专注；判定至数之标准；正常脉搏动之频率（至数），脉搏至数快慢，表明病的性质，属寒或属热。

【注释】

① 胃气，人以胃气为本，意即消化机能在一定程度上代表病人的一般抗病能力。《素问·平人气象论》云："有胃则生，无胃则死。"故脉以胃气为本。关于胃气，前人说法很多，总之，平人脉不浮不沉，不急不徐，从容和缓，节律一致，是为有胃气。

② 脉以四至为和平，五至必形气壮盛，可闰以太息。以此为准，不及为迟，太过为数，此为以至数而得名之脉，迟脉主寒，数脉主热。

③ 太息，即深呼吸。正常人的呼吸中，也有时歇的深呼吸。

平时呼吸与脉搏的比率为 1:4，深呼吸时约 1:5，这种比率的改变，脉诊上称为"闰以太息"。

三、二十八脉阴阳配

二十七脉对待工，以缓为本作天平，
不浮不沉在中取，不迟不数至从容。
缓脉就是有胃气，和缓圆静自分明，
缓为无病之平脉，间于缓者是病生。
先分浮沉迟数脉，此因诸脉四纲领，
其余再论各病脉，旁见侧出寓其中。
微细虚实长短配，弦弱滑涩芤革形，
紧散濡牢洪伏脉，对待阴阳配偶成，
至于结促动与代，阴阳甚极脉来停。

【提示】本节说明了二十七部脉之名称，及形状相反的脉之配偶，指出了缓脉、浮沉迟数脉之重要性。要点有三：缓脉特点；浮沉迟数四种脉为诸脉之纲；其余诸脉的名称及配偶。

【按语】

脉学中二十八脉主病，各不相同，有些脉象近似的，容易混淆不清，因此前人很重视脉象的鉴别问题，王叔和、李濒湖也曾指出这一点，徐灵胎更具体地说明脉象的鉴别。应从两方面着手，即用近似脉象相比的比类法、用相反脉象对比的对举法，这都是鉴别脉象的好方法。本节二十八脉阴阳配，即是以对举法为基础，将相反脉象配偶，便于记忆鉴别。

浮沉迟数为诸脉四纲领。二十八种脉中有因部位而得名者，有因至数而得名者。凡因部位而得名者，统乎浮沉之下。得之皮肤为浮，得之筋骨为沉。浮而无力为濡，沉而无力为弱；浮而极有力为革，沉而极有力为牢；浮中沉俱有力，按之且大为实；浮中沉俱无力，按之且大为虚。凡因至数而得名者，统乎迟数之下。一息三至为迟，六至为数；四至为缓，七至为疾；数时一止而复来为促，缓时一止而复来为结；至数不均，动而中止，不能自还，须臾复动为代。故曰：旁见侧出寓其中。本节中应有"疾脉"。共为二十八脉。

将种类繁多的脉象，按其相对的性质进行归类，以辨病之表里、寒热、虚实和顺逆，此称为对待。

四、五脏四时有本脉

五脏四时有本脉，左寸之心浮大散，
肝在左关沉弦长，右寸脉应浮涩短，
肾在左尺沉石濡，脾居右关脉和缓，
唯有右尺亦属肾，相火如心脉不远①。
四时春弦夏脉洪，秋毛冬石俱带缓②，
推敲本脉牢记清，再诊病脉必明显。

【提示】本节说明正常时五脏脉的特点，及随时四时季节气候的变化所发生的变化。

【注释】

① 此为五脏脉所具有之特点，在相应各部脉中见如上脉象，为正常脉象。

② 正常人的脉象，四时各有不同，称为"脉合四时"。人本在春温、夏热、秋凉、冬寒四时气候变化时，脉象也随之变化。

秋毛：毛，轻微之意，秋天收敛，脉象搏动幅度也相应减弱而稍浮。冬石：石，沉重之意，冬寒时，阳气潜藏，皮肤紧束，故脉象相应地沉紧一些。

1. 浮脉

浮如水上漂轻舟，感受风寒先痛头，
举之有余按不足，浮主表证腑中忧。
有力为风无力虚，形同毛散命将游，
里证脉浮精血脱，药虽有效疾难医。
浮紧伤寒虚伤暑，浮数风热迟湿留，
浮濡云雾多阴虚，浮软葱空失血衄。

【注释】前四句说明浮脉之形象、特点及主症；中间四句说明浮脉在各症中所表现之特点；后四句说明兼有其他脉时所反映的病证。

2. 沉脉

沉居筋骨有无疴，重于按之筋骨得，
至数调匀来去缓，沉而无力世人多。
有病而沉兼别脉，疾生于里脏中摩，
有力无力虚实定，沉数内热迟冷寒，
沉紧冷痛沉滑痰。

3. 迟脉

迟脉三至欲亡阳，二至为败仔细详，
总由寒气侵脏腑，只宜温药不宜凉。
有力积寒无力虚，浮迟在表沉里脏，
未有无寒脉迟者，缓急内外细忖量。
缓病缠绵内寒积，补养元气温阳纲，
外邪侵凌急病症，客邪温散热无妨。

4. 数脉

数脉为阳至倍三①，皆知数脉是火炎，
哪知数有虚实火，生于何经仔细参。

脏腑火生皆脉数，五运六气感亦然，

而今细辨诸般数，推求何因治不难。

君火寸脉数有力，狂妄实火用芩连，

相火而炽脉亦数，桂附能引火归原。

脾虚火数参芪治，柴芍能泄肝火炎，

肾虚脉数是水亏，两地滋阴水自泉②。

火盛克金肺脉数，清金泄热二冬先，

血燥脉数归芍润，滑数痰火二陈煎。

伤寒脉数羌防入，湿热芩术盐柏安，

中暑之脉亦虚数，东垣清暑益气添③。

无根之火脉洪数，欲泄此火用丹玄④，

失血阴虚脉数细，斟酌纯静品甘寒⑤，

滋阴生水兼培养，数脉见退保安全。

【提示】本节较详细地说明了五脏六腑及外受邪后所致各种情况产生之数脉，同时提示了各种情况下宜采用的代表药物。

【注释】

① 至倍三，即脉之至数，为三至三倍，即六至也。

② 两地，指生、熟地黄。

③ 东垣清暑益气汤：黄芪 3g，苍术 3g，升麻 3g，人参 1.5g，泽泻 1.5g，神曲 1.5g，白术 1.5g，麦门冬 0.9g，当归身 0.6g，炙甘草 0.9g，青皮 0.6g，黄柏 0.9g，葛根 0.6g，五味子 9 粒。

④ 丹玄，指丹皮、玄参（元参）。

⑤ 失血阴虚，宜用滋阴养血清热的甘寒药物，斟酌纯静品甘寒，即此意。

5. 微脉

微脉轻有重取无，软弱难容一吸呼，

阳弱气虚将欲脱，重用温补莫疑糊。
回阳返本炮姜附，益气黄芪参白术，
微与细脉阴阳对，辨别施治自悬殊。

6. 细脉

细脉如丝指下牵，沉取余音不绝然，
举之极柔按下绝，形与微脉大相悬。
滋阴生水且清金，君用二地麦冬天，
此属真阴将失守，细中加数病难痊。

7. 虚脉

虚脉举按大而松，至数迟柔力不充，
本气内亏皆不足，病与实邪不大同。
得于夏月多伤暑，左手脉见血虚空，
亦有先天本质弱，虚中带缓故和平。

8. 实脉

实脉浮沉大而圆，依稀指下带长弦，
病在三焦由热邪，胸满闷躁口鼻干。
伤寒邪入阳明胃，二便短躁语发谵，
右关脉见伤食痛，清解攻下药宜寒。

9. 长脉

长脉指下过本位，宜于柔和怕绳牵，
倘是阳明热郁症，形似绳牵硬而弦。
自若迢迢柔和脉，虽有旧病自将痊，
长见心脉神强壮，肾长蒂固根深盘。

10. 短脉

短脉本部且无余，指下短小动宛如，
短脉与动形相似，动乃圆滑短滞濡。

短而带数酒伤神，停食三焦气不舒，
艰滞短脉是何因，总由阳在阴中伏。

11. 弦脉

弦脉形似初张弓，得病非肝即胆宫，
疝癫癥瘕兼疟疾，伤寒邪传少阳经。
挺然指下端直硬，浮沉肝胆二经同，
肝应攻泻胆宜解，莫存温补在胸中。

12. 弱脉

弱脉质软去来柔，形异虚脉不见浮，
虚脉浮沉皆松大，弱脉沉见举手无，
无病滑脉有病涩，弱涩形枯急调补。

【按语】弱脉兼滑为有胃气，为无病脉；弱脉带涩为病脉。

13. 滑脉

滑脉如珠溜不定，指下柔和圆转动，
男得气虚多生痰，女得有喜不为病。
妇人受孕将三月，尺数关滑寸脉盛，
浮滑风痰数痰火，亦有蓄血宿食生。

14. 涩脉

涩脉迟滞往来艰，至数参差应指端①，
时细时迟时短散②，与滑形状相对看。
血流不通脉艰滞，间或一止复来焉，
此脉只缘精血少，阴虚时热或纯寒。

【注释】

① 参差，至数不齐，即不整齐之意。
② 形容脉行之不畅。

15. 芤脉

芤脉如手按葱葱，指下中央总是空，
虚而空者为芤脉，必病血脱定伤荣。
内伤五脏呕吐咳，伤荣或衄或血崩，
诊视细观迟与数，虚实寒热易分明。

16. 革脉

革脉中空两旁实，指下如同按鼓皮，
实而空者是革脉，揣摩指下细分析。
芤主亡血革亡精，间或亦有亡血期，
是病劳伤神恍惚，梦寐无故自精遗。

17. 紧脉

紧脉弹手如横刀，形同转索聚之极，
此乃热为寒所束，寒痛温散药相宜。
人逢脉紧伤于寒，气口紧盛寒停食，
浮紧宜散沉紧温，劳嗽沉紧抢救急。

【按语】腹痛之脉浮紧，咳嗽之脉沉紧，皆主危症，宜急救。

18. 散脉

散脉软松无统纪，形似风吹杨柳絮，
至数来多或去少，指下恍惚无颗粒。
此脉与紧相对看，似松非微亦非细，
此脉须知医治难，根本脱离无宗气。

19. 濡脉

濡脉皮毛轻手按，形似浮萍漂水面，
极软如绵水下浮，重按无有举手见。
病者得此多伤湿，或主血虚又盗汗，
倘遇平人天然脉，虽无疾病非康健。

20. 牢脉

牢脉有力实而坚，重于按之筋有间，
极沉似壮实长长，脉虽实证寒伤肝。
寒气伤肝多疝瘕，实证实脉易医痊，
倘遇失血见牢脉，病脉相反病属险。

21. 洪脉

洪脉最著指轻投，形如波涛浪涌流，
夏月得之应时脉，指下来盛去悠悠。
非时见洪是病脉，诸般腹满兼痛头，
或时自汗呕吐渴，阳盛阴衰火上浮。

22. 伏脉

伏脉沉稳是何因，多得伤寒酿汗深，
此脉浮沉俱不得，重于着骨始能寻。
一手单伏两手双，邪难发越火内侵，
伏脉必须大和解，此乃阳极反似阴。
又有夹阴伤寒证，阴盛阳衰仔细分，
六脉沉伏四肢逆，回阳救逆附姜用。

【按语】附子、干姜辛甘大热，可回阳救逆，主治夹阴伤寒。

23. 结脉

结脉迟中复一止，阴盛阳微一片寒，
迟脉为寒结寒极，或三或五无定数。
浮结内有新积病，沉结必有积聚坚，
遇此诸般阴积证，消散温补可治痊。

24. 促脉

促脉形同数一般，时而一止细心辨，
数中一止无定数，此热较数为甚焉。

三焦郁火炎炎盛，必至谵妄口舌干，

此为阴衰阳独盛，急速泻火大凉寒。

25. 动脉

动脉主候惊与痛，阴阳相搏名为动，

如豆之大数动摇，尺寸不见独关应。

莫把此脉当滑看，滑脉圆动无一定，

右关阳动则汗出，左关阳动必热盛。

26. 代脉

代脉似结不同看，也是动中有一止，

结脉止停无定数，代必依数止复还。

血痢疮痛气不续，或见心悸阴伤寒，

若是妇人见代脉，妊娠已经将百天。

【按语】结促之止或三动或五动，一止无定数，代脉之止有定数，必依数而止，良久方来。若无病平人，脉见代必危。若有病疮疽疼痛，或痢脓血，折打损伤者，见此脉，为气不续之故，可治。若伤寒，心悸、脉代者，急用复脉汤投之。若妊娠见此，为养胎之脉，为好现象。

五、病危预后不良脉象

缓脉病脉，前已详明，病危险候，脉象七种①。

弹石②劈劈，硬而又急，解索③而散，乍密乍稀。

雀啄④坚锐，连连啄食，时数一止，硬而且促。

屋漏⑤止迟，良久一滴，涩迟短散，静中一急。

两息一至，时迟之极，鱼翔⑥虾动⑦，掉尾迟移。

头身不动，尾自依依，釜沸⑧之脉，如汤外溢。

一见诸脉，凶在旦夕，寸关虽绝，独尺仍吉。

沉缓而匀，尚有生机，名为有根^⑨，可望治医。

三部皆危，抢救急需。

【提示】本节说明七种怪脉之特征。

前一句为点题，指明危险证候之脉有七种。

第二句始至"如汤外溢"，为七种怪脉之特征。

"一见诸脉"之后，为见脉之预后。

【注释】

① 七种怪脉之说，源于元代危亦林《世医得效方》，其列怪脉十种，称为"十怪脉"，后世医家在十怪脉中去掉偃刀、转豆、麻促，称为"七怪脉"。这些脉象，临床常可遇到。

怪脉亦称死脉、真脏脉、败脉等，多主危重之症。

② 弹石脉，脉在筋肉之下，劈劈凑指，有如用指弹石，为肾经真脏脉，病危难治。

③ 解索脉，脉在筋肉之上，乍疏乍密，散乱无序，如解乱绳之状，说明肾与命门之气皆亡。

④ 雀啄脉，脉在筋肉间，连连危数，三五不调，止而复作，如雀啄食之状，说明脾之谷气已很微弱。

⑤ 屋漏脉，脉在筋肉间，如残漏之下，良久一滴，溅起无力，状如水滴溅地之形，为胃气营卫已微已绝。

⑥ 鱼翔脉，脉在皮肤，头定而尾摇，浮浮泛泛，似有似无，如鱼翔之态，乃三阴寒极，为亡阴之候。

⑦ 虾游脉，脉在皮肤，来则隐隐其形，时而跃然而去，如虾游。

⑧ 釜沸脉，脉在皮肤，浮数之极，如釜沸中空，绝无根脚，乃三阳热极，无阴之候。

⑨ 有根脉，人身十二经脉，全靠肾间动力以为生发，肾气

犹存，如树木之有根，枝叶虽枯，根本不坏，尚有生机。肾气未绝，则脉必有根。沉以候肾，尺以候肾，尺脉沉取应指有力者，是有根的脉象。

六、五脏危脉

1. 心危脉

心绝之脉如带钩，前曲后居如转豆[①]，
居者重取牢不动，曲者轻按硬不柔。
转豆形如循薏米[②]，滞涩指下不滑溜，
此乃真脏之脉见，心气将绝一日忧[③]。

【注释】

① 转豆：此为十怪脉之一，脉来累累，如循薏苡仁之状，是心之危候。之所以称为"转豆"，因脉来形如豆之转旋之状。

② 如循薏米：薏米，形椭圆，在此形容心之危脉，好似用手按于薏米之上，为一种比喻。

③ 一日忧：说明病情危险之程度，若不及时抢救，在一两日内，恐性命难保。以下各危脉中八日、三日等，皆述其危重。

2. 肝危脉

肝绝之脉循刀形[①]，来去急硬如新弓，
弦硬过急肝绝脉，肝绝死在八日中。

【注释】

① 偃刀脉：十怪脉之一种，偃刀即仰起的刀，口锐而长，形容脉弦细而紧急，有如用手摸在刀刃上之感觉。

3. 脾危脉

脾绝雀啄又屋漏，或见覆杯如水溜，
三者皆为脾危脉，见脉四日急抢救。

4. 肺危脉

肺绝脉似风吹毛，极言浮甚如羽飘，

根本脱离真脏见，三日急救抢险候。

5. 肾危脉

肾绝之脉如弹石，时而夺索乱而迟，

肾为生命之根本，脉绝四日抢救急。

6. 命门危脉

命门危脉是危候，脉似鱼翔或虾游，

或水涌泉流不返，及时抢救莫停留。

七、异脉

脉有反关①有六阴②，诊时详问细察寻。

反背后同前脉部，六阴无病脉不真。

或有一手或两手，天然无病莫疑心。

【注释】

① 反关脉：一种生理特异的脉象，切脉的位置也在寸口的背面，这种特异的脉位，称为反关脉。

② 六阴脉：一种生理特异的脉象，平素的两手寸、关、尺各部的脉象均较细弱，但无病态，故不属病理性脉象。

第五节　病脉参会歌

浮沉表里分脏腑，迟寒数热有正邪，

浮数表热沉数里，浮迟表寒沉冷结，

浮脉主表腑病居，有力为风无力虚，

浮迟表冷数风热，浮紧风寒缓风湿，

浮虚伤暑芤失血，浮微劳极濡阴虚，
浮散宗气将脱本，浮弦痰饮滑痰疾。
沉脉主里为寒积，有力痰食无力虚，
沉迟里寒数内热，沉紧冷痛缓水蓄，
沉牢寒疝结寒紧，沉实热极弱血虚，
沉细阴虚弦饮痛，沉伏吐利滑食宿。

迟脉主伤脏，亡阳阴冷汗，积寒有力痛，无力乃虚寒。
数脉主腑伤，热甚发谵狂，有力为实热，无力主虚疮。
滑脉主痰饮，右关独主食，尺滑多宿血，寸滑时吐逆。
涩脉主少血，往来时寒热，阴虚时盗汗，反胃必肠结。
弦脉主饮痛，肝长侮脾经，阳弦主头痛，阴弦定腹痛。
长脉主病退，短脉伤酒食，微脉阳弱脱，细乃阴虚极。
浮长数风间，沉短食痞积，沉细主阴伤，沉紧冷痛脐。
缓大湿火炎，缓细脾湿寒，缓涩阴血伤，缓滑是湿痰。
涩短主阴虚，弱小是阳竭，阳微必恶寒，阴微必发热。
阳动则汗出，阴动则发热，阳动或痛惊，阴动崩失血。
革脉不足多，阴阳内相搏，男子病失精，女子或溺血。
阳盛脉多促，肺痈内热毒，三焦郁火盛，宜泻不宜补。
阴盛脉则结，积聚寒疝厥，阳微一片寒，培补用温热。
代脉主气衰，或泻痢脓血，伤寒并霍乱，跌打及闷绝。
疮疽疼痛甚，妊娠胎三月，一脉关生死，仔细要分别。

【提示】本节重点说明了常见十几种脉象各自所主病证，及各种病脉相兼时，所主病证，这是需要在临床上仔细分别的。本节仍以浮沉迟数为纲，分别予以说明。

第六节　内伤杂症见预脉后

中风外感症 ①，脉喜浮洪缓，坚大又急牢，其症病情险。
伤寒初中经 ②，脉浮而紧应，沉细且涩小，脉症反必凶。
汗后脉宜静，身凉内自安，汗后脉仍躁，身热愈必难 ③。
阳证见阴脉，难免病危殆，阴证脉反阳，虽困终无碍 ④。
劳损内伤证，脉宜虚细弱，汗出后忽躁，此为险候兆。
泻痢日久多，脉沉滑小弱，倘实大浮数，发热症必恶。
呕吐反胃伤，浮涩缓脉昌，弦数牢紧脉，肠结不可当。
霍乱夏月生，脉见代勿惊，肢厥逆脉迟，阳绝症候凶。
咳嗽脉必浮，二大或浮濡，倘脉沉伏紧，不久归阴途。
哮病喘抬肩，浮滑是顺脉，沉涩肢逆冷，日久症必败。
体胖中火证，洪脉数可医，微弱散无神，根本已脱离。
骨蒸夜热症，脉细数阴虚，热甚脉涩小，病重定难医。
失血吐衄症，脉必见浮芤，缓小虚弱喜，牢大数堪忧。
蓄血在腹中，牢大却相宜，脉沉涩且凝，求速愈无期。
上中下三消，脉数大者轻，细微沉短涩，治虽应手凶。
小便淋闭湿，鼻面色多黄，实大脉可疗，涩小沉必亡。
癫乃痰中阴，狂乃痰中阳，浮滑洪均吉，沉急病日长。
诸痫宜虚缓，忌沉小急实，陡陡然脉弦，不死愈无期。
胃脘心痛症，虚寒必作呕，细迟脉易治，浮大必延久。
疝为肝脏病，脉必弦紧急，牢急者易治，弱者者愈稀。
黄疸内湿热，洪数脉偏高，不妨浮大缓，微涩定难医。
肢腹胀水肿，浮大洪实宜，脉沉细迟微，何处觅良医。
五脏各为积，六腑各为聚，实强脉可医，沉细治难愈 ⑤。

妇人将受孕，阴搏并阳别[6]，少阴脉滑动，其胎已成结[7]。
脉滑疾不散，胎必已三月，脉且疾不散，五月可分别。
左疾为男兆，右疾女可决[8]，将产之先脉，散乱已离经[9]。
产后之诸脉，虚弱缓为应，倘实大弦牢，见症主多凶。
若见芤革脉，防生气脱崩。
鬼祟邪中人[10]，左手脉不齐，乍大时乍小，忽数又忽迟。
疮疽未溃时，洪大脉相宜，及已破溃后，洪大最为忌。
肺痈已成脓，尺数而无疑，脓稠正气壮，脉数而且实。
肺痿是火伤，无脓是肺枯，寸脉数无力，涩短俱相复。
恐逢脉数大，气损并血失，颧红夜热泄，不食归阴途。
肠痈为实热，滑数脉为应，倘虚沉细迟，脉反症必凶[11]。
中暑是阴邪[12]，脉虚数虚怯，便利好静眠，忌凉宜温热。
中热阳邪蒸[13]，脉浮数大洪，二便短赤燥，胸满喘不宁。
热毒非暑症[14]，利水解毒清，不知分暑热，误治命难生。
气鼓胀难受，腹大四肢瘦，弦数脉可医，沉迟命难救。
小儿积聚疳，形症辨为先，哭泣难凭脉，积虫食热愆。
莫疑脾胃弱，温补即为偏，积虫消其半，膳后补培安[15]。

【提示】本节总结了外感内伤杂病在脉象上的顺逆规律，概要地说明了每种病之病因、主要症状及脉象，由此而测知病情预后，易治或难治，是常症或险候，以便治疗时采取相应措施。

【注释】

① 中风，此风含义有二：风指"外风"，即外感风邪的病证，症见发热、头痛、汗出、脉浮缓，见于《伤寒论》太阳篇。风指"内风"，指脑血管疾病等，此非本节所指。

② 伤寒，病名或证候名。广义的伤寒是外感发热病的总称；狭义的伤寒为太阳表证的一个证型，症见发热、恶寒、无汗、

头项强痛、脉浮紧。本节指的伤寒即狭义伤寒。"初中经"即指寒邪刚刚侵袭人体肌表，"经"指太阳经，主一身之表。

③初感风寒之邪，病在肌表，其脉只见浮而不见数或急者，为病邪仍在肌表，未入里之候。若发汗后而脉躁，脉象变得比原来急迫躁动，表示病情恶化内传。

④凡属急性的、动的、强实的、兴奋的、功能亢进的、代谢增高的、进行性的、向外（表）的、向上的证候，都属阳证，如面色潮红或通红，身热喜凉，狂躁不安，口唇燥裂，烦渴引饮，语声壮厉，烦躁多言，呼吸气粗，大便秘结，腹痛拒按，小便短赤，脉象浮，洪数，实滑有力，舌质红绛，舌苔黄燥，甚或有芒刺等。本节所指，仅为表证中之阳证。

凡属慢性的、虚弱的、静的、抑制的、功能低下的、代谢减退的、退行性的、向内（里）的证候，都属阴证，如面色苍白暗淡，身重蜷卧，肢冷倦怠，语言低微，静而少言，呼吸微弱，气短，饮食减少，口淡无味，不烦不渴，或喜热饮，大便腥臊，小便清长或短少，腹痛喜按，脉象沉、迟、细、无力，舌淡而胖嫩，舌苔润滑等。本节所指阴证，仅为表证中之阴证。

"阳证见阴脉"，即指外感表证，显示为阳证，但脉见阴脉，说明病邪已由表向里传变，病情向严重方向发展。"阴证见阳脉"，说明人体正气渐复，是好转的症候。

本节重点说明了外感风寒之后，病情之发展，从六经传变的角度，观察病情之趋势。

⑤"劳损内伤证……至沉细难治愈"论述了内科杂病19种，每种病用四句话概括，扼要说明了病名、主要症状及预后良恶的脉象。

⑥阴搏阳别，迟脉属阴，为肾所主，因胞系于肾，胎气鼓动，

故两尺脉滑数搏指。阳指寸脉。若见妇人尺脉显著地滑于寸脉，且比寸脉搏动明显，称为阴搏阳别，便是有孕之征。《内经》云："阴搏阳别谓之有子。"

⑦ 少阴脉滑动，指月经初停时，诊左寸脉滑动，这是血欲聚以养胎的现象。"少阴脉"指左寸脉，左寸主心，心者少阴经也。此四句为辨妇人妊娠之要领，诊脉时需注意。

⑧ 左疾为男兆，右疾女可决，此为妊娠后辨别是男是女的方法。古人有此一说，临床可供参考（男左女右、左阳右阴）。

⑨ 离经脉：一指孕妇分娩期间，脉搏加速，称离经脉；二指某些过快或过慢的脉象。《难经》把脉搏与正常呼吸比率多于六者（超过108次/分）及少于二者（不足36次/分）称"离经脉"。本节所指为第一种含义。

⑩ 鬼祟脉，指脉之忽大忽小，忽数忽迟者，后三句均已做解释。此为怪脉之一种。

⑪ 自"疮疽未溃时"至"脉反症必凶"，叙述了外科病证的预后，其中的"最为忌""归阴途""症必凶"等语，皆指预后不良而言。

⑫《素问·热论》云："先夏至日为病温，后夏至日为病暑。"故夏令之热病为暑病，这是广义的中暑之意。古人又有"动而得之者为阳暑，静而得之为阴暑"之说。这是在广义的暑病下因发病之因不同而进一步分辨的。本节所说"中暑为阴邪"，即是指狭义的静而得之者，乃纳凉于厅堂水阁，大扇风扇，嗜食瓜果，致生寒疾，故曰"阴邪"。

⑬ 中热为中暑（广义）病之一种类型，是"动而得之者"。所谓"动而得之者"，指在盛暑烈日之中工作或长途旅行，猝然昏倒，不省人事，而成中暑之症，属于阳暑，为感于大热，故

称"阳邪蒸"。又，暑之含义十分明显，暑者，日下之人也，日在上，者在下，合而为暑，其病之因不言自明。

⑭ 热毒非暑症，热毒之症不是暑症，热毒不是感于外邪而病，而是体内蕴热，所以必须解毒利水，使内热泄出。如果不注意区分暑与热毒则会误治，这是很危险的。自"中暑是阴邪"到"误治命难生"，为内科杂病"中暑"一类，似应放于前面内科杂病一类。

⑮ 最后两行为儿科病脉及治疗原则。

第七节　伤风脉证方歌

六淫触之为伤风①，憎寒壮热时头痛，
无汗身热呕吐渴，脉浮数大或兼洪。
此症主以羌活汤②，防风芎细地羌苍，
白芷条芩佐炙草，引用大枣葱生姜。

【注释】

① 六淫触之：六淫即风、寒、暑、湿、热、燥火太过与不及。触之，即指六淫之邪侵及人体。

② 羌活汤：为散风解表之剂，组成共九味药，即防风、川芎、细辛、生地黄、苍术、白芷、黄芩、炙甘草、生姜，葱白、大枣为引。

第八节　伤寒脉症方歌

伤寒一日受太阳①，有风有寒细辨详②。
伤中风邪经先受，治风须用桂枝汤。
六脉洪浮而且缓，恶寒头痛又项强，

过时即热时有汗，风邪中入经膀胱 ③。

倘若邪入腑卫分，小便不利可饮凉，

外见腑病先利水，方用五苓散相当 ④。

伤中寒邪经先受，脉浮而紧用麻黄，

体痛无汗必恶寒，历时虽然呕逆长 ⑤。

倘邪传入腑营分，小腹急结热如狂。

前中于经麻黄证，此中腑营承气汤 ⑥。

倘是风寒两俱中，经大腑小青龙汤 ⑦。

【提示】本段要点有三：太阳病因受邪不同而分为两大类；中风之症状及治疗方剂，经证、腑证之治法不同；伤寒的经证、腑证之症状及治疗，风寒两邪俱中的治疗方剂。

【注释】

① 伤寒一日受太阳，即指伤寒病，初感外邪（风寒）时是太阳经病。太阳，在六经辨证中，主一身之表。一日，并非拘泥于一天之限，宜理解为最初、刚刚受病之意，本节下文中的二日、三日等俱同此意。

② 有风有寒，《伤寒论》中认为，感于风邪者为"中风"，感于寒邪者为"伤寒"，中风为阳邪伤卫，中寒为阴邪伤阳，二者在症状上、辨证上、治疗上都有区别，因而在临证治疗时要仔细分辨。

③ 风邪中入经膀胱，中风之证，脉浮，头项强痛而恶风，有汗，此为风邪中经之证。经者，膀胱经也。

④ 说明了风邪中腑之症状及治法。太阳经之腑，即为膀胱，膀胱气化不行，则太阳之邪得及于腑，其经邪未解者，则身热而脉浮数，其在腑之气化不行，故下则小便不利，而上则躁烦消渴，其病在气分，既非阳明邪热燥津，又非阴虚热结，是必

益其气化，利其水道，津液有以化，而烦渴可止也。五苓散中，二苓、泽泻淡渗以泄水邪，培土以运津。桂枝畅太阳而解肌表，内输水府，外散表邪，气化津生，则消渴止而小便利矣。故曰"方用五苓散相当"。

⑤ 自"伤中寒邪经先受"至"历时虽然呕逆长"，说明了太阳病的另一类型"伤寒"的脉症及治疗，其特点是头项强痛，恶寒，无汗，脉浮紧，与太阳病"中风"比较，一为无汗，脉浮紧（伤寒），一为有汗，脉浮缓（中风），故可知"伤寒"为太阳表实证，"中风"则为太阳表虚证。"体痛无汗必恶寒，历时虽然呕逆长"为太阳表实症（伤寒）之症状，治用麻黄汤。需要指出的是，太阳病中所指的"中风""伤寒"是指外感风邪、寒邪，并非是指半身不遂的中风，或现代医学中的伤寒病，应予以分别。

⑥ 倘寒邪入腑，侵及营分，则郁热内结于膀胱，其人必为所忧，有似于狂也。热与瘀血下蓄膀胱，必少腹急结，设外证不解者，当先以麻黄汤解表，表已解，但少腹急结痛者，乃可攻之。此言"承气汤"者"桃仁承气汤"也。因太阳病不解，但未传阳明，邪热随经入里谓之犯本，犯本者，犯膀胱之腑也，故非大小承气宜。膀胱腑之卫为气分，其荣为血分，热入而犯营分，血蓄不行。热与血结者，谓之犯荣分之里，桃仁承气汤证也。二者虽皆腑证，但有水血之分，治则一从前利，一从后攻，主治各不同也。

⑦ 本段最后两句，说明倘若风寒二邪同时侵入人体，则营卫俱受邪伤，则在经用大青龙汤，在腑用小青龙汤。

此为风寒两感之重证也，盖风寒两伤，则营卫同病，寒实于表，风性之涣散不敌寒邪之凝涩，故不能出于表而为汗。且风为阳邪，其行速，寒为阴邪，其行缓，故风邪先陷扰其内而为烦躁，此为兼有风邪之依据。若只有寒邪，则其邪虽重，只能作呕逆，而不能为烦躁也。大青龙汤，重用麻黄而轻佐石膏，以为重祛表邪也。

若风寒两伤，表不解，同时间有发热而咳或小便不利，少腹满而喘者，此风寒中腑之证，以小青龙汤治为宜。

大小青龙皆含麻、桂，而大青龙所治为阳邪郁于内而为热，小青龙所治为阳郁于表而为寒，此两方不同之处。

第九节　六经辨证

六经辨证为外感病（多见发热）的辨证方法之一，六经指太阳、阳明、少阳、太阴、少阴、厥阴，是外感病过程中所出现的六种证候分类名称，又称六经病。

外感初期，出现恶寒、发热、头痛、脉浮的，称为太阳病。当病邪向内发展，由表寒证转为里热证，出现身热、不恶寒、反恶热者，称为阳明病（里证）。若发热时不恶寒，恶寒时不发热，恶寒和发热交替出现，且有口苦、咽干等症者，称为少阳病（半表半里）。病邪向内发展的另一种病理转变是由阳证、热证转为阴证、寒证，为三阴证。出现腹满、呕吐、泄泻者，为太阴病。出现神倦、脉微细、恶寒、肢冷者，称为少阴病。病情较复杂，寒热交错出现的，称为厥阴病。

经证和腑证是六经辨证中某一经证候的进一步分类。经脉都内连脏腑，当病邪侵扰经脉之气而郁结于经时，称为经证，若郁结于腑时，称为腑证。

临床上经证、腑证一般指三阳经疾患而言，是后世《伤寒论》注家所立的名称。如太阳病的恶寒、头痛、发热，阳明病的身壮热、烦渴、自汗，少阳病的寒热往来、心胸烦闷等，称为经证。

如太阳病见有少腹胀、小便不利，是水蓄于膀胱（膀胱为太阳之腑）；阳明病见有腹痛、大便秘结，是热结于胃、大肠（胃、大肠为阳明之腑）；少阳病见有口苦、咽干、目眩，是热结于胆（胆为少阳之腑）。这些都称为腑证。以上仅为举例，并非将腑证之全部列出。

现将三阳经经证、腑证列表于下：

表1　三阳经经证、腑证临床表现一览表

三阳经病分类			症状	脉象	舌苔	鉴别要点
太阳病	经证	表证（中风）	发热，恶风，头痛项强，汗出	浮缓	薄白	有汗，脉缓
		表实（伤寒）	发热（或未发热），恶寒，无汗，头身痛，骨节烦痛，呕逆	浮紧	薄白	无汗，脉紧
		表热（温病）	发热，不恶寒或微恶热，头痛，口渴	浮数	薄白或淡黄，舌质红	寒轻，口渴，脉数
	腑证	蓄水	头痛，发热，恶寒，烦躁，口渴欲饮，水入则吐，小便不利	浮数	白滑	小便不利
		蓄血	头痛，发热，其人如狂，少腹急结，小便自利	沉涩有力	舌有紫点	少腹急结，小便自利
阳明病	经证		身大热，汗大出，口渴欲饮，不恶寒，反恶热	洪大浮滑	舌赤苔黄	无燥屎，内结证
	腑证		日晡潮热，谵语，手足濈然汗出，腹满痛拒按，大便秘结	沉实滑数	黄燥或有焦刺	有燥屎，内结证
少阳病			口苦，咽干，目眩，寒热往来，胸胁苦满，心烦喜呕，不欲饮食	弦	白滑或淡黄	有半表，半里证

1. 阳明病

伤寒二日受阳明 ①，脉浮而大中于经，

鼻干烦躁不得眠，白虎解渴止目痛 ②。

寒邪传入胃家腑，脉浮而实必分明，

微热腹满时谵语，二便短硬酌三承 ③。

【提示】本段说明了阳明病经证、腑证之症状及治疗方剂。第二至第四句言阳明经证，第五名至末尾言阳明腑证。

【注释】

① 阳明病，指胃家实热，身热、汗出、不恶寒反恶热、烦渴为其提纲。

② 阳明经证，主症为身热，不恶寒而恶热，汗出，烦渴，脉洪大有力。经病而腑不病，故能食，消化机能无障碍。白虎汤主之。

③ 阳明腑证，主症有腹痛拒按，大便闭，谵语，潮热，脉沉实有力，此为热盛津伤，热结胃肠所致，属里实热证，三承气汤主之。三承，即也。阳明气分证，大热，大汗，大渴，脉洪大，用白虎汤：知母、石膏、甘草、粳米。倘服药后，心中仍烦，小便数，大便硬，用小承气汤：大黄、枳实、川朴；若腹中胀满，用调胃承气汤：大黄、芒硝、甘草；如不大便，发热汗多，用大承气汤：大黄、芒硝、枳实、川朴；如太阳（表证）阳明（里证）两经合病，其脉必浮而涩，当用麻仁脾约丸：麻仁、杏仁、大黄、枳实、川朴、白芍；倘少阳（半表半里）阳明合病，当于胃家虚实加减之下，用桂枝汤加大黄以下之；倘下早，或误下，结胸之症，又当解结胸为要。方云：误下结胸气上冲，大小陷胸汤可通，大陷硝黄佐甘遂，小陷胸连蒌半同，陷胸丸内无甘遂，杏仁苈葶硝黄共。

并病指伤寒一经的证候未愈，又出现另一经的证候，如太阳与少阳并病、阳明与太阳并病等。

合病指伤寒病二经或三经同时受邪，起病时同时出现各经主症，如太阳与阳明合病、少阳与阳明合病、太阳与少阳合病，或三阳合病等。

太阳与阳明合病，既有太阳病的头痛项强，又有阳明病的身热、口渴、下利黄色粪水、肛门灼热等里热证。

少阳与阳明合病，有两种情况：一是合病偏重于少阳经，如见阳明病的潮热，大便秘结，小便正常，而少阳病的口苦、胸胁满闷的症状比较明显。一是合病偏重于阳明经，如见到少阳病的口苦、咽干，但阳明病身热、口渴的症状比较明显，且有下利热臭粪水、脉滑数等里热偏盛的症象。

2. 少阳病

伤寒三日少阳胆，寒热往来脉俱弦[①]，
口苦呕逆两目眩[②]，耳聋胁痛又胸满[③]。
禁用汗吐下三法[④]，小柴胡汤和解胆，
柴胡参夏芩草姜[⑤]，莫畏柴胡用不敢。
若呕吐而硬且烦，大柴胡汤宜首选[⑥]，
柴胡川军枳半夏，白芍条芩姜枣研。
名为双清表里法，变证呕逆兼腹痛[⑦]，
此乃胆热而胃寒，分理阴阳黄连汤，
参桂夏草及干姜[⑧]。

【提示】本段说明少阳病的证候特点及治法，分别阐述了经证、腑证及变证的治法方剂。小柴胡汤治少阳病，凡伤寒见一二少阳病症状（口苦、呕逆、目眩、耳聋、胸满、胁痛等）者，即可应用，汗多者加桂枝，表实者加葛根，渴者加花粉也。

【注释】

① 脉俱弦者，无论邪中于经、中于腑，以有少阳证，脉必弦也。少阳者，病之非表、非里也，介乎于太阳、阳明之间。既非恶寒、全身疼痛的太阳表证，又非发热不恶寒、大便燥结的里证，而其特点为往来寒热，说明病邪已不在太阳之表，但也未入阳明之里，临床常见症状为口苦、咽干、目眩、往来寒热、心烦喜呕、不欲食、脉弦等。

② 此为邪中于少阳腑之症状特点，口苦呕逆两目眩。

③ 此为邪中于少阳经之症状特点，耳聋胁痛又胸满。

④ 禁用汗、吐、下之法，此为治疗少阳病之"三禁"。中医治疗法则中有八法，即汗、吐、下、和、温、清、补、消。少阳病则忌汗、吐、下三法，为何？因汗、吐、下三法，皆可伤津液，使精神失养则愈热，热则病转入阳明。若少阳病误用汗、吐、下三法，则可引起水饮而为悸，伤其津液而为惊，津液出而相火燥，必胃实而谵语，故当严禁汗、吐、下，宜用和解法。

⑤ 此为小柴胡汤之组成，柴胡、人参、半夏、黄芩、生姜、甘草、大枣共七味药。

⑥ 此说明了大柴胡汤的适应证，若呕吐、便硬、心烦者，宜大柴胡汤。下文则为其组成成分，柴胡、黄芩、半夏、枳实、白芍、大黄、生姜、大枣。

⑦ 因治疗上的错误（如不适当地使用汗、吐、下等法），或病者正气不足、调理失宜等原因，使疾病由实转虚或由简单转为复杂，称为变证。

⑧ 分理阴阳黄连汤，阴阳者，在此指阴证、阳证。胸中有热，故呕逆而不烦，此阳证也；腹痛者，中焦虚寒，寒者，阴证也。分理之意在于分别调理，即清胸中之热，又理脘腹之寒。以黄

连为主药，引上焦之热随心火而下降，桂枝佐黄连，引心阳以下达，则胸中之热可解，心阳下达，下焦得以化气，则不致有水寒犯土之弊。参、草、大枣以培中土之虚，而启脾阳。干姜温中散寒，以益胃气。其呕逆之证，用半夏以降逆。脾阳得生，热不上逆，而呕吐止也，此黄连汤之法也。

3. 三阳病小结

太阳、少阳、阳明合称为三阳病。其特点是发病时间较短，正气未至衰弱，症状表现为亢进的、兴奋的。以病变部位来分，太阳属表，阳明属里，少阳属半表半里。以病变的性质（寒热）来分：太阳病，恶寒与发热并见，且恶寒偏重；阳明病但发热，不恶寒，反恶热；少阳病则是寒热往来。这是其不同点。

三阳病的传变规律是，起病多为太阳病，如进一步发展则传为少阳病，再则阳明病。太阳病也可直接中入，成为阳明病。太阳病—少阳病—阳明病。

三阳病，因主要是外邪侵袭经络或六腑，故又有经证、腑证之分，腑证是经证的进一步发展，或因外邪直接侵及，症状也较经证重一些。

4. 太阴病

伤寒四日受太阴[①]，邪传阴经六脉沉，
腹满吐食时自利，此症尤有寒热分。
腹满时痛为寒证，又有实痛是热深[②]，
得食缓吐为寒疾，得食即吐为热侵。
自利腐秽乃应下，自利不渴当用温，
下即酌用三承气，理中四逆白通温。
理中汤即人参、干姜、甘草、白术。四逆汤即附子、干姜、甘草，加葱白、生姜名白通汤。真武汤即附子、白术、茯苓、白芍、生姜。

【注释】

① 太阴病，多由三阳病传变而来，一般无发热，常见腹满、呕逆、泄泻、口不渴、食不下、脉缓弱等症状。与阳明病同为里证，但性质相反，阳明病属实热，太阴病属虚寒；阳明病是肠胃燥热，太阴病是脾胃寒湿。

② 本段是与胃家实阳明病对比说明太阴病的治法。热深用三承气治疗，是阳明病，腹满时痛泻利，为太阴病。

5. 少阴病 ①

五日少阴脉沉细，自利欲寐肢厥逆，

口干舌燥渴欲饮，辨别阴阳冷热际。

夹水而动阴邪难 ②，夹火而动阳邪易 ③。

阴邪三脉沉细迟，阳邪三脉数细沉，

阴邪欲寐身无热，阳邪寐难心烦悸。

【提示】本段说明了少阴病的主症，及少阴证中阴虚、阳虚两类型的脉症区别。

阴邪下利清水，阳邪不利清水，阴邪面青而内寒，阳邪面赤而内热，并小便赤短，阴邪口干舌燥而不渴，阳邪口舌干燥起刺裂，阴邪渴欲饮热水，阳邪渴欲思冷水，阳邪酌三承气汤，阴邪理中急相当。

【注释】

① 少阴病：六经病之一，主要症状有精神不振，嗜睡（似睡非睡），脉微细，因心肾两伤，阴阳气血俱虚所致。临床上以阳虚为多见，阳虚则外寒，故有恶寒、肢厥、下利等症的出现，属阳虚里寒证。若肾阴受伤较甚，则可见心烦、失眠的虚热证。

② 阴邪，指心肾阳气不足所呈现的全身虚寒证，阳虚则阴

盛，阴盛则寒，故恶寒身倦，下利清谷，手足厥冷，欲寐，其以寒象为特点，故曰"阴邪欲寐身无热"。

③阳邪，指因阴虚内热或虚火上升引起的全身阳热表现，阴虚则阳亢，阳盛则热，故心烦不寐，口燥咽痛，胸满下利，一身手足尽热，或腹胀便秘。其以热象为特点，故曰"阳邪寐难心烦悸"。

少阴病与太阴病不同点在于少阴病之恶寒、肢冷、精神不振、嗜睡等属全身症状，而太阴病仅限于胃肠道（脾胃）局部的虚寒表现。

6. 厥阴病 [1]

伤寒六日厥阴经，肾缩燥渴脉细明。

厥证寒热阴阳辨 [2]，细看阴阳错杂中。

纯寒而厥四逆主，纯热而厥用大承。

热厥脉数必先见，仍要咽干小便红。

【提示】本段说明了厥阴病之症脉治法。厥阴病为六经病证的较后阶段，病理表现为寒热错杂。此病又分为两型，一为阴虚内热，一为阳虚内寒。

【注释】

①厥阴病临床上症状表现比较复杂，同时也是比较严重的阴经病，其特点是寒热错杂，厥热胜复，主要症状为四肢厥冷，厥多热少或厥少热多，神识皆乱，口渴，咽干，气上冲心，心中觉得疼痛而有热感，饥不欲食，甚吐蛔虫。

②厥阴属肝与心包，病理表现为上热下寒和厥热胜复。火炎于上，故见渴而能饮，心中疼热；寒聚于下，故饥而不食，食则吐蛔。在正邪相争之中，若阳气偏盛或热多寒少，则发热较重，厥冷较轻，或虽厥冷已除而发热仍不止；反之，若阴气

偏盛或寒多热少，则发冷较重，发热较轻，甚至热去而寒厥不止。故曰"寒热阴阳辨"。

7. 三阴证小结

太阴病是里、虚、寒证，重点表现为消化系统的病变，其表现为腹满而吐，不欲食，食不下，便泻，时腹自痛，按之得热觉安，身无大热，脉沉细。太阴与阳明皆中土脾胃之疾病，皆有腹痛腹满等症，病位虽同而性质相反。阳明病为燥热实证，痛而拒按，两者绝对不同。

表2　三阴经病临床表现一览表

三阴分类		症状	脉象	舌苔	鉴别要点
太阴病		身无热，手足温，腹满而吐，食不下，自利，腹时痛，口不渴	濡弱或沉	白滑腻	寒湿证
少阴病	虚寒证	恶寒身倦，口中和，下利清谷，手足厥冷，欲寐	沉细微	白滑	肢厥脉微
	虚热证	心烦不寐，口燥咽痛，胸满不利，一身手足尽热，或腹胀便秘	细数	红绛	心烦不寐，一身手足尽热
厥阴证		消渴，气上冲心，心中疼热（上热），饥而不欲食，食则吐蛔（下寒证）	弦紧或弦数	淡黄	有寒热错杂或厥热胜复表现

少阴病主要是心肾阳气不足所呈现的全身虚寒证，但亦有虚热证型，是因阴虚内热或虚火上升所致，重点表现为循环系统机能衰弱，手足不温，脉微细，精神萎靡，此为"少阴病"。

厥阴病是由于正邪抗争，阴阳紊乱所致，包括虚性烦躁、昏迷、大便泻、小便不利、手足厥冷、脉迟或微等多系统证候，病性复杂而严重。

总之，太阴、少阴、厥阴合称为三阴病，其特点是正气已趋于衰微，症状表现俱为衰退之象。太阴病为脾虚寒湿，以吐泻、腹痛为主症；少阴病为心肾两虚，以全身虚弱症状为主症（有虚寒虚热之分）；厥阴病为肝胃失调，以正邪交争，寒热错杂为特征。三阴证之病理，多与五脏有关，五脏虚弱，自然病情严重，临床也并非罕见。

这与三阳病是有区别的，三阳病则以表证、热证为主，多与六腑之经、腑本身有关（这也并非绝对，但偏重于此），三阳病偏于实者较多。临床上须仔细分辨。

第十节　伤寒杂症变证方论

伤寒中风各症，愈后又反症者，谓之复症。因起居而反症者劳复①，其脉必浮，外见表证，当以枳实栀子豆豉汤，微汗即愈。

因强食多食，而复病者，谓之食复②，其脉必沉实，或见里证，或有停滞宿食，均以栀子豉汤，少加大黄以下之。

因房劳而反复、得病者，谓之房劳复③，男以六味地黄汤治之，女以四物汤治之。

更有愈后仍发热者，如无表里证，即以小柴胡汤和之④。有汗者，加桂枝；无汗者，加葛根；有里证实者，仍当酌量下之，必佐养阴固气之品。

大病后，腰下水肿者，此乃脾胃弱，不能制肾水故也，当以牡蛎泽泻散治之⑤。（牡蛎泽泻散组成：牡蛎、泽泻、花粉、蜀漆、商陆根、葶苈子、海藻，共研细末，冲服）

太阳证，发汗无汗恶寒者，为伤寒；发热汗出恶风者，为伤风；若发热汗出不恶寒者，即为温热也⑥。

倘有颈项强急，甚则反张者，则不谓之风寒温热，而谓之痉病也⑦。此病必无汗，小便少，气上冲胸，口噤不能言，欲作刚痉，用葛根汤治之（葛根汤即桂枝汤加麻黄、葛根两解太阳阳明也，有汗者不用也）。

若无汗小便少，身体强而脉反沉迟者，此亦谓之痉病也⑧。栝蒌桂枝汤主之，桂枝汤加栝蒌根也。

若太阳病，发汗太过不止，津液伤亡，表气不固，风邪乘虚而入，因成痉者，此乃内虚之痉⑨，不可以柔痉、刚痉例治之。宜桂枝汤加附子，以固表祛风为主。

倘被误吐、下，则脾虚邪陷，则心下悸，逆满，气上冲胸。若脉浮紧，表仍不解，无汗者，当用麻黄汤，有汗者，用桂枝汤，而气冲胸满可平矣。如不浮紧，脉反沉紧，是其人素有寒饮相夹。若不头眩，可用瓜蒂散吐之即解（瓜蒂散，即瓜蒂、赤小豆）。⑩

今仍起则头眩，此乃胸中阳气已虚，不唯不可吐，且更不可与汗也。如但从脉之沉紧为实，不顾头眩之虚，而仍发其汗，则是无故而动经表，更致卫外之阳亦虚，一身失其所倚，其人必振振而摇也，当以苓桂术甘汤⑪涤饮与扶阳并施，调卫与和营并治也。（苓桂术甘汤：茯苓、桂枝、白术、甘草；甚者用真武汤：附子、茯苓、白术、白芍、生姜引）

伤寒之脉浮紧，不汗而误下之，浮紧变为沉紧，此乃寒邪内陷，作痞之候也，按之不硬不痛，但气痞不快耳，急以甘草泻心汤治之（甘草、黄芩、川连、大枣也），心下按之下濡而硬痛者，其脉关下必不沉紧而浮也，当以大黄二连汤治之（甘草泻心汤加大黄）。

【注释】

① 劳复，又称"瘥后劳复"。瘥，即病愈。劳复指病初愈，

因劳累而复发。病后气血尚未恢复，或余热未清，每因过度劳累（饮食不节、房劳饮酒均可）而复发。

②食复，劳复之一。久病或大病初愈，饮食不节，影响脾胃的消化和吸收，使疾病再次复发。小儿热病，余热未清，过食肥腻肉类，更易引起复发。因停滞宿食，故以栀子豉汤少加大黄以荡积滞。

③房劳复，劳复之一。大病初愈，精神气血尚未恢复，不注意调摄，因房事过度，损伤肾精而复发。主要症状有：头重不举，眼花，腰背疼痛，或小腹急迫疼痛，或憎寒发热，或虚火上冲，头面烘热，心胸烦闷等。

④此指太阳病之传变。太阳病愈后，无表里证而病，说明病既非在表，亦非在里，而在半表半里，少阳经也，故以小柴胡汤和解之法治之。后各均为随症加减之要领。

⑤牡蛎泽泻散：《伤寒论》方。太阳之气，因大病不能通行于一身，气不行而水聚，今在腰下肿，宜从小便利之。牡蛎、海藻生于水，故能行水，亦咸以软坚之意。葶苈利肺气而导水之源（肺主宣发、肃降），商陆攻水积而疏水之源。泽泻一茎直上，栝蒌生而蔓延，二物皆引水液上升，可升而后降也。蜀漆乃常山之苗，自内而外出，自阴而出阳，故引诸药达于病所，欲其散而行速也，但其性甚烈，不可多服，故曰小便利，止后服。此方用散，不可作汤，因商陆用水煎之，险也。

按以上几段均为愈而又反之症者，指太阳病已愈，诱而复发之各种情况。

⑥本小段说明了太阳病之实、虚、热三种类型之特点及名称。

⑦痉病：为热性病过程中的一种症状，凡是背强反张、口

噤不开的皆称为痉（古本有作痓者，意同）。其成因为六淫侵袭，化燥化风所致，与后世所说因内伤而致之痉病不同。同时说明了葛根汤的脉证。一般说来，太阳病无汗，小便宜多，现小便反少，是因津液不足之故。因表实无汗，里气不能外达与下行，故气上冲。口噤为痉病症状之一。当太阳证候已具备，又加上口噤不得语，这是刚痉将要发作的预兆，故用葛根汤解肌生津以逐外邪。项背强急，无汗，为刚痉。葛根汤应用有二：太阳病，项背强几几，无汗恶风，葛根汤主之。太阳与阳明合病，必自下利，葛根汤主之。

⑧ 本小段指出栝蒌桂枝汤的脉证。太阳病，若无汗，小便少，身体强，反脉沉迟者，显然是有津液不足之证，故在治疗上不单散表邪，而以苦寒入阴的栝蒌根为主药，清热生津，柔润经脉。脉沉迟，亦为痉病中常见的脉象，不过这里的沉迟，无微弱之成分，而是沉迟中带有弦紧的现象。栝蒌桂枝汤为治疗柔痉之方。主症为身体强几几然，脉反沉迟，自汗。《三因方》言"倘无汗，小便少"。《金匮要略》云："太阳病，其证备，身体强，几几然，脉反沉迟，为此痉，栝蒌桂枝汤主之。""一说为太阳表证，汗出而不恶寒也。"

柔痉者，痉病之一类型也。太阳病，发热汗出，不恶寒，名曰柔痉，此为与刚痉之区别。

⑨ 本小段提出，太阳病发汗太过所引起的痉病。太阳病本应发汗，但不宜太过，因太过可以引起伤阴或亡阳两种不良后果，此为内虚，因此不能以刚、柔二痉之治法。用桂枝汤加附子，此为温经复阳兼救阴液之剂。附子辛热刚燥之品，本非亡津液之所宜，唯此因汗后伤其表阳，为其证之本，汗后其邪未尽，而尚在经，并未化热入里，故不见烦渴各症，且所见诸症，又

皆阳虚之象，故用桂枝以祛表邪，加附子以益下焦之真阳，而温太阳之经，太阳之温化行则津液得以化，则卫充表固。

⑩ 本小段为太阳病误治（吐、下）后之变证及其治疗法则，原文详明，不复赘述。

⑪ 本条为伤寒吐下之后，水饮停胃之治法，此条与上条详见于《医宗金鉴》（订正《伤寒论》注太阳中篇）第七十二条注释。

⑫ 此为因误下而胃虚客寒以致心火不得下交而致痞硬之治法。

第六章

薪火传承

姚五达先生是著名中医孔伯华先生的得意弟子，姚先生秉承孔氏学风和孔氏临床经验，勤奋治学，精于临床，形成很多验方，并经反复多次实例验证，效果肯定。姚先生离世后，传承人和弟子们沿用某些常用验方，依然得到较为满意疗效。

本章真实记录了姚先生的传承人和弟子们，牢记姚先生教诲和遗训，秉承姚先生学术思想，践行姚先生临床思辨的宝贵经验，原汁原味地运用"姚氏验方"，获得临床成功案例。这一方面从传承的角度呈现出"姚氏验方"鲜活的生命力，另一方面也为姚氏中医后续传承提供参考资料，并以此告慰姚先生英灵，表达对姚先生的缅怀和纪念。

第一节　温热病

病案 1：风温

患者，男，31 岁，2016 年 2 月 4 日初诊。

两日前因赶路汗出过多而受风，后开始发热，最高体温 39.8℃，自服西药退热药（具体药物不详）体温无下降。

体温 39.2℃，恶寒，无汗，咳嗽少痰，咽痛，肌肉酸痛，纳呆，大便干，舌苔薄黄，脉浮数。

查血常规：白细胞 12.63×10^9/L，中性粒细胞 7.22×10^9/L。

西医诊断：上呼吸道感染。

中医诊断：风温。

辨证：风温邪袭肺卫。

治法：清热解毒，疏散风热。

方药：金银花 18g，金银藤 18g，生石膏 24g（先煎），知母 10g，青竹茹 18g，蒲公英 24g，板蓝根 12g，大青叶 18g，茯苓块 10g，川羌活 2g，六一散 18g，苦杏仁 10g，枇杷叶 12g。3 剂。

患者连服 2 剂后体温便降至正常，3 剂药服完咽痛、身痛均消失，且精神状态良好。

病案 2：外感发热

王某，男，48 岁，2015 年 7 月初诊。

患者两天前因夜间开空调后着凉，出现发烧恶寒，体温达 39.3℃，自服中成药后未见好转。

高热，伴随周身酸痛，各关节不适，乏力无汗，嗜睡，纳食不香，大便干，舌苔薄黄，脉浮数。

辨证：内热外感。

治法：清热疏解。

方药：金银花 18g，金银藤 18g，生石膏 24g（先煎），知母 10g，竹茹 18g，蒲公英 24g，板蓝根 12g，大青叶 18g，茯苓 10g，羌活 2g，六一散 18g，羚羊角粉 0.3g（分冲）。3 剂，水煎服，每日 1 剂。高热时日服 4 次。

患者服药一剂半后（三次）体温降至正常，3 剂药全部服完所有症状消失。

病案 3：外感咳嗽

患者某，女，43 岁，2015 年 5 月 17 日初诊。

发热伴咳嗽 1 日。

刻下：发热，体温 38℃，咳嗽，咽痒，背痛，大便干燥，舌苔白，脉浮数。

血常规：白细胞 16.29×10⁹/L，中性粒细胞 14.24×10⁹/L。胸片未见明显异常。

西医诊断：上呼吸道感染。

中医辨证：风温，邪袭肺卫证。

治法：清热解毒，疏散风热。

方药：金银花 18g，金银藤 18g，生石膏 24g（先煎），知母 10g，竹茹 18g，蒲公英 24g，板蓝根 12g，大青叶 18g，茯苓 10g，羌活 2g，六一散 18g，苦杏仁 10g，枇杷叶 12g，川贝 6g。3 剂，水煎服，每日 1 剂。

2015 年 5 月 20 日复诊：体温 36.4℃，咳嗽减轻，头痛、背痛好转，余无明显不适。

复查血常规：白细胞 6.45×10⁹/L，中性粒细胞 4.23×10⁹/L。患者体温正常，继续给予宣肺止咳之剂调理。

按：上述病例以姚先生学术思想为指导，以治疗外感发热的经验方为基础加减，临床疗效显著。金银花、金银藤清热解毒，为君药。金银花、金银藤均以清热解毒见长，前者长于散发透热，后者兼宣通经络，二者合用，使邪从表解。蒲公英、板蓝根、大青叶合用增强清热解毒的能力。生石膏为清气分之要药，辛能解肌，甘能缓热，大寒而兼辛甘能除大热，能使内蕴之热自毛孔透出，增强清热降温的作用。知母清热泻火，生津润燥。热盛伤阴，"存得一分阴液，便有一分生机"，生石膏配知母清热解毒，滋阴降火，临床上见到高热患者应注重防护阴液的损伤。六一散清利六腑，通过利小便给邪以出路。竹茹清热除烦，止呕和胃，固护胃气。茯苓、羌活是姚先生经验用药，对于发热伴有周身酸痛者有良效，羌活用 2g，取其轻者上浮之意，且羌活可起到引经上行的作用，达到通阳止痛、祛风散寒的效果。

病案 4：肺心病

武某，男，89 岁，离休干部。2016 年 10 月初诊。

咳嗽气喘，咯痰胸闷 1 年余。CT 检查：双肺多发结核灶（大部分硬结、钙化、纤维化），主动脉及冠状动脉壁钙化，左侧胸膜增厚钙化。心脏彩超报告：左房增大，主动脉瓣钙化，左室舒张功能减低。1 周前因受寒，咳嗽气喘加重，曾出现低热，体温 38℃，使用抗生素 3 天后退热出院。

刻下：胸闷气短，咳喘痰多，白痰难以咳出，面色㿠白，精神疲惫，心烦心慌，困顿不语，不思饮食，失眠多梦，二便尚可。舌苔剥脱，舌中裂，舌质红。脉弦数。

西医诊断：肺心病合并感染。

中医诊断：肺热咳喘。

辨证：肺失清肃，痰湿瘀阻，气阴不足。

治法：理气清肺，除湿化痰，益气滋阴。

方药：瓜蒌皮 12g，杏仁泥 10g，炙杷叶 12g，酒黄芩 10g，清半夏 10g，化橘红 10g，嫩橘络 10g，川贝母 6g，麦门冬 10g，干百合 10g，金银花 12g，北沙参 12g，紫丹参 6g，干石斛 6g，青竹茹 10g，生甘草 6g。

患者连续服用 7 剂后，咳喘明显减轻，黏痰咳出较多，心烦心慌缓解，精神转好。舌苔剥脱减轻，脉沉弦。原方加生黄芪 10g，太子参 6g，以促进心肺功能恢复。

服用 15 剂后，患者整体状态明显转好，面色转润，气短懒言转为健谈，尚微有口干口苦。舌剥脱、舌中裂均消失。舌质微红，舌苔少，脉沉弦。继续以原方加南沙参 12g，干苇根 12g。

先后共服药 20 剂，诸症状均好转，患者很满意。

按：在肺热痰湿日久或温热证之后恢复期的治疗中，姚先生常橘红、橘络、川贝、沙参同用，突出利肺化痰，兼益肺阴，特别是对心肺合病症者疗效理想。

第二节　头晕（高血压病）

病案 1：高血压危象

患者，男，60 岁，牧民。2014 年 3 月初诊。

高血压十余年，停药 1 年，常年饮酒。

头晕、乏力 1 周。面色胭脂红色，如同戏妆，双目红赤，精神忽而兴奋，忽而萎靡，颈项发硬，双膝关节痛，胸闷不舒，大便干结，小便黄赤。舌苔黄厚，舌质红绛。脉大弦数如按硬弓，偶发结脉。血压 280/170mmHg（测量 3 次）。

西医诊断：高血压危象。

中医诊断：眩晕。

辨证：肝阳上亢，肾阴亏耗，胸阳瘀阻。

治法：平肝潜阳，滋肾养阴，通痹胸阳。

考虑到发生高血压危象的因素提议患者到西医内科急诊。患者为蒙古族，不会讲汉语，执意服用中药治疗。

遂依据姚五达先生治疗此类病证常用验方，镇肝息风，平肝潜阳，滋阴益肾，予以清化之剂。

方药：生决明 24g，杭菊花 10g，酒黄芩 10g，双钩藤 12g，苏地龙 12g，生龙牡各 18g，细生地 15g，润元参 15g，粉葛根 12g，麦门冬 10g，远志肉 10g，首乌藤 12g，炒枣仁 12g，青竹茹 12g，生甘草 6g，怀牛膝 15g。

处方急煎即服，同时送服安宫牛黄丸（普通型）1 丸。

留院观察，次日早晨 6 时测量血压 190/140mmHg，排便 1 次。

8 时查房：患者面色由妆色鲜红转为暗红，双目红赤明显减轻，神志清楚，问答正常，自述双膝关节疼痛明显缓解。脉弦数硬弓之势明显减轻，未见结脉，舌苔薄黄，质红。

中午测量血压 190/110mmHg，脉象弦紧大减。

因在中医病房留观，治疗期间未使用任何快速降压西药（静脉或口服），两日后情况稳定，患者要求带药出院。予以上方 7 剂出院继服。电话随访，患者服药各症均明显好转，因经济条件有限未再诊。

按：此例高血压确属罕见病例，发生脑血管意外的风险很大。上述姚氏验方配合安宫牛黄丸成药同服，迅速有效逆转患者高血压危象，并免除病情恶化。

病案 2：不典型高血压

张某，男，48 岁，工人。2015 年 5 月 7 日初诊。

患者自述从不看病吃药，否认高血压病史，常年饮酒及吸烟。3 天前突发失眠，伴双目视物模糊，来医院就诊。测血压最高值 240/160 mmHg，遂收入住院治疗。

实验室检查：肌酐 200μmol/L，尿酸 400μmol/L。尿常规检查：潜血（±），蛋白质（±）。

西医治疗采用口服极量降压药，效果不明显。

刻下：失眠，双目视物模糊，伴随腰部酸痛，头晕目眩，周身不适，面色黧黑，精神萎靡。苔薄白，脉弦。

西医诊断：高血压。

中医诊断：眩晕。

辨证：肝热上攻，肾阴亏耗。

治法：镇肝息风清窍，滋养肾阴强腰。

选用上方经验方，汤药同时送服牛黄清心丸，早晚各 1 丸。

服药 7 剂后，头晕、周身不适减轻，测血压 160/120mmHg。

服药 14 剂后，头晕、目眩症状基本消失，测血压 126/86mmHg。

服药 28 剂后，各种症状消失，测血压 140/100 mmHg。

服药 45 剂后，无任何不适之感，生化检查逐步接近正常。

按：姚先生曾说："治疗高血压，别光看指标，不能将指标作为治疗的目标，要从根本上解决问题。"大多高血压患者的真正原因是体内阴阳失调，肝阳与肾阴的平衡是治疗的根本所在。

第三节　头　痛

患者，女，65 岁。2016 年 10 月 22 日初诊。

左侧偏头痛 3 年之久，经常发作。

头痛如裂，疼痛难忍，口腔溃疡，大便秘结。舌质暗红，苔白，脉弦数。

西医诊断：神经性头痛。

中医诊断：头痛。

辨证：阴虚阳亢，肝风内动，脑络瘀阻。

治法：镇肝息风，滋阴潜阳，舒经通络。

方药：生石决明 18g，珍珠母 18g，煅磁石 12g，金银花 18g，白茅根 18g，炒栀子 9g，莲子心 3g，天花粉 9g，润元参

9g，麦门冬 9g，酒川芎 9g，香白芷 9g，藁本 9g，生牛膝 9g，净全蝎 3g，羚羊角粉 0.6g（分冲）。

患者服上药 7 剂后症状明显好转，发作减少。再以前方加羌活 5g，茯苓 9g，双钩藤 9g，麻仁 9g，又连服 7 剂诸症消除。

按：神经性头痛有病程长、间歇性发作、呈跳痛胀痛、痛有定处、缠绵难愈等特点，其病因多为风邪上窜，久病络瘀，夹有痰湿。姚五达先生对于此类病证常在镇肝息风、滋阴潜阳的基础上加重祛风除湿之品（羌活、茯苓等），临床效果明显。

第四节　胸痹（冠心病）

病案 1：支架术前改变

韩某，男，56 岁。2014 年 6 月 12 日初诊。

冠心病十余年，心绞痛经常发作。

胸闷胸痛，气短乏力，失眠多梦，食欲欠佳，大便干燥。舌苔白厚微腻，脉沉无力。冠脉造影报告血管堵塞 85%，已经约好 7 天后实施心脏支架手术。

辨证：胸阳闭阻，气血不足。

治法：宣痹通阳，益气养血。

方药：全瓜蒌 18g，嫩薤白 3g，紫丹参 6g，干百合 6g，白檀香 3g，台乌药 6g，生地黄 12g，润元参 12g，炙黄芪 12g，台党参 10g，远志肉 10g，首乌藤 12g，干石斛 10g，麦门冬 10g，生甘草 6g，西洋参 6g。

患者连服 7 剂药后心绞痛再没发作，心脏支架手术亦未实施。

3 个月后，患者意外遭遇严重车祸，造成双腿横断骨折、骨盆粉碎性骨折及多处外伤，在抢救和手术过程中均未发生心绞痛和心脏异常情况，其间多次检查心电图均正常。

按：此案例说明胸阳痹阻的病因一经明确，采用姚氏胸痹验方治疗，可较迅速地获得疗效，效果持续时间也可以较长，常规支架手术亦可以避免和减小概率。

病案 2：多个支架心绞痛

胡某，男，70 岁。蒙医。2017 年 11 月 16 日初诊。

冠心病史十余年。

2015 年，患者两个儿子相继意外离世，连续的精神打击致使患者多次昏厥入院治疗，心血管造影报告多条血管堵塞，住院诊断为"缺血性心脏病，不稳定心绞痛，脑梗死"。2016 年至 2017 年 3 月一年内放置心脏血管支架手术两次，第一次五个支架，第二次两个支架。术后服用扩张血管、安定类（氯硝西泮等多种）以及培哚普利、左旋氨氯地平、波力维、单硝酸异山梨酯等。

胸背疼痛，彻夜不能入睡，虽经手术和口服多种西药，心绞痛始终不能缓解，各种治疗（蒙医、藏医）均无明显效果，通辽医院精神科疑诊为抑郁症，并服用大量抗抑郁药物。

面色黧黑，愁苦面容，胸闷胸痛，后背冷痛，不思饮食，失眠多梦，大便干燥。舌苔白，舌质淡，舌中裂。脉左寸沉弦紧，右寸较左寸更加沉细紧。

西医诊断：冠心病，缺血性心脏病，不稳定型心绞痛，脑梗死。

中医诊断：胸痹。

辨证：胸阳瘀阻，肺气抑郁，气血失和。

治法：宣痹通阳，理气肃肺，益气和血。

方药：全瓜蒌 18g，嫩薤白 3g，紫丹参 6g，干百合 6g，白檀香 3g，台乌药 6g，生地黄 12g，润元参 12g，炙黄芪 12g，西洋参 10g，远志肉 10g，首乌藤 12g，干石斛 10g，麦门冬 10g，太子参 10g，嫩桂枝 6g，赤白芍各 10g，全当归 10g，桂圆肉 10g，大红枣 10g，干姜片 6g。

两日后患者一早来诊室，气色和精神明显转好，自诉服用中药三次，胸痛明显缓解，并可以自然入睡。

连续服药 12 剂，胸痛轻微偶发，除个别时候服用 1 片安定外，大多时间可以自然入睡，故自行停用抗抑郁药和安神药。

患者连续服药 1 个月后复诊，面色由黧黑灰暗逐渐变亮，愁苦面容消失，精神状态明显好转，脉症均有明显变化。考虑到多个支架因素，原方炙黄芪改为生黄芪 20g 以益气化瘀生新血，加浮小麦 30g 滋养心血。

患者坚持服药调养数月，基本恢复到病前状态。

按：此例患者采用多个心脏血管支架以期缓解心绞痛，但并未显效。依据病史和临床表现，辨证为"悲伤肺"所致肺气郁结不得清肃，阻滞心肺气血运行，"心主血，肺主气"脏腑功能失司，致心绞痛反复出现。

以姚先生经验方为基础方加桂枝、干姜通心阳、固中气，赤白芍活血化瘀，太子参补肺益气，桂圆肉补心血、安神志，快速有效缓解心绞痛。

病案 3：重症呃逆

赵某，男，60 岁，牧民。2016 年 4 月 20 日初诊。

40 天前大量饮酒后醉眠，次日晨感胸闷，胸口灼热，大量饮用冰水后，出现呃逆，日夜连续不断，以致不能饮食，不能入眠。曾经西医检查诊为"糜烂性胃炎"，口服蒙药 20 余天，呃逆依然不止。因影响饮食、睡眠，体重迅速下降20kg，花费五千余元四处求治未效，被用担架抬来门诊就诊，因家庭经济困难，患者本人和家属不抱希望，并要求减少医疗费用。

面黑消瘦，呃逆频频，声声连作，张口抬肩，胸闷气短，不得饮食，夜间端坐不得入睡。十余日无大便，小便黄少。舌质淡白，舌苔白滑，齿痕明显，脉弦，左寸沉弱无力。测血压90/60mmHg。

心电图报告：ST段呈缺血性变化。

西医诊断：糜烂性胃炎。

中医诊断：胸痹。

辨证：胸阳闭阻，胃失和降。

治法：宣痹通阳，理气和中。

方药：全瓜蒌18g，嫩薤白2g，紫丹参6g，干百合6g，白檀香3g，台乌药6g，生地黄12g，润元参12g，西洋参6g，生黄芪12g，远志肉10g，首乌藤12g，麦门冬10g，干石斛10g，壳砂仁10g，炒白术10g，炙甘草10g，肥大枣10g。

患者当晚服药后，呃逆声音减小，配合以督脉、心俞、肺俞为重点的手法间断按摩，3小时后呃逆停止，自然入睡整夜，次日晨排出大量宿便。

到早8点查房时，患者呃逆一直未发作，面色明显转好，精神状态明显改善，可以进半流质饮食。舌苔白，有齿痕，脉弦。

患者要求出院服药。原方西洋参改为太子参，加山药补脾，山萸肉固肾，带药7剂出院。药费包括出院带药和住院观察床位费共计324元。后经电话随访，饮食、睡眠、排便均正常。两周后体重增加10kg，临床症状消失，恢复田间劳作，患者及家属很满意。

按：此例患者虽以呃逆、胃部病变为临床表现，但因寒（冰水）热（酒毒）两邪交争闭阻胸阳，寒热上下交争于胸，故出现呃逆不停。选用姚先生经验方，其可通阳理气，将冰水之寒从上驱逐，而湿热酒毒之气随宿便排出，起效迅速，药到病除。

病案 4：重症心绞痛

白某，男，57 岁，牧民。2016 年 4 月 16 日初诊。

严重胸闷胸痛，经常发作，加重 10 天，以"心绞痛、心房纤颤"收入当地医院 ICU，经 10 天治疗未见缓解，每日近千元医疗费用负担不起，故来诊。

鉴于患者病情危重，且在外院 ICU 住院，故建议患者转入本院 ICU，以保障抢救条件下使用中药的安全性。

症见面色晦暗黧黑，手捂前胸痛苦状，不思饮食，大便数日未解。舌苔白厚腻，舌质灰暗，舌中裂，脉结代。

心电图报告：心房纤颤，室性早搏，ST 段呈缺血性变化（V_4、V_5、V_6、I、aVL 导联）。

西医诊断：心绞痛，心房纤颤。

中医诊断：胸痹。

辨证：胸阳闭阻，痰湿血瘀。

治法：宣痹通阳，化痰消瘀。

方药：全瓜蒌 18g，嫩薤白 2g，紫丹参 6g，干百合 6g，白檀香 3g，台乌药 6g，生地黄 12g，润元参 12g，西洋参 10g，生黄芪 12g，远志肉 10g，首乌藤 12g，川厚朴 10g，苍白术各 10g，茯苓块 10g，清半夏 10g，广陈皮 10g，青竹茹 12g，生甘草 6g。

服药当晚心绞痛明显减轻，第二天早晨查房时患者自行出院回家。

在家连续服药 3 天后再诊：心绞痛明显缓解，大便排出宿便。白痰多。舌苔白微腻，舌中裂，脉弦偶结。以上方加天竺黄 10g，化橘红 10g。

连续服药 10 剂后，除晨起短时间胸痛外，全天无胸痛发生。食量增加，大便每日一次。复查心电图报告：心房纤颤，V_5、V_6 导联 T 波异常，V_4、V_6 导联 ST 段压低，心肌缺血。在原方基础上加杭白芍 10g，全当归 10g，以滋养心血。

从 4 月 16 日到 2017 年 1 月 14 日先后服用近 200 剂药，胸痛彻底消失，体能恢复，可以放羊和做简单家务。9 个月每月药费在 800 元左右。

按：从此病案看出，宣痹通阳是治疗心绞痛的主要治则，选用姚先生经验方加减持续治疗，病情可以控制并得到明显改善，对于经济困难而病情危重的普通患者，较常规重症监护治疗有一定的现实意义。

病案 5：顽固失眠

高某，男，57 岁，铁路工人。2016 年 3 月 7 日初诊。

顽固失眠两年，每日仅能睡 1 小时。近两年来曾多次到北京等地大医院做相关检查，均未见异常，曾按照抑郁症治疗，先后服用蒙药、异丙嗪、劳拉等药物，均无效。

症见面色灰暗，精神恍惚，食欲不振，焦虑易怒。舌苔薄白，脉沉弦。

西医诊断：失眠，抑郁症。

中医诊断：胸痹。

最初辨证为肝郁气滞，气血失和，以柴胡疏肝散加减。

二诊：患者连续服用 3 周未见明显改善。

三诊：患者表现焦躁不安情绪加重，对前段治疗效果不满。症见面色黧青，胸闷气短，不思饮食，排便不畅。舌苔白微腻，舌质淡，脉弦紧。

依据胸闷、气短症状和脉象，尝试选用姚先生治疗胸痹经验方，配朱砂安神丸及天王补心丹各 1 丸，汤剂送服，3 日后复诊。

方药：全瓜蒌 12g，嫩薤白 2g，紫丹参 6g，干百合 6g，炙黄芪 10g，台党参 10g，细生地 12g，润元参 12g，合欢花 10g，炒枣仁 10g，远志肉 10g，首乌藤 12g，杭白芍 10g，全当归 10g，炙甘草 10g。

朱砂安神丸及天王补心丹各 1 丸，汤剂送服。

两天后，患者来诊告知："第一天晚上服药后连睡 6 小时！"

患者见到满意效果后，守方服用共 37 剂，在停用安眠类西药的情况下，失眠症状逐渐消失，每晚睡眠时间能达到 6 个小时。

按：本例病案前段辨证虽有肝郁气滞之象，但忽略了心阳不足之证，故治疗无明显改善。依据患者面色灰暗、精神萎靡、胸闷气短，辨证为阳虚之证。阳虚必阴盛，阴盛则不寐。阳虚日久，不养心神，心阳不举，阴邪留滞，故日夜不眠。采用姚先生胸痹经验方可速通心阳，阳气通则气血充，气血充则五脏调和，阴阳和平，安然寤寐。

朱砂安神丸有镇静安神、清热养血之功效，天王补心丹有补心安神、滋阴清热的功效，两丸与汤药同服，临床收效立竿见影。

第五节 胃肠病

病案1：严重呕吐

患者，男，48岁，牧民。2015年8月13日初诊。

严重呕吐，进食即吐半月，大便数日不通，奔波于各大医院做各种检查，疑似"胃癌"。胃镜活检未找到癌细胞，医院依然坚持"胃癌"诊断，并建议立即住院手术。因经济困难无法负担手术费用，尝试中医药治疗。

面色紫暗，精神恍惚，意识不清，口气和周身可闻及酸腐味，腹部隆起有硬块。家属告知10天未进食，20天未排便。

舌苔黄干厚腻，舌质淡。左关脉弦数，右脾脉细无力。

辨证：胃气上逆，腑气不通，痰湿积滞。

治法：降逆止呕，通腑排便，化痰消积。

方药：藿香梗12g，紫苏梗12g，茯苓块12g，炒白术10g，川厚朴10g，炒枳壳10g，盐橘核10g，台乌药10g，青竹茹18g，全瓜蒌12g，鸡内金10g，壳砂仁10g，肉苁蓉30g，生黄芪12g，肥大枣10g，生甘草6g。2剂。

1剂药后，意识转清，呕吐减少。2剂药后肠道通气，排出大量宿便，呕吐停止，患者面色明显改善，精神转佳，可少量进食。舌苔黄干，舌质淡白，脉弦细。

鉴于患者宿便已排，腹痛腹胀好转，在原方基础上减去肉苁蓉、全瓜蒌，加醋柴胡12g，香橼片10g，杭白芍10g，全当归10g，疏肝解郁，养血柔肝。带药7剂回家。

家属原以为"胃癌"危症，3天后患者转危为安，非常满意。后续电话随访，患者继续服药半个月后，饮食、排便、睡眠均恢复正常，可以下地干农活。

按：此例选用藿香正气散的"通"，而没采用旋覆代赭汤的"降"，更没有盲目针对肿瘤攻毒。得益于望闻问切四诊合参，舌质淡白、腹部包块、口气酸腐、脾脉无力等细微体征，确立患者胃腑不通，脾不运化，积聚停滞的病机和证候。方中亦未用大黄、枳实、厚朴类通腑泻下，只用肉苁蓉缓通，再次证明姚先生一贯主张的藿香、苏梗香窜上下，其"通"势大成之妙用。

病案 2：味觉嗅觉异常

患者，男，60 岁。2014 年 5 月 20 日初诊。

味觉嗅觉异常十余年。曾在多家医院多次进行胃肠道相关检查，均为正常。冠心病史十余年，支气管炎史，曾患胸膜炎。

进食所有东西都感觉是臭味，自觉周身也是臭味，已十年余，曾经中西医、蒙医、藏医等多方治疗均未见效。胃脘胀满，呃逆不舒，大便不爽，夜寐不安。舌苔白厚腻微灰，舌质暗淡，脉沉弦。

中医诊断：积滞。

辨证：胃肠失和，气滞痰湿。

治法：和胃化湿，理气消痰。

方药：藿香梗 12g，紫苏梗 12g，茯苓块 12g，炒白术 10g，川厚朴 10g，炒枳壳 10g，化橘红 10g，青竹茹 18g，鸡内金 10g，大腹皮 10g，广陈皮 10g，全瓜蒌 12g，焦谷芽 10g，炒稻芽 10g，焦山楂 10g，生甘草 6g。

服药 14 剂后胃脘胀满减轻，但进食觉有臭味疗效并不明显。患者坚持连续服药两个月后，饮食有臭味感逐渐减轻，先后服药 65 剂，症状消失，嗅觉亦恢复，怪病痊愈。

按：姚先生经验方中藿香与苏梗二药合用，源于《太平惠民和剂局方》之藿香正气散。此例患者在姚氏经验方的基础上加入厚朴、枳壳理气，化橘红、青竹茹化痰，和胃化湿祛邪气（臭气），香窜理气恢复胃肠功能。守方60日终获痊愈。

第六节　慢性肾病

病案 1：慢性肾小球肾炎

田某，女，41岁，农妇。2011年5月初诊。

慢性肾小球肾炎4年，曾经西药、中药治疗，均效果不佳。

症见面色㿠白，极度消瘦，两目干涩，头发枯黄，耳鸣作响，腰痛乏力，下肢浮肿，不思饮食，失眠多梦，大便干燥，数日一解，小便频少，月经量少。舌苔薄白，舌有中裂，脉沉弦。

尿检：尿蛋白（+++），红细胞满视野。

辨证：肾脾两虚，下焦湿热。

治法：益肾健脾，清热渗湿。

方药：川续断10g，桑寄生10g，怀山药12g，山萸肉10g，炒杜仲10g，生熟地黄各15g，润元参12g，炒知柏各12g，净连翘12g，蚤休12g，大小蓟各15g，仙鹤草12g，白茅根12g，六一散18g，青竹茹10g，远志肉10g，延胡索10g，台乌药10g。

服用6剂药后腰痛、下肢水肿明显减轻。

服上药14剂后，周身乏力症状减轻，大便由干燥转为正常。

服上方20剂后，食欲改善，大便由7日一解变为3日一解，月经如期而至。尿检：蛋白质0，红细胞23个，潜血（++）。

患者连续服药1年，治疗期间未使用激素等任何西药，腰痛、乏力、水肿等症状消失，尿检全部正常。面色红润，头发转黑，体力增加，月经亦正常来潮。可以承担大部分家务劳动和部分农活。因家庭经济拮据，每月药费控制在 700 元左右，患者和家属非常满意。

按：关于肾病，姚五达先生治验案例颇多。姚先生主张，无论急性肾炎或慢性肾炎，均属"水肿"范畴，肾为水脏，病机其本在肾，其标在肺，其制在脾。临床上需辨别寒热虚实及程度不同，采用清渗、清化、清扶之法。此例患者以姚先生经验方随症加减，连续服用 1 年，最终痊愈。

病案 2：肾功能不全合并肺心病

张某，女，75 岁，离休干部。2014 年 7 月初诊。

慢性肾病 20 年，最严重时 24 小时尿蛋白检测 4270mg，西医诊断为肾功能不全、肺心病等，西医多次建议用透析疗法。

曾在当地医院服用中药治疗，长期大剂量用药（每剂药黄芪 60g，全方用药几十味，最少用量 20g）。

腰部冷痛，下肢浮肿，乏力倦怠，夜尿频多，耳鸣失眠，大便不爽，伴有胸闷、心悸等。舌苔白腻，舌质淡，脉沉细弦。

辨证：阴阳两虚，气血亏损，心肾失和。

治法：滋阴益阳，补气养血，调和心肾。

综合选用姚先生清渗、清化、清扶之法，随症加减，连续服用两年，其间除发生肺炎、心肌缺血等情况在内科输液外，基本以中药为主随症加减，肾功能、24 小时尿蛋白检测接近正常水平，患者腰痛、水肿、乏力均明显好转，停药后电话随访病情未见复发。

按：本例患者年龄大，病程长。肾功能多次达到透析水平，且长年使用大剂量中药。选用姚先生清渗、清化、清扶之法，随季节变化加减处方，坚持"轻可投实"的用药剂量，终取得实效。

病案3：顽固尿蛋白

陈某，男，40岁。2015年10月20日初诊。

肾小球肾炎3年，间断西药治疗。

腰痛，浮肿，乏力，夜尿频多。常年蛋白尿（+++）。舌苔白，脉沉无力。

选用姚先生肾炎验方，其中连翘、萆薢用量一般为18g，用以消除尿蛋白。患者在连续服药8个月中，腰痛、水肿症状逐渐好转，蛋白尿逐渐减少，直至尿检指标完全正常。病愈后，患者能独自完成200亩地的机械化耕种。

按：肾小球肾炎为临床上很常见的一类肾病，由于病程长，肾小球滤过功能丧失，有些患者即使症状好转，顽固的蛋白尿也很难消除。选用姚先生的经验方，尤其是坚持连续使用连翘和萆薢，对消除蛋白尿确有神功。

第七节 其他内科杂症

病案1：发作性睡病

患者，男，10岁，小学生。2014年8月初诊。

患者困顿嗜睡1年余，影响进食和上课。曾到京、沪、穗等各大医院，花费近5万元，做过神经科、心内科等相关检查，均未见异常，最后在北京某权威医院诊断为"发作性睡病"。

双眼闭合难睁，头颈无力，偏向一侧，对答尚可，身体偏瘦，肢体绵软无力，不思饮食，大小便可。舌苔白，舌质淡，脉沉细无力，细品略滑。

随姚先生临床中曾见过"湿困脾"的例证，但远无此患者严重。病机定位在脾，用姚先生经验方藿香正气散加减。

方药：藿香叶 10g，紫苏叶 6g，茯苓 10g，白术 10g，清半夏 6g，广陈皮 10g，佩兰叶 6g，泽兰叶 6g，焦三仙各 10g，生甘草 6g。

考虑到患者年龄小，用药剂量不宜过大，嘱连续服用 1个月。

二诊：嗜睡状态有所好转，进食时可以不睡，且饭量有所增加。原方加炙黄芪 10g，太子参 6g，继续服用 1 个月。

两个月后来诊，男孩嗜睡症状消失，其父母非常高兴。

按：本着姚先生"轻可投实"的学术思想，小剂量能最大限度保护男孩稚嫩的内脏，周期长可逐步恢复脾胃功能，从而彻底治愈。

病案 2：糖尿病视网膜剥脱

韩某，男，58 岁。2013 年 11 月 24 日初诊。

糖尿病史 20 年，每天使用大量胰岛素（早 54U、中 50U、晚 50U），已连续使用十多年。5 年前视网膜脱落。有腰椎间盘手术史。

口干口苦，腰部酸痛，失眠多梦，双目视物不清（接近失明），面色㿠白，神情沉闷，动作较迟缓。舌苔白腻，舌质红。脉象左肾脉、右命门极沉难取。

空腹血糖 25mmol/L。尿蛋白（++），潜血（＋）。

辨证：肾阴阳两虚，肝火上扰目窍，气血失调，五脏失衡。

治法：补阴强肾，清肝养目，调和气血，均衡五脏。

方药：生地黄 18g，怀山药 18g，天花粉 12g，粉葛根 12g，山萸肉 10g，粉丹皮 12g，干石斛 10g，麦门冬 10g，润元参

12g，杭白芍 10g，远志肉 6g，何首乌 12g，青竹茹 12g。

患者连续服药 21 剂（3 周），自觉各症均见明显好转。上方加寄生、川断、牛膝等加重益肾之功，加黄芪、党参补气健脾，逐步兼顾五脏调理。

为避免服药期间情绪波动影响治疗，有意避开监测血糖。连续服药两个月后开始监测血糖，空腹血糖波动在 6.2 ～ 7.3mmol/L 之间。尿蛋白和潜血改变不大。患者自作主张减少三分之一胰岛素使用量（改为早 54U、晚 50U）。

患者性格倔强，视力有所好转后，独自外出乘火车到外地，以致摔到出现"右眼出血，双下肢浮肿"。又经对症加减继续服药 4 个月，视力明显恢复，可辨认 50 米外的熟人同事，疗效较满意。

按：此例验证了姚先生滋阴强肾经验方的妙用，也验证了姚先生"效不更方"持续用药的策略。方中天花粉和葛根滋阴生津，是姚先生经常说的"秘密武器"。虽然方中并未选用决明、菊花等清肝明目之品，但集中滋补肾精，气血精气上荣于肝目清窍，视力自然随之好转。三焦同时养阴滋阴，麦冬、花粉用在上焦，葛根、竹茹用在中焦，石斛、元参用在下焦，可全面缓解三消（上、中、下三消）阴虚液亏的局面。

病案 3：抑郁症

刘某，女，46 岁。2017 年 4 月 15 日初诊。

近 1 年来常想自杀，西医诊断为"抑郁症"，曾采用安定和抗抑郁药治疗。

患者生活环境、家庭经济条件均非常好，但无缘无故止不住自己想自杀的念头，不敢与他人交流，十分痛苦。自述"看到听到他人自杀成功，心中暗自高兴"，伴随不思饮食，夜寐多梦，月经紊乱。舌苔薄白，脉沉细弦。

辨证：肝郁气滞，气血失和。

治法：疏肝解郁，益气养血。

方药：醋柴胡 12g，广陈皮 10g，杭白芍 10g，全当归 10g，生郁金 10g，香附米 10g，茯苓块 10g，炒白术 10g，全瓜蒌 12g，麦门冬 10g，干百合 10g，紫丹参 6g，青竹茹 12g，焦三仙各 10g，玫瑰花 6g，生甘草 6g。

患者家住几百里外，一次取药 15 剂。连服药后，来电告知"服药感觉好"，并要求邮寄中药继续服用。

1 个月后患者复诊，自述服药后"不想死了，感觉到活着很好！"食欲明显改善，食量增加，自然入睡，每日睡眠 7 小时以上，月经正常来潮。舌苔薄白，脉沉。其症状消失，嘱其停药，患者满意。

按：此病案西医诊断为抑郁症初期，实则与月经紊乱有关。此患者正值更年期，肝肾不足，肝郁不舒，故月经紊乱。姚先生在治疗情志所致月经失调时，常采用柴胡、陈皮、郁金等疏肝理气，当归、杭芍调补肝血，百合、丹参滋心血，化瘀生新。此例患者服药月余痊愈说明方药疗效显著。

病案 4：濒死男婴

男婴，28 天。2016 年 12 月初诊。

1 周前男婴不明原因低热，吃奶量减少，体重从出生时 2500g 下降为 2350g。曾经西医点滴抗生素及蒙药治疗数日，男婴不吃奶 3 天，奄奄一息。

诊见男婴面色苍白，极度瘦弱，双眼微闭，对光反射迟钝，气息极微弱，双手指纹隐现不清。家属请求试治。

方药：百合 3g，麦冬 3g，川贝 3g，太子参 3g，甘草 2g。

加水 300mL，一同煎煮 20 分钟，煎出药液 100mL，每次用注射器喂 5mL，每小时 1 次。但终因晚间药房下班无法取药。

经同行提醒，取生脉饮一支，加蒸馏水稀释 3 倍，每次喂 5mL，半小时 1 次。4 次（两小时）后每小时喂 1 次。

次日一早查房，男婴面色稍红，气息平缓，安静入睡。值班医生说喂四次生脉饮后，能够一次喂进 30mL 奶粉，并排出较多黑色大便。

日间按照上方抓药煎煮，每 4 小时一次，每次 10mL。服药两天后，可以一次喂进 50mL 奶粉，哭声明显有力。停药观察 1 天后出院。电话随访男婴成活。

按：此病例为罕见儿科危重病例。家属原已放弃治疗，得益于姚先生"待病人如亲人"医德所感，尝试生脉饮频服救治，虽属无奈之举，却也感动上苍。患者起死回生的实践证明：生脉饮对危重症的生脉、回阳、救逆作用显著。

病案 5：罕见皮肤角化症

患者，女，80 岁，农民。2016 年 7 月初诊。

双手掌面严重角化十余年，因角花增厚近半年来出现皲裂、疼痛，双手活动受限。

症见双手掌面大面积角化，厚度 4～5mm，多处皲裂，裸露伤口，患者胸前呈捧举状，碰触时疼痛难忍，夜晚难以入睡。曾尝试各种办法治疗，均不理想。

姚先生治疗皮肤病常用经验方为小檗碱软膏。随嘱家属外购裸片小檗碱，用凡士林调膏，外敷双手掌面患处。家属依照医嘱为患者用药膏，并自主用保鲜膜包裹，当晚患者疼痛减轻并自然入睡。次日晨，打开保鲜膜，随之厚厚角化层自动脱落，双手呈现新鲜皮肤，家属描述"如少女之手"，疼痛消失，活动自如，患者大喜。

按：这例患者实属罕见病例。使用姚先生的小檗碱软膏（家属用量较多），获意外神奇疗效。姚先生曾解释此药原理：《内经》病机十九条中"诸痛痒疮皆属于心"，小檗碱为黄连有效成分，具清心解毒功效，正可以对抗微生物感染，消除炎症。

病案 6：重症面部痤疮

患者，女，28 岁。2016 年 11 月初诊。

面部痤疮 2 年余，曾使用各种治疗方法均无效，外用各种药膏亦无效，越发加重。目前正在使用蒙药。

痤疮近 10 日加重，整个面部层层叠叠，新旧交替，面部红肿疼痛，难以张嘴进食，不得入眠。月经前期，来潮前后痤疮加重。大便干燥，数日一解。舌苔薄白，脉沉弦。

辨证：湿热蕴毒，瘀阻血络。

治法：清热解毒，凉血通络。

方药：蒲公英 30g，大青叶 15g，野菊花 12g，天葵子 10g，胡黄连 6g，酒黄芩 10g，川黄柏 10g，麦门冬 10g，白鲜皮 10g，地肤子 12g，生地黄 15g，润元参 12g，金银花 12g，紫地丁 10g，炒栀子 10g，青竹茹 10g，六一散 18g，生黄芪 12g。

外用自制小檗碱软膏（裸片 20 片碾碎，和入凡士林）。

连服上方 5 剂药后，大便通畅，小便量多，面部痤疮疼痛稍减，可以进食和入睡。10 剂药后，大小便通畅，面部未有新发痤疮。原方加佩兰叶 6g，泽兰叶 6g。

服药期间月经来潮，经量正常，经色转为鲜红，经期较前长至 7 天，痤疮明显好转。原方加全当归 10g，怀牛膝 15g。

患者连续服药 30 天，面部痤疮红肿完全消退，表皮干燥，自然脱落，疼痛消失，饮食、二便、月经均正常，患者很满意。

按：此例患者面部痤疮较为严重，且病程长，经各种口服及外用药物杂乱治疗，并无寸效。姚先生治疗这类疾病主张遵照《内经》病机十九条"诸痛痒疮，皆属于心"，而心"其华在面"，故以五味消毒饮为主方清热解毒，同时以白鲜皮、地肤子化解皮肤黏膜的热毒，以生地黄、元参凉血，祛除血分热毒，黄连、黄芩缓解心肺上焦热毒，故疗效明显，重症痤疮痊愈。

第八节　痛　经

病案 1：子宫腺肌症

赵某，女，27 岁。2014 年 3 月 21 日初诊。

剧烈痛经十余年，诊断为"子宫腺肌症"，经多方治疗未见显效，因每次痛经异常严重，困扰整个家庭。

面色无华，手足不温，急躁易怒，不思饮食，夜寐失眠。经期异常腹痛，曾尝试各种止痛药无效。舌苔白，舌质淡，脉沉弦细。

辨证：寒湿阻络，气滞血瘀，肝脾失和。

治法：祛寒化湿，行气化瘀，疏肝解郁。

选用姚先生治疗痛经验方，但因患者欲求他治，并未服药。时至 1 年后四处求医无果，再次来诊。

征得患者同意和配合，详细说明连续服药 3 个月的治疗计划。再以姚先生治疗痛经验方加减。

方药：川续断 10g，桑寄生 10g，全当归 10g，杭白芍 10g，盐橘核 10g，台乌药 10g，大腹皮 10g，香附米 10g，茯苓块

10g，炒白术 10g，醋柴胡 12g，广陈皮 10g，延胡索 10g，生郁金 10g，玫瑰花 10g，生甘草 6g，远志肉 10g，首乌藤 12g。7 剂。

患者正值月经期第二天，开始服药，7 日后复诊，本次月经期疼痛确有减轻。正逢深冬季节，在原方基础上又增加了黄芪、党参、桂圆、阿胶等品，加强补益气血功效。

患者连续服药两个月，经历 3 个月经周期，疼痛由减轻直到最后消失。再诊时见面色转为微红，畏寒肢冷改善，饮食增加，睡眠改善。患者自觉服药后全身"舒服"，提出继续（不间断）服药。半年后痛经痊愈。

按：像这样顽固剧烈痛经治验案例在姚先生诊疗中屡见不鲜，其中包括妇科明确诊断的"子宫腺肌症"。姚先生认为，养血和血通经是治本，祛寒通络止痛是治标，3 个月的月经周期治疗才能稳固盆腔、子宫、附件的良好血运环境。子宫是冲、任、督脉三个经脉的起点所在，因此痛经不仅是子宫局部病变，其与心主血、肝藏血、脾统血关联性非常大，脏腑调和，全身气血改善，才有可能彻底治愈。

病案 2：子宫内膜异位症

刘某，女，19 岁。2009 年 6 月 5 日初诊。

经行腹痛 5 年余，进行性加重 1 年。

近 1 年来患者经前及经期 1～2 日小腹疼痛明显，并呈进行性加重，须服芬必得止痛，每次 1 片，一天 1～3 次。伴冷汗，四肢发凉，怕冷，偶有恶心、呕吐。曾于市妇产医院肛查：左侧可扪及 3.0cm×3.0cm 大小囊性肿块。B 超检查示：子宫 3.8cm×2.7cm×3.4cm，内膜厚 0.9cm，右卵巢 2.2cm×2.0cm，左卵巢 1.8cm×1.5cm，左附件可见一 3.1cm×4.2cm 无回声区，其内可见密集点状回声，未见分隔。提示：左侧巧克力囊肿。查血 CA125 为 62U/mL。

刻下症：小腹冷痛，剧烈难忍，冷汗，四肢发凉，怕冷，喜温喜按，面色㿠白，乏力，口干喜热饮，纳眠可，二便调。舌暗淡，边有瘀点，舌苔薄白，脉沉紧。

患者月经 11 岁初潮，月经周期 28 天，经期 4～6 天，量中，色暗，有血块，末次月经 2009 年 6 月 5 日。

西医诊断：子宫内膜异位症。

中医诊断：痛经；癥瘕。

辨证：肾阳不足，寒凝血瘀。

治法：温肾散寒，化瘀止痛。

方药：胡芦巴 10g，台乌药 10g，巴戟天 10g，生蒲黄 10g（包），生艾叶 6g，吴茱萸 6g，益母草 15g，嫩桂枝 6g，炒莪术 10g，王不留行 10g，丹参皮各 10g，川芎片 10g，小茴香 6g，五灵脂 10g，川牛膝 10g，赤芍药 10g。28 剂，水煎服，每日 1 剂，分早晚两次服用。

后续复诊 5 次，每次加减处方 28 剂，共七诊，患者 11 月 17 日 B 超检查未见异常，CA125 为 25U/mL。继用上方。随访 1 年未复发。

按：子宫内膜异位症简称内异症，是指子宫内膜异位到子宫腔以外部位生长，出现反复周期性出血，并形成疾病，出现症状者。

我们在治疗上应注意：①内异症的治疗应达到四个目的，即减轻及控制疼痛，治疗及促进生育，减缩及去除病灶，预防和减少复发。②辨病与辨证相结合。本例为寒凝血瘀，"血瘀"是内异症的病理基础。姚先生认为，在治疗中不可一味地活血化瘀，应根据疼痛的性质、部位、程度及伴随症状、舌象、脉象，并结合病史，寻求血瘀的成因。此例患者为寒凝，故运用温通之法。③由于本病的疗程较长，用药又多为攻伐之品，所以治疗中一定要注意患者的整体情况，宜适时佐配养正之品，做到治病不伤正。只有固本培元，增强体质，才能治愈或减少复发。

第九节　崩　漏

病案 1：功能失调性子宫出血

患者，女，30 岁。2014 年 3 月 11 日初诊。

阴道不规则出血 1 个月，量多 3 天。

患者 12 岁月经初潮，月经周期 28 ~ 30 天，带经 5 天，量中，痛经（-）。近 6 年月经行经日久，每次持续 10 ~ 40 天，量时多时少，周期不规律，先后不定，间隔 20 ~ 60 天。查：尿 HCG 阴性。血常规：WBC 4.72×10^9/L，NE 59%，Hb 95g/L，PLT 208×10^9/L。外院超声检查提示：子宫及双侧附件未见明显异常。

刻下症：阴道出血量多，超过平素月经量，伴血块，面色萎黄，乏力气短，动则汗出，口干，心悸，腰酸，无恶寒发热，无腹痛，纳可，多梦易醒，大便稀，每日 1 次，小便调。舌质淡暗，边有齿痕，舌苔薄白，脉细数无力。

西医诊断：功能失调性子宫出血。

中医诊断：崩漏。

辨证：脾肾两虚，冲任不固。

治法：益肾健脾，固冲止血。

处方：生黄芪 12g，川续断 9g，杜仲炭 12g，橘核 10g，乌药 10g，大蓟 30g，小蓟 30g，阿胶珠 9g，仙鹤草 12g，血余炭 12g，地榆炭 12g，生地黄炭 12g，砂仁米 6g。水煎服，每日 1 剂，分 2 次服。

上方连服 14 剂后，阴道出血止，面色由萎黄转为红润，乏力好转，无心悸，时有腰酸，无恶寒发热，无腹痛，纳眠可，二便调。舌质淡红，边有齿痕，舌苔薄白，脉细无力。

在上方基础上加白芍 10g，黄精 10g，淫羊藿 10g，巴戟天 12g，熟地黄 10g，增强补肾调经之力。

2014 年 8 月 1 日电话随访，言月经按期来潮 3 个月，经量正常。

按：姚先生认为，崩漏因于冲任失调，不能固摄，与肝、脾、肾三脏密切相关。姚先生临床以"截流开源"为大法治疗崩漏。所谓截流，是用大剂量止血药以截住流失之血，以治其标；开源乃补脾固肾，调和冲任，养血归肝，以治其本。标本同治，使离经之血回归血海，冲任充实，脾肾恢复统摄安固之能。截流时大小蓟常用 30 ～ 45g，收效显著。本案例因脾肾两虚，冲任不固而致崩漏，采用姚老"截流开源"之法，而获良效。

病案 2：子宫肌瘤

李某，女，35 岁。2008 年 12 月 7 日初诊。

经期延长伴经量多 4 个月。

患者 2008 年 8 月经期剧烈运动后出现经期延长，月经周期 28 天，经期 10 ～ 15 天，量多，色暗，有血块。

刻下症：经量多，无腰酸、腹痛，面色苍白，乏力易倦，纳差，大便稀，每日 1 ～ 2 次，小便调。舌暗淡，边有齿痕，舌苔薄白，脉沉细。

B超检查：子宫5.4cm×4.2cm×5.1cm，内膜厚0.8cm，前后壁可见多个低回声区，最大者3.0cm×3.6cm。右卵巢2.2cm×1.9cm，左卵巢2.1cm×2.4cm。提示：多发性子宫肌瘤。

血常规：WBC7×10^9/L，RBC3.4×10^{12}/L，Hb95g/L。

患者月经12岁初潮，周期28天，经期5～7天，量中，色暗，有血块，末次月经2008年11月29日。

西医诊断：子宫肌瘤；继发性贫血。

中医诊断：癥瘕；月经量多。

辨证：气虚血瘀。

治法：益气缩宫，化瘀止血。

方药：太子参30g，潞党参15g，南沙参15g，炙黄芪15g，炒白术10g，炒枳壳10g，花蕊石15g，炒蒲黄10g，煅龙牡各30g，益母草15g，贯众炭10g，白茅根15g，马齿苋15g，三七粉3g。7剂，水煎服，每日1剂，分早晚两次服用。

二诊：2008年12月14日。药后出血明显减少，12月11日出血止。诸症、苔脉同前。

方药：鬼箭羽15g，急性子10g，炙鳖甲10g，生牡蛎30g，浙贝母10g，嫩桂枝6g，茯苓块10g，紫丹参10g，粉丹皮10g，炒莪术10g，王不留行10g，川牛膝10g，生黄芪15g。14剂，水煎服，每日1剂，分早晚两次服用。

此后又以经期方及非经期方加减治疗五诊，于2009年3月1日行B超检查：子宫5.1cm×3.7cm×4.5cm，内膜厚0.6cm，前后壁可见多个低回声区，最大者2.6cm×2.5cm。提示：多发子宫肌瘤。随访半年，患者月经正常，B超检查未见肌瘤生长。

按：子宫肌瘤是妇科最常见的良性肿瘤，多发生于生育年龄的妇女。姚先生认为，患者病程较长，致阴血亏虚，气随血耗导致气虚，气虚运血无力，血流缓慢，停蓄胞宫，日久则成癥瘕;而瘀血日久又可损伤正气，进而加重血瘀。遵姚先生教诲，根据患者体质强弱，病程长短，酌用攻补，不可一味猛攻，以免损伤元气，并加强心理疏导。

我们在治疗上应注意采用经期和非经期的分期疗法。经期治疗以益气缩宫止血为主，兼以软坚祛瘀消癥，以补为主，寓补于消之上，寓消于补之中。非经期用药着重于消，寓补于消之中，寓消于补之上。治以活血化瘀、软坚消癥，兼以益气。

第十节 癥 瘕

病案 1：卵巢肿物

患者，女，35 岁。2017 年 4 月初诊。

体检发现双侧卵巢肿物，一侧 1cm×1.5cm，另一侧 2cm×3cm 大小，边缘不清，性质难断。连续三家医院都建议尽快手术。

刻下症：腹痛，月经先后不定期，四肢乏力，盗汗多梦，烦躁不安，大便干燥，小便黄少，面色灰暗，有黄褐斑，舌苔微黄，舌边瘀斑。脉弦数。

方药：全当归 10g，杭白芍 10g，川续断 10g，桑寄生 10g，大腹皮 10g，茯苓块 10g，覆盆子 10g，益母草 12g，盐橘核 10g，台乌药 10g，佩兰叶 10g，泽兰叶 10g，醋柴胡 12g，广陈皮 10g，香附米 10g，细木通 10g，生甘草 6g。

患者服用 7 剂后复诊：腹痛减轻，大便干燥缓解，隔日排便一次。

嘱患者守方连续服用不少于 60 日，并注意调节情绪，清淡饮食等，两个月后患者复查 B 超报告"卵巢检查未见异常"。

对比以前检查，双侧卵巢肿物消失。

患者整体状况也有明显改变，面色转好，黄褐斑变淡，月经色、质、量均改善，腹痛消失，饮食、睡眠正常。舌苔薄白，舌边瘀斑淡，脉沉弦。

按：此方是姚先生最具代表性的经验方，治疗方法为养血柔肝，行气解郁，活血调经。姚先生对妇科病非常重视"先调经"的举措，月经调理基本正常，盆腔、子宫、附件血液循环顺畅，才具备进一步消除化解肿块和炎症的基础。

病案 2：卵巢囊肿

吴某，女，29 岁。2009 年 3 月 18 日初诊。

发现右侧卵巢囊肿 4 月余。

患者去年 11 月体检时，B 超发现右附件有一 4.8cm×4.6cm 大小无回声区。

刻下症：右侧小腹坠胀疼痛，时发时止，乏力易倦，烦躁气急，口干喜饮，带下量多，色白，无异味，纳差，大便不成形。舌淡红，边有齿痕，苔白腻，脉沉滑。体型肥胖。

妇科检查：外阴正常，阴道畅，宫颈中度糜烂，子宫前位，质地中等，活动可，无压痛。附件：左侧正常，右侧可及一直径 4cm 左右大小的囊性肿物，轻压痛。

B 超检查：子宫 3.6cm×2.8cm×3.5cm，内膜厚 0.8cm，右卵巢 2.2cm×2.0cm，左卵巢 1.8cm×1.9cm，右附件可见一 4.8cm×4.6cm 无回声区。子宫后穹窿游离液 2.8cm。查血 CA125 为 25U/mL。

既往月经规律，4 ～ 5/28 ～ 30 天，量少，无痛经，末次月经 2009 年 3 月 10 日。G1P1。有一女孩 3 岁。

西医诊断：右侧卵巢囊肿。

中医诊断：癥瘕。

辨证：肝郁脾虚，痰湿阻滞。

治法：养血柔肝，健脾利湿，活血化瘀，祛痰消癥。

方药：全当归 10g，赤白芍各 10g，川芎片 10g，炒白术 10g，茯苓块 10g，泽兰叶 10g，路路通 10g，皂角刺 10g，虎杖根 10g，马鞭草 10g，炒莪术 10g，五灵脂 10g，延胡索 10g，生蒲黄 10g（包）。28 剂，水煎服，每日 1 剂，分早晚两次服用。

复诊 5 次，以上方加减，每次 28 剂，于 2009 年 8 月 12 日复查 B 超，子宫 3.5cm×2.7cm×3.6cm，内膜厚 0.5cm，右卵巢 2.1cm×2.0cm，左卵巢 1.8cm×1.9cm，未见异常。

按：卵巢囊肿是妇科常见的良性肿瘤，可发生于任何年龄，以 20～50 岁患者最为多见。姚先生认为，妇女由于月经、妊娠、产育、哺乳等生理特点，"数伤于血"，故育龄妇女常处于相对"有余于气，不足于血"的状态。

我们在治疗上应注意：①辨证重在辨气病、血病以及虚实、善恶。结合现代医学检查手段如肿瘤五项的检查以排除恶性肿瘤的可能。②根据患者体质强弱，病程长短，酌用攻补，不可一味猛攻，以免损伤元气。③加强心理疏导。④卵巢囊肿缩小到一定程度，即便进展缓慢或不再变化，只要稳定，就不能中断治疗，以防止进一步生长。

病案 3：卵巢早衰

患者，女，34 岁。2013 年 5 月 6 日初诊。

停经四个半月。既往体健。孕 2 产 1。

患者 15 岁初潮，月经周期 28～30 天，行经 5 天，量中等，痛经（–）。2012 年 12 月 24 日就诊时查：FSH 56.32mIU/mL，

LH 28.43mIU/mL，E$_2$ 56pg/ml，T 0.53ng/mL，PRL 18.93ng/mL，P 0.31ng/mL。B 超检查示：子宫 4.2cm×3.8cm×2.6cm，右卵巢 1.8cm×1.5cm，左卵巢 1.8cm×1.4cm。

刻下症：心烦焦虑，情绪低落，时烘热汗出，带下量少，乏力腰酸，夜寐欠安，大便溏薄，每日 1 次。舌质暗，边尖红，苔薄白，脉细弦。

西医诊断：卵巢早衰，继发性闭经。

中医诊断：闭经。

辨证：心脾两虚，阴血不足。

治法：养心健脾，益肾滋阴调经。

方药：浮小麦 30g，生甘草 10g，肥大枣 10g，熟地黄 12g，山萸肉 12g，茯苓块 12g，怀山药 12g，干百合 12g，合欢皮 10g，炒枣仁 12g，菟丝子 12g，川续断 12g，杜仲炭 12g，盐橘核 10g，台乌药 10g，全当归 12g，川芎片 10g。

上方连续服用 14 剂，烘热汗出好转，白带较前稍多，心烦焦虑，乏力腰酸，夜寐稍安，大便溏薄，每日 1 次，小便调，舌质暗，边尖红，苔薄白，脉细弦。上方加白扁豆、知母、炒枣仁、首乌藤、丹皮，每日 1 剂，水煎服。

服药后患者 7 月 26 日月经来潮，量中等，色暗红，5 天血净，痛经（－）。无烘热汗出，无心烦易怒，乏力好转，仍时有腰酸，夜寐安，二便调，舌质暗，苔薄白，脉细。

复诊：2013 年 11 月 29 日。近 3 个月月经均按期来潮，量中等，色鲜红。经前 BBT 上升 10 天。月经第 3 天查激素 FSH 9.58mIU/mL，E$_2$ 46pg/mL。服药后诸症悉除。

2014 年 4 月电话随访，月经按期来潮，量色正常，未诉不适。

按：卵巢早衰是指女性患者在 40 岁之前由于某种原因引起的以闭经、不孕、雌激素缺乏、促性腺激素水平升高为特征的一种疾病。《素问·阴阳别论》云："二阳之病发心脾，有不得隐曲，女子不月。"《景岳全书·妇人规》亦云："凡欲念不随，深思积郁，心脾气结，致伤冲任之源，而肾气日消，轻则或早或迟，重则渐成枯闭。"姚先生指出，卵巢早衰发于心脾，女子有不得隐曲之事，伤及脾胃，以致气血虚少，肾水不充，月经不能按时来潮。静能生水，欲补肾者先宁心，方可求血自下也。故本人汲取吾师经验，用甘麦大枣汤调心脾，辅以补肾滋阴，通过调心脾，使气血和，肾气充，冲任得养，经血复潮。

第十一节　带下病

病案：附件炎

患者，女，61 岁，退休工人。2019 年 1 月 9 日初诊。

带下量多数年，经多方治疗未见效果。

无明显诱因长期带下量多，色黄，有异味。伴眼部干涩，耳内瘙痒，周身乏力，皮肤瘙痒，偶有头痛，夜寐多梦，胃脘胀满，嗳气吞酸，腰痛足凉，大便溏薄。舌红，舌苔白厚，脉弦数。

辨证：脾肾不足，湿热下注。

治法：益肾健脾，化湿止带。

方药：炒黄柏 10g，炒苍术 10g，生薏米 30g，败酱草 15g，盐菟丝子 10g，酒女贞子 10g，全当归 15g，杭白芍 15g，山萸肉 15g，熟地黄 30g，炒白术 6g，怀山药 12g，生黄芪 30g，炒酸枣仁 24g，青竹茹 18g，砂仁米 10g，桑螵蛸 10g。7 剂，水煎服。

服药 7 日后复诊：带下量多症状明显减轻，色尚微黄，眼部干热，耳内瘙痒减轻，皮肤瘙痒减轻，头痛症状消失，尚有下肢发凉，烦躁。上方山药加至 15g，生黄芪改为炙黄芪 30g，炒酸枣仁加至 30g，加炙元胡 10g。

三诊：药后带下量减少，眼干热，耳内痒好转，皮肤瘙痒好转，夜寐欠佳好转。

患者守方先后共服 35 剂药，症状消失。

按：此病案患者看似多种症状，但湿热邪气日久蕴结为根本。脾虚失运，肾虚不固，故不能化湿热而注于下焦，可见带下量多、异味、色黄、小便灼热等；湿热上蒸则见头痛、眼干眼热、耳内痒等；脾虚不运，脾胃不和，见大便溏、胃脘胀满之症；肾气不固，肾阳失于温煦，可见腰痛、下肢冷、足冷等；肾虚致心肾不交，热扰心神，故见夜寐欠佳。

对带下病的治疗，姚先生认为，不能单纯燥湿清热，而要在健脾益肾基础上化湿止带，常用四妙丸加减。苍术、黄柏、薏米、败酱草四妙清热化湿；菟丝子、女贞子、山萸肉、熟地黄、当归、白芍益肾柔肝；白术、山药、砂仁健脾和胃；桑螵蛸用以止带；竹茹轻清；黄芪益气；枣仁安神。二诊以后随症加减：生黄芪改炙黄芪以补益中气，加炙元胡以活血理气；寄生、乌药以温肾阳，改善腰冷、足凉、便溏等症状。标本兼顾，患者服药一个半月解决了困扰数年的顽症。

第十二节　脏　躁

病案：更年期综合征

患者，女，56 岁，退休工人。2019 年 8 月 14 日初诊。

无明显诱因潮热汗出月余。盆腔 B 超提示子宫肌瘤。

潮热汗出，心烦心悸，夜寐多梦，醒后不能再寐，气短乏力，腰痛腿软，月经紊乱。舌红，舌苔白，脉弦细。

辨证：阴虚内热。

治法：滋阴清热，益气养阴。

方药：炙甘草 12g，大乌枣 10g，浮小麦 30g，炙远志 10g，干百合 10g，紫丹参 12g，全瓜蒌 24g，夜交藤 15g，全当归 12g，杭白芍 12g，莲子心 6g，耳环石斛 10g，川续断 10g，炒酸枣仁 30g，杜仲炭 12g。7 剂，水煎服。

连服上方 7 剂后，潮热汗出尚有，心烦心悸、夜寐多梦症状减轻，腰痛，阴道有少量白色分泌物，无异味。上方去丹参、瓜蒌，加桂枝 10g，茯苓 12g，丹皮 10g，赤芍 10g，砂仁 6g。

上方连服 14 剂后，潮热汗出症状明显减轻，心悸明显好转。又以 7 剂巩固疗效，电话随访诸症平稳。

按：此病案为脏躁症。其根本在于阴虚内热、脏腑气血失调。姚先生主张选用甘麦大枣汤调养心阴，但不可单纯追求止汗平躁，应同时滋养肾阴，益气养血，注重沟通心肾，水火相济，效果才迅速。

第十三节　不孕症

病案 1：失调不孕症

患者，女，30 岁，2015 年 1 月初诊。

婚后 3 年未孕。男女双方临床检查均未见异常，曾尝试多种中西医治疗均未效。

婚后 3 年，月经先后不定期，烦躁易怒，饮食不规律，二便尚可，夜寐多梦。舌苔白，舌质红，脉弦。

辨证：肝气郁结，气血失调。

治法：疏肝解郁，益气养血。

选用姚先生调经验方，计划先调经 3 个月后再促孕。

方药：醋柴胡 12g，广陈皮 10g，全当归 10g，杭白芍 10g，盐橘核 10g，台乌药 10g，大腹皮 10g，香附米 10g，茯苓块 10g，炒白术 10g，川续断 10g，桑寄生 10g，远志肉 10g，首乌藤 12g。

因患者夫妇远在澳洲工作生活，只能通过微信联系，患者在悉尼中药房取药。患者连续服药第一个月后月经正常，第二个月感觉心情明显转好，继续坚持服药到 3 个月，其舌象和症状改善，第四个月停药试孕，当月成功怀孕，足月生育一健康男孩。

按：本病例为较典型气血失调不孕症。按照姚先生调经验方，守方连续服药，月经正常，在此基础上益肾气、养肝血两个月。姚先生治疗众多不孕症的首务是调经，整体气血状态良好，怀孕便是很自然的事情。

病案 2：多发卵巢囊肿不孕症

患者，女，25 岁。2015 年 4 月初诊。

结婚 1 年 6 个月未孕。

痛经，面色晦暗，心慌心悸，睡眠不佳，偏瘦。舌质暗，苔薄白，脉沉细。

B 超检查示多发卵巢囊肿。

辨证：肝郁气滞血瘀。

治法：活血化瘀，软坚消癥，清热利湿。

选用姚氏调经方 1 个月治疗，月经正常后，针对卵巢囊肿治疗。

方药：桑寄生 9g，川续断 9g，炒杜仲 12g，桂枝 9g，茯苓块 12g，木猪苓 12g，生海蛤 15g，益智仁 12g，白头翁 9g，秦皮 9g，砂仁米 9g。7 剂。

连服上方 30 剂，复查 B 超多发卵巢囊肿已消。停药后 2015 年 7 月怀孕，于 2016 年 5 月生一健康男孩。

按：本病例根据痛经和 B 超检查卵巢囊肿等，属于血瘕范畴，病机多为肝郁气滞脾虚。脾湿运化不利，致使湿瘀内阻；肝郁气滞，致使患者心烦易怒。姚氏调经方，川续断、桑寄生、炒杜仲等益肾强腰，杭芍、当归、香附行气和血，使患者整体气血得到荣养。海蛤、益智仁、茯苓、桂枝温通肾阳，白头翁、秦皮化解附件黏膜内瘀滞，清利下焦湿热，使患者逐渐改善疲乏无力、食欲不振等脾肾偏弱症状，增强体质，最终成功孕育。

病案 3：卵子发育不成熟不孕症

患者，女，34 岁。2014 年 8 月初诊。

结婚 3 年未孕，经期后错不准，经期腹痛。B 超检查示多囊卵巢，无发育成熟卵子排出（卵子发育不成熟）。

刻下症：腰酸腿软，疲乏无力，咽干，时有胃脘不适，烦躁易怒。舌质淡，苔薄白，脉沉细。

辨证：肾阴亏损，冲任失常，血少不孕。

治法：强肾养血调经。

方药：桑寄生 9g，川续断 9g，盐杜仲 12g，狗脊 9g，女贞子 9g，菟丝子 9g，黄精 9g，熟地黄 12g，全当归 9g，杭白芍 9g，川芎 9g，盐橘核 9g，台乌药 9g，香附 12g，元胡 12g，炙没药 9g，天花粉 9g，元参 9g，麦冬 9g，炒白术 9g。

上方加减调治 2 个月后，月经按月而至，痛经消失，停药后成功怀孕，于 2015 年 8 月顺产生一女儿。

按：此病案属肾水不足，精血亏虚，卵子无以气血濡养所致不孕。姚先生常用狗脊、女贞子、菟丝子、黄精等强肾益精，用天花粉、元参、麦冬滋补三焦阴液，在肾气充足、精血旺盛的环境下卵子才能萌发较强生命力，而成功孕育生命。

病案 4：多囊卵巢综合征不孕症

患者，女，27 岁。2012 年 6 月 3 日初诊。

结婚 2 年，同居未避孕而未孕。

患者 13 岁月经初潮，月经周期 33 ～ 36 天，经期 6 ～ 7 天，量中，痛经（－）。初潮 5 年后月经稀发错后，短则 45 天，长则半年一行。间断中药调经及西药黄体酮行经。体重呈渐进性增加，未系统诊治。查：尿 HCG 阴性。血清性激素六项：PRL 18.97ng/mL，P 0.53ng/mL，T 0.67ng/mL，FSH 5.86mIU/mL，LH 6.74mIU/mL，E_2 51pg/mL。B 超检查：内膜 0.6cm，双侧卵巢多囊样改变。空腹胰岛素 18.88mIU/L。

刻下症：月经两月未行，带下量多，质黏稠，时有胸闷，易汗出，无头晕、呕恶，时腰酸，纳寐正常，小便调，大便溏，每日 1 ～ 2 次。形体肥胖，面色晦暗，头发稀疏。舌质淡暗，边有齿痕，舌苔白厚腻，脉细滑，两尺弱。

既往体健。孕 0 产 0。无药物过敏史。

西医诊断：原发性不孕症；多囊卵巢综合征。

中医诊断：不孕症。

辨证：痰湿阻滞，脾肾两虚。

治法：燥湿化痰，益肾健脾。

方药：广陈皮 12g，法半夏 12g，茯苓块 12g，炒枳壳 12g，香附 10g，炒白术 10g，苍术 10g，胆南星 6g，石菖蒲 12g，菟丝子 12g，熟地黄 12g，巴戟天 12g，山萸肉 12g，全当归 10g，泽兰叶 12g。水煎服，每日 1 剂，分 2 次服。

以上方随症加减，患者连服 45 天。

2012 年 10 月 15 日患者停经 46 天，基础体温上升 26 天，查 P 28.40ng/mL，β–HCG 33299.0mIU/mL。

2013 年 6 月 15 日患者短信联系，喜获一女，体重 4kg，体健。

按：多囊卵巢综合征是生育期妇女最常见的内分泌紊乱性疾病。临床表现为月经失调、闭经、不孕、肥胖、痤疮、多毛等。多囊卵巢综合征临床症状复杂，治疗难度较大。吾师姚五达教授认为，妇人肥胖，常多湿多痰，遣方用药需关注体质因素。他指出，肾虚为多囊卵巢综合征之本，痰湿、血瘀为标，益肾健脾，燥湿化痰为治则大法。

病案 5：子宫内膜异位症不孕症

患者，女，31 岁。2015 年 11 月 7 日初诊。

结婚 3 年，同居未避孕而未孕。

患者 13 岁月经初潮，月经周期 28 ～ 30 天，经期 6 ～ 7 天，量中等，色暗红，有血块，痛经呈渐进性加重。B 超检查提示左卵巢巧克力囊肿，查血 CA125 为 67.5IU/mL。曾在外院行腹腔镜下左附件囊肿剥离术。术后 2 年为求子间断中药调理。既往体健。

刻下症：腰酸，四肢不温，小腹坠痛，纳眠可，二便调，面色晦暗。舌质淡暗，舌苔白，脉沉细。

西医诊断：原发性不孕症；子宫内膜异位症。

中医诊断：不孕症；癥瘕。

辨证：肾虚血瘀，气血失和。

治法：补肾活血，调经散结。

方药：川续断 12g，炒杜仲 10g，盐橘核 12g，台乌药 10g，茯苓块 12g，桂枝 6g，赤芍药 12g，桃仁 10g，粉丹皮 12g，败酱草 12g，皂角刺 12g，山萸肉 12g，熟地黄 10g，川芎 10g，全当归 10g。水煎服，每日 1 剂，分 2 次服。

同时监测基础体温。

上方随症加减连续服用 30 天后，腰酸好转，无手足寒凉，小腹坠痛，纳眠可，二便调，面色晦暗转为红润，舌质淡暗，舌苔白，脉沉细。

继续服药 60 天后症状均消。

电话随访 2016 年 5 月 10 日患者已在产科建档，胎儿发育正常。

按：子宫内膜异位症是指具有活性的子宫内膜组织出现在宫内膜以外部位。异位子宫内膜可侵犯全身任何部位，但绝大多数位于盆腔内，最常见于卵巢、宫骶韧带，其次为子宫体、直肠子宫陷窝、腹膜脏层、阴道直肠隔等部位。子宫内膜异位症的妇女中不孕的发病率为 30%～40%。姚老常说，气以通为补，血以和为用。针对本病肾虚血瘀的病机，既补肾又活血，并按月经周期进行调治而获效。

病案 6：继发不孕症

邹某，女，26 岁。2009 年 6 月 20 日初诊。

结婚 3 年，未避孕未孕 2 年。

患者月经初潮 11 岁，月经周期 28 天，行经 4～5 天，量中等，色暗红，有血块，伴腰酸及双少腹隐痛。2006 年 3 月行人工流产术，术后月经规律。近两年来同居未避孕而未怀孕。其爱人检查精液正常。患者经前及经期 1～2 天双侧少腹隐痛，以经前尤甚，伴腰酸不适，郁郁寡欢，乳胀，纳寐尚可，大便黏腻，小便调。2009 年 5 月在市妇产医院行子宫输卵管造影术检查，提示双侧输卵管不通，建议做试管婴儿。患者不愿做此手术，寻求中医治疗。

末次月经 2009 年 6 月 10 日。孕 1 产 0。

妇检：外阴、阴道（－），宫颈光滑，子宫后位、正常大小、活动、质中，无压痛，附件两侧可触及索状增粗，有压痛（＋），右侧附件片状增厚，压痛（＋）。

曾查基础体温，高温相持续 13 天。B 超检查提示双侧附件增厚。

舌质暗红，苔薄黄，脉细弦，两侧尺弱。

西医诊断：继发不孕症。

中医诊断：断绪。

辨证：肝郁气滞，肾虚血瘀。

治法：疏肝理气，补肾活血，化瘀通络。

处方：醋柴胡 10g，杭白芍 10g，炒枳实 10g，全当归 10g，川续断 10g，炒杜仲 10g，盐橘核 10g，台乌药 10g，茯苓块 10g，菟丝子 10g，路路通 10g，皂角刺 10g，益母草 15g，丝瓜络 10g，桑寄生 10g，川牛膝 10g。14 剂，每日 1 剂，分早晚两次服用。

输卵管通液术两天一次，共 2 次，治疗 1 周。

前 7 剂药服后，大便黑臭，量大，腰酸、腹痛好转，后 7 剂药服后，大便正常，诸症均好转。效不更方，继服上方 21 剂，经期停服。并继续予输卵管通液术治疗。

2009 年 7 月 22 日输卵管通液术，注入药水 35mL，注入顺利，无返流，无阻力，无腹痛，提示双侧输卵管通畅，予安坤赞育丸调理。

2009 年 9 月 17 日因停经 38 天，恶心头晕 3 天，检查尿 HCG（＋），B 超检查提示宫内妊娠。

按：女性不孕症的病因虽然很多，输卵管因素却占首位，据报道有 10%～30% 的不孕症属于本症。而输卵管阻塞往往与炎症有关。姚先生认为，输卵管阻塞性不孕症多由肝郁气滞、肾虚血瘀所致，故方中醋柴胡疏肝理气；全当归、杭白芍养血柔肝；炒枳实消痞散结；川续断、炒杜仲、桑寄生、菟丝子补益肝肾；盐橘核、台乌药行气通利脉络；路路通、皂角刺活血通络；茯苓块健脾祛湿消水肿；益母草活血祛瘀，利水消肿；川牛膝、丝瓜络活血祛瘀，引经通络。全方可调节机体功能，促进血液循环，使炎症得以改善，从而使瘀阻畅通，孕育正常。

第七章

缅怀回忆

追忆吾兄

姚五达是我大哥，我是家中五妹姚玉珍，大哥与我年龄相差 16 岁。

在我的脑海里，大哥永远是年轻时的样子：高挑的身材，俊朗的脸庞洋溢着和蔼的微笑，浆洗干净板正的蓝色长衫，脚下穿擦拭黑亮的皮鞋，身背一件黑皮书包，背带上还系着一个亮闪闪的铜环……

记得小时候，我常常跑出去大门迎接大哥从药店回家，把他书包里东西一样一样拿出来：墨盒、毛笔、信笺、印泥、记事本。我还要数数写满药名的处方……那是我最快乐的时光，因为，我特别爱当中医先生的大哥，他的一切在我幼小的心上永远是最重要、最光彩、最骄傲的。

毫不夸张地说，我大哥很多人见了都爱慕，因为他身上带着一种精进力量和阳刚正气。

父亲对大哥要求非常严格，大哥 15 岁考入北平国医学院，苦读四年，成为校长孔伯华先生赏识的学生，大哥磕头拜孔氏为师，住在孔家随师佐诊。我长大了听母亲说，毕业的 700 多名学生，能被孔伯华先生看中非常不易。在我记忆中，大哥几乎没有空闲，不是看书就是练书法、背诵四部经典、雷公药性赋、脉诀等，他好像有使不完的劲。我们几个女孩知道大哥是家中的顶梁柱，是父亲有力的帮手，更是我们精进学习的榜样。

记得有一次我装睡，听见父母谈话，父亲说："老大成才了，几个女孩今后也不能走嫁人生子的路，女孩学医能自立自强。智力投资比买房置地都强。"因此，我们家四个姐妹就是按照父母的规划，像大哥一样，磕头拜过陈慎吾、孔伯华等名师，上医学校读书听课。除了三姐是西医大夫，其他人全成了中医大夫。在我们姐妹几个学医的过程中，大哥永远是我们的启蒙先生，他常把写好背诵过的汤头歌、脉诀、药性赋等小纸片交给我们背诵，几个姐妹手中互相传着、背着，直到看不清字……

在大哥医馆墙上挂着一幅字，上写"贫不付费"四个大字。几乎所有看见这幅字的人，先是惊奇，后是惊喜。很明显，大哥是在向人们说出自己的心声：贫苦无钱的人在大哥这里免费治病。我们也经常看到，大哥对穷苦患者施医施药，患者对大哥磕头作揖，感激涕零。日久天长，口碑相传，远近闻名，来医馆诊病的人越来越多。

父亲要求我们一心学医，"业精于勤荒于嬉，行成于思毁于随"，是我们常背诵的古训。大哥从不去戏院影楼，也从不与同学朋友外出玩耍，做人老老实实，做事规规矩矩。年纪虽轻但性格沉稳，不多说，不外露。在诊病的患者中，常有一些名流商贾和达官贵人，大哥从来都是不卑不亢，平静平易，专心诊疗，加上一手漂亮俊秀的毛笔字，常常引来赞许和褒奖。

大哥性格沉稳，但绝不是胆小怕事之人，他明事理识大体，有原则，有责任心。新中国成立前夕，国民党政府加大"取缔中医"政策，大哥站出来带头组织"北京市新照中医福利促进会"，被大家推选为会长，与中医同行一起勇敢抗争。

听母亲讲，和平解放北平期间，大哥曾勇敢地为解放区送药、传递消息，给共产党地下工作者出资办事，为北平的和平解放效力。

往事如烟，几十年过去了，姚家兄妹五人都成为各自医疗岗位的骨干，各自取得不菲成绩，实现了当年父母对我们的人生期许。然而，我们清楚地知道，所有一切都离不开大哥榜样力量的带动和激励。

纪念姚五达百年诞辰之际，我们倍加怀念大哥。如有来生，愿他还做我们大哥，伴随我们的人生岁月走下去。

（姚玉珍）

继承父业做德艺双修中医人

我父亲姚五达 1921 年出生在北京通县小东各庄，我祖父姚需春师从清代名医吴殿一，久居京城行医。我祖父有七个孩子，一儿六女（两女夭折）。父亲是家中唯一的男孩又是长子，所以，祖父对父亲要求极为严格，不仅要求学习四书五经、背诵医学经典、脉诀，更要苦练书法。在父亲的模范作用带动下，四个妹妹都走上从医道路，并在各自领域取得不菲成绩，实现了祖父培养子女全部从医的愿望。

父亲幼年就读河北香河县学校。1935 年考入北京国医学院，由于他聪颖好学，勤奋刻苦，得到了孔伯华院长的赏识。1939 年被孔伯华先生收为弟子，深得真传，学居师家随师佐诊。1940 年毕业，在北京国医学院施诊室任医师，兼妇科、内科、儿科助教。

1941 年 10 月，父亲参加北平卫生局考试取得行医资格。

同年 11 月执业于北平市崇文区北芦草园 36 号"姚五达医馆"。并先后受聘于同仁堂、大众堂、永安堂、沛仁堂、西庆仁堂坐堂应诊。

父亲在医馆和各老字号药店应诊从未间断。对穷困患者施医施药，有的患者生活困难吃饭成问题，父亲就给他们一些钱以解生活暂时困难。他对穷困患者施医施药的善举深得人心，而立之年在京城远近闻名，被民间称为"四小名医"之一。

中华人民共和国成立后，父亲积极拥护中国共产党的领导，在党的中医政策号召下，1956 年，父亲响应国家"个体中医进入联合诊所或医院"的号召，毅然关闭医馆，应邀出任北京市第三医院中医科中医主治医师之职。

1960 年为了深入研究妇科疑难杂症，出任北京妇产医院中医主治医师。

1962 年调入北京建筑工人医院中医科，任中医主治医师、中医主任医师、中医科主任等职。退休后任医院高级顾问，并享受国务院政府特殊津贴。

1985 年父亲主持成立北京市第一家综合医院中的"中医病房"，组织开展中西医综合治疗和临床研究工作。数十年来父亲培训中医实习生、研究生、进修生及军队医务人员近千人，亲带徒弟、学生、门人、传人数十人。

1992 年第一批被北京市中医管理局任命为北京市继承老中医学术经验指导老师。曾先后担任北京市中医学会妇科专业委员会委员、《北京中医》杂志编委等职。

父亲一生追随中国共产党，1982 年光荣加入中国共产党。一直积极参与党和国家的各项政治活动，曾任北京市第五届、第六届政协委员，其间任政协文史委员。

　　父亲从医 60 年，医术高超，医德高尚，被广大患者誉为"圣手慈心"的名医。在半个多世纪的医海生涯中，对医学事业孜孜以求，多年潜心研究，曾先后撰写出《妇科治疗经验》《温病治疗经验》《诊法伤寒要诀》《中医杂证》等著作。论文曾发表于《北京中医》《中医杂志》，有的被收录于《北京市老中医医案选编》等专业著作。

　　父亲独创"轻可投实法"，对中医辨证和安全用药具有非常现实的指导意义。"清扶""清解""清化""清渗""清透""清和"的"温病治疗六法"是对内科疾病常规治疗原则的高度创新和纲领性概括。在治疗妇科病方面创立"截流开源法"，并广泛用于临床，收效甚佳。

　　父亲经常应邀会诊，为国家领导人、海外华人、国际友人解决疑难病证，在海内外享有很高的声誉。1998 年近 80 岁高龄还亲赴香港为驻港部队官兵义诊。

　　父亲教育我们子女要互相团结、互相关爱、互相帮助，在学习和工作上要高标准要求自己，要刻苦学习，发奋图强，努力工作，更好地为人民服务。在生活上要低标准，要勤俭持家，不要铺张浪费，不要和人家攀比。

　　父亲的高尚医德是我们的楷模。他常教导我们，"人家父母就是咱们的父母，人家姐妹就是咱们的姐妹"，要"急病人之所急，痛病人之所痛"，只有把病人放在第一位，才能更好地为病人服务。父亲要求我们要不断学习和进步，"业精于勤荒于嬉，行成于思毁于随"是父亲常说的教诲。父亲一贯兢兢业业，勤奋工作，乐于奉献，善良正直，谦逊平和，平等待人，视"病人如亲人"是他一生遵守的从业准则，严于律己、宽以待人是他始终的为人之道。带徒施教，诲人不倦，崇尚儒学，德艺双修，为后人树立了榜样。

（姚五达嫡子姚序）

一块三毛钱一剂药救了孩子命

我儿子小时候是出了名的淘气包。1987 他 7 岁上小学一年级。开学不久的一天，他爸爸骑自行车带着他去上学，途中被别人"别"了一下，随即，父子二人连人带车摔出去很远。大人没事，可儿子头部正巧磕到马路牙子上。他爸爸立刻抱着儿子赶往附近的友谊医院，因为没有儿童 CT 检查设备，医生诊断"脑震荡"，建议先回家观察，并嘱咐如有突发情况，去天坛医院脑科进一步检查。因我当时在班上，怕我着急就没敢告诉我。

我下班回来看到儿子躺床上，纳闷"太阳从西边出来了"，怎么这么老实？知道情况后我心急如焚。跟他说话也不搭理，只是嗜睡。平时能吃能喝的，眼下不能吃了，几乎吃什么吐什么。勉强服下友谊医院医生开的药片，也没有明显变化。我虽然学的是护理，但也知道嗜睡和呕吐是脑科严重的症状，发展下去后果难料。我真的急了，骑上车就去姚老家了，我家离姚老家挺近。姚老下班回家饭还没吃，仔细听了孩子情况后劝我别着急，开了一剂内服汤药方。我去药房抓药，就花了"一块三毛钱"。就是这"一块三毛钱"的一剂药救了我儿子！记得那天抓药回家已经很晚了，我迫不及待地煮好给儿子喝下去……当晚儿子睡得很踏实，也没有再呕吐。第二天儿子就恢复了往常的活力，神奇地"好了"！

因为儿子头上血肿在左侧偏上位置，约占整个头部三分之一大小，外观很吓人，第二天下午我们就去了天坛医院做头颅

CT 检查，显示"颅骨骨折"约七厘米长，诊断是"严重的颅脑外伤、脑震荡"。按当时 CT 报告的严重程度该收住院治疗，但医生很奇怪地看我儿子活蹦乱跳的状态，没法解释，只好建议回家继续观察。从天坛医院回来后，原本就很淘气的儿子就像没事儿人一样，不耽误吃喝玩，大约过了半个月，颅骨外伤处的皮下血肿吸收后，儿子就上学了。

这件事当时在医院传开了。我们科魏主任到我家探望，所有同事都知道了。医院外科同事告诉我，当时如果采用西医脑外伤治疗，要输液降颅压，闹不好开颅也有可能。而我深信，是姚老"一块三毛钱"的一剂药救了我儿子！如果没有姚老开的中药，我儿子就会被收入天坛医院脑外科，接下来的治疗花多少钱不说，光是病程之长和预后就很难预料。

虽是三十多年前的事，当时儿子的伤情依然历历在目。姚老"一块三毛钱"一剂药就让我儿子转危为安。只可惜，因为当时的忙乱和时间久远，姚老当年开出的神奇处方没能保留下来，但我们全家人对姚老的高超医术和对我儿子的救命之恩永远难忘。

（北京建工医院中医科护士李炳辉）

解患者燃眉之急

我是建工医院骨科护士。

1980 年，我父亲得了胃癌，需要吃中成药"西黄丸"。当时"西黄丸"非常紧俏，很难买到。通过朋友上卫生局开证明一次才能买三支，而我父亲一天早晚吃两次，每次一支，三支一天半就用完了，根本不能满足需要。

父亲的朋友跟姚老认识，他找到姚老。姚老说："买不着，咱们就做。"姚老劝我别着急，马上给开方子，方中麝香和牛黄是主要成分，又属于天然珍稀药材，同样很难找到。姚老认识大栅栏同仁堂细料部的师傅，亲自打电话联系，还亲自带着我一块儿去大栅栏同仁堂找师傅配药。我记得特清楚，那时候我刚参加工作没两年。按说我只是个普通小护士，姚老是中医专家，每天很多病人围着他特别忙，可是姚老根本没有专家的架子，百忙中还帮我忙前忙后。做好一料"西黄丸"，为散装水丸，量也不少。我父亲很快就吃上了药，这对治疗起到了关键性作用，父亲非常感激姚老。

病人面对疾病，尤其是难治的病，不知道预后会怎么样，知道了吃什么药治疗，可买不到药，这样的急迫心情常人很难理解。有姚老及时帮助，开方，找药，甚至去药房给配药，解决了我们的燃眉之急，我们心里能不感动吗？当时真不知怎么酬谢姚老。听姚老的学生说，姚老对待每一个病人都像对待自己家人一样，他常说"待病人如亲人""人家父母就是自己父母，人家姐妹就是自己姐妹"这样的话，并要求学生和弟子们牢记并照着做，姚老身先士卒地做到了。

姚老以前住天桥附近，我妹妹和婆婆以及很多邻居都知道姚老。她们中很多人从年轻时候就找姚老看病，一直就是吃他开的中药。有的全家人有病都吃姚老的药。她们说姚老在天桥地区人缘特别好，待人和蔼可亲。

从我自身经历的给父亲配药，我深刻体会到，姚老待病人如亲人，急病人之所急，痛病人之所痛，真是个大家都爱戴的好中医。

（北京建工医院护士齐国盛）

永远微笑的邻居大伯

名医姚五达老先生曾经是我的邻居！我家住在崇文区东八角胡同 16 号，离姚先生北芦草园医馆很近，约 400 多米。按说我家东、南、西三个方向都有"大医院"，也就是现在人们说的"三甲医院"，但是，大家都愿意到姚先生医馆看病。姚先生待人和气，看病买药只花很少的钱，所以，到他的诊所来就医的人络绎不绝。

我今年近 70 岁，记得小时候六七岁那年的腊月初六，我家有次生日晚宴。宴罢，人去席散，我突然上吐下泻。家人赶快背着我去了姚先生医馆。天晚夜黑，家人拿手电照着敲开门，只见姚先生披着棉衣，脚下只穿着拖鞋就来开门了。因为医馆是前所后宅，姚先生全家人都已就寝。外边天寒地冻，姚先生脸上带着温暖的笑容。我记得很清楚，姚先生把我抱在凳子上，号脉，摸摸肚子，耐心地向我家人问诊。然后细心地开方，起身拿药，还把草药研磨成粉状，包了三个多边形的小药包……整个过程细微，娴熟，有条不紊。当时还是小女孩的我，被姚先生这些好像做手工折纸的动作吸引了，竟然忘记了肚子不舒服。回至家中吃了药肚子就不痛了，第二天就活蹦乱跳了，那真是药到病除！

不觉几十年过去，我长大了，姚先生也变老了，而他的医术更加高超。1992 年，因为工作、学习、家庭的压力大，我长期失眠，食欲不振，低烧不退，整日魂不守舍，住进了建工医院。那天是主任查房日，姚先生出现在我的床边。几十年没见了，他还能认出我这个"小邻居"！我说起当年深夜看病的事情，姚先生还是一如既往温暖地微笑。

一位名医，几十年临床不知道看过多少病患，但对一个小孩的病还记忆犹新，可见姚先生是在用心待病人，用心诊病。为了打消我的顾虑，姚先生微笑着说："这次虽然不比小时候的病，但也没事，我给你治好！"详细检查问诊后，姚先生给主治医生分析病情，提出治疗意见，调整了用药。吃了姚先生开的药我明显好转起来，最重要的是姚先生那句"我给你治好"的话温暖到我心底，给我很强的信心。心里敞亮了，能吃下饭了，睡眠也踏实了，低烧退了，各项检查逐渐转好。很快我就出院了，回归了工作岗位。

我从当年的小女孩到今天近70岁了，姚先生在我心中始终是可亲可爱的邻居大伯。我常以"姚老的邻居"为傲，比起别的患者来，心里有一种特别的安全感。他为人和善，见到他就如同见到亲人一样。他没有官腔，没有术语，说出的话让人一听即明，听他的话心里踏实有谱。

在我脑海里，记忆中的姚先生，永远是一脸温暖的笑容。

（北京市第一建筑公司退休干部张长春）

半剂中药续天伦

我是姚老的弟子，从1978年参加工作起就跟随姚老学习中医临床。虽说医院属于建工局系统医院，主要服务于北京的建筑企业，但姚老医术高超，声名远扬，每天都有来自各地的患者求诊。

姚老一天看诊几十号病人，还要边看病人边指导我们开方用药。姚老经常从早8点一直工作到下午1点，中餐就是他爱吃的烧饼夹肉,就着一杯茶,用他的话说"歇一会儿,喘口气儿",便接着看下午排队的病人。不管病人有多少,姚老总是面带微笑,干劲十足。

我婚后一年半怀孕,刚过 12 周,出现少量出血,我没太在意。直到一天下午病人少了,趁姚老去"方便"的时候,我起身伸了个懒腰,也许是太过用力,一股热流顺腿而下……先兆流产出血了!妇产科陆主任看到血量说:"这么多出血,住院明天引产吧。"但是床位紧张,我和一位 70 多岁的农村奶奶拼床(她第二天出院),想到胎儿保不住第二天要手术,人一放松,我很快斜靠着半张病床睡着了。

大约晚上八点多钟,我爱人把我叫醒。他一手提着饭盒,一手拿着个葡萄糖瓶子,里面是煮好的中药汤。他说:"姚老给你开了保胎药,吃了饭你喝了吧!"我说:"明天就手术了,喝不喝的还有什么用呀!"一向顺从我的爱人又小声说了一句:"姚老都开了,也煮好了,你就喝了呗!"我当时不想跟他理论,饭没吃几口,就"咕嘟咕嘟"把药汤喝了下去,调转身子朝墙又睡过去,我很快进入梦乡,做了一个美美的梦。一觉醒来,天已大亮。斜躺在病床另一角的奶奶说:"你这姑娘真是仁义,一动不动地睡了一宿。"

我很奇怪地感觉身上从来没有的一股力量,身心都很舒服,起身去卫生间发现出血也没有了。产科陆主任也很奇怪,出血量这么多能止住,"要不保保看吧!"经一个月继续吃中药加注射黄体酮保胎,1982 年 5 月我生下了六斤三两的宝贝女儿。

现在我女儿 38 岁,也是 7 岁女儿的妈妈了。我们全家在一起,特别是有可爱的外孙女绕膝承欢尽享天伦的时候,我都会很自然地想起姚老为我保胎的往事。姚老那半剂汤药起到非常关键的作用，正是那半剂药，力托崭新的生命来到人世间！第一次听此经历的女儿说："您当初听我爸的对了吧，要不就没我了！"我马上纠正她说："要没有姚老的保胎药，才真不可能有你呢！"

发生在我身上的事情真实地验证了姚老的高明医术。当年姚老给我开的保胎处方中有一味"苎麻根"特别引人注目，平常跟姚老抄方时很少用到。古医籍《医林纂要·药性》是这样记载的：苎麻根性味甘、寒，平，归手太阴肺、足太阴脾、足厥阴肝经。"孕妇两三月后，相火日盛，血益热，胎多不安。苎根甘咸入心，能布散其光明，而不为郁热，此安胎良药也"。在日后的临床中我很关注苎麻根的使用，但因重症先兆流产患者一般轮不到中医看诊，大多直接就诊于产科，而产科对重症者又多选择终止妊娠，不知多少像我当年一样的重症先兆流产患者痛失胎儿。

我的先师姚五达先生从医六十多年，妇产科尤为见长。不知经他手拯救了多少像我一样的年轻母亲，不知给了多少家庭子孙满堂的幸福美满。我相信，姚老宝贵的临床经验均会载入史册，为更多相信中医的大众造福。

（姚五达先生弟子吴萍）

回忆我的父亲姚五达

我是姚家最小的女儿，多年旅居日本。父亲离开我们已近二十个年头了，每当想起父亲，他那音容笑貌依然历历在目，好像他从未离开，一直还和我们在一起。正是这种心理直觉的驱动，在每次我回国时都忘不了捎上他生前爱吃的长崎蛋糕去祭拜他老人家。

我在家中兄弟姐妹九人中排行老九，父亲进入中年后才有了我和同胞姐姐。或许因为老来得女，所以父亲对我们这对孪生姊妹更是宠爱有加，也因此造就了我和同胞姐姐敢说敢干、自立开放的性格。印象中的父亲从没有过家长式的训斥，更多的都是慢条斯理的说教居多。

父亲毕生从医，为人排忧解难，救死扶伤。在众人面前可谓德高望重，被大家所爱戴，常常被称为"姚老"。而在我的心目中，他更是善良谦和，平易近人，菩萨低眉的好人缘之典范，行医治病时如此，平时待人接物也是如此，就连周边邻里亲朋的孩子们都很敬爱这位"笑眯眯的爷爷"。

俗话说百善孝为先。父亲生前常常告诫我们要尊老敬老，孝敬长辈，而他老人家更是以身垂范。从我记事起就看到父亲在严厉的爷爷面前从来都是毕恭毕敬，从没有见到父亲顶撞过老人，而对自己的老丈人即我的外公更是孝敬有加。父亲伴随母亲一起无微不至地照顾外公的生活起居，为老人养老送终。记得在外公重病卧床不起后，父亲下班后都是不顾一天的疲劳直奔老人房间，守在床前问候安抚，甚至亲手喂餐喂药，病痛中烦躁不安的老人在父亲的安抚下如同孩子一般安静。正是父亲体贴入微的照料，使身患重病的外公安宁地度过了人生的最后时光。

父亲的谦和还体现对母亲体贴包容和尊重关爱。在我的印象中，父亲在外是受众人尊重喜爱的姚老先生，而回到家中却常常围着母亲前后转。虽然父亲从不做家务，但是经常陪伴忙碌家务的母亲左右，端茶递水，问话搭讪。而每次吃饭时都是要等母亲忙完厨房事情落座后，父亲才肯动筷用餐。他们举案齐眉，相敬如宾，默契配合，是我看到最完美幸福的一对夫妻。

父亲让我最敬慕的是他与人为善，对人一视同仁，从没有贵贱之分的高贵品格。这种品格特别体现在他与病人的相处之中。记得在我还是孩子的时候，家中经常出现一些陌生客，大多是从各地辗转而来，慕名上门求医的病人。他们中有社会名流，更有普通的工人、售货员，有带着草原气味的藏袍人，还有海外来客，络绎不绝。不论是休息日还是晚间下班后，常常是一家人正在用餐之时，来者匆匆登门。每当这时父亲都是放下手中的碗筷热情相待，认真耐心地询诊切脉开方，直到病人满意地离开。他常讲，人家不到危难之时很难上门求医，我们就是要医人之病，忧人之忧，要把他人父母视为自己老人，把他人兄妹视为自己亲人，尽我举手之劳解他人之难。正是他的这种急人所急的处事品德和手到病除的高超医术，使很多病人康复后与父亲成为要好的朋友。

我们这些儿女们亦受益于父亲的高超医术，从小就不记得去过医院。父亲的一剂小药就能解决问题。记得我留学初期，由于学习紧张出现一时性肠胃紊乱，严重时喝水都要呕吐。在日本当地大医院就诊，从抽胃液到做胃镜折腾了一个够，最终都没有明确诊断和治疗。无奈，我只得请求日本大夫想办法维持两周，待考试结束后回国治疗。结果，服用日本大夫开的药，令我每天昏昏沉沉，更让我难过的是，他们美其名曰为了保证进餐不使胃部受刺激，让我每天服用照 X 片的钡餐，搞得我苦不堪言。终于挺到了回国，父亲开了 3 剂汤药，还没有喝完就不可思议地恢复了正常。

父亲做事一向以仁义为重，对人做事谦和真诚也不乏中庸，但是在原则问题上经常是态度鲜明，绝不含糊。记得父亲曾经连任过数届北京市政协委员，在这期间各种民主党派都纷纷向父亲发出加入其党派的邀请，但都被父亲一一地婉言谢绝。其理由也很简单，就是"姚五达非共产党不入"。1982 年，父亲在花甲之年如愿以偿地实现了自己的夙愿，成为一名共产党员。

我们的父亲就是这样一位表面温文尔雅但做事却十分认真执着、具正义感、原则性很强的人。我们为父亲感到骄傲，并效仿追随他老人家的为人之道，认真走好我们自己的路，以此来告慰父亲的在天之灵。

（姚五达嫡女姚军）

一位农村姑娘的 "枯木逢春"

姚五达先生的学生于大夫给我们讲过，在姚老细心诊治下，一位农村姑娘"枯木逢春"的故事，并带着我来到了中医病房，查看这位农村姑娘的病历。

原来这位农村姑娘姓姬，家住北京平谷县，现年二十岁。十八岁那年患了类风湿关节炎，莫说洗衣做饭，就是坐着不动也疼痛难忍，经常彻夜不眠。好生生的一位姑娘，却挺不起她那年轻丰满的胸脯，昂不起她那青春的头，走起路来手扶着墙壁，弯着腰，一步一呻吟。1984 年冬季，姬姑娘的关节炎病更严重了，在屋里走动也艰难，得要人伺候。姑娘暗暗落泪，她是活人，却不能给别人创造幸福，相反却成了别人的累赘，她多么盼望能享受到同龄伙伴们的那种自由、幸福和快乐呀！姑娘还有一个久久藏在心底的愿望，就是进入农业大学，用学到的知识为祖国新农村的建设贡献力量。可是她的病能治好吗？

姬姑娘已在北京市第三医院治疗过，病情不见好转。难道就这样度过自己的一生？她怀着忐忑不安的心情和强烈的希冀，给建工医院中医科写了一封信，信上说，她要报考农业大学，可身体一直不好，真诚地呼唤："大夫们，你们能帮助我度过人生的难关，实现我的理想吗？"姚老看到这封信，深深为姑娘在困境中不肯放弃对理想的追求而感动。他立即让科里写回信，请这位姑娘尽快来医院诊治。但当时住院床位很紧张，托亲朋好友开"后门"的人很多，姚老提出特别照顾这位并不相识但却急需治疗的农村姑娘。

1984年4月24日下午，中医科门诊跌跌撞撞地进来一位身背姑娘的小伙子。小伙子满头大汗，气喘吁吁，背着的那位姑娘神色十分痛苦，这痛苦来自她所患病痛和给别人带来劳累的内心不安。这姑娘就是姬姑娘，背她的小伙子是她的哥哥。他们接到中医科的回信后马上就赶来。姚老立即为这位农村姑娘做了检查，姬姑娘周身关节和腰部疼痛难忍，左右踝关节肿胀得像个大馒头。

姬姑娘家境贫寒，父母含辛茹苦将她拉扯大，实在不容易。本该到了为父母尽孝的时候她却疾病缠身，反给父母及亲友增添了更大的忧愁，姬姑娘非常自责。

姚老非常体谅患者的境况，安排了最恰当的检查、诊断和治疗。

服用了姚老的3剂药后，奇迹出现了。姬姑娘周身关节疼痛大大缓解，能拄着拐杖自己行走了。姑娘抑制不住内心的喜悦，一边治疗，一边学习。吃到23剂药时，她的关节肿胀疼痛消失了。两个月后，她竟自己行动自如地走出了医院。

夏去秋来，高考揭榜后，姬姑娘从平谷县风尘仆仆地赶来建工医院，激动地告诉姚老及为她的健康付出辛苦的医护们：她考上了农业大学，实现了自己的愿望。此时姑娘的双眸涌出泪水，她一再表示要好好学习，用实际行动报答姚老和医务人员。她枯木逢春，焕发出了第二次生命活力。

（本文节选自《大众健康》杂志1986年第二期
《恪守神圣职责》，作者杨志松，有改动）

感恩姚老为我除顽疾

我怀着一颗遗憾和感恩的心情，回忆一段三十年前的往事。

我工作在北京市公安局十三处，案子多，压力大，虽是女同志，但也要跟男同志一样承担很多案子，长期超负荷工作，使我身体很差，经常感冒，每到春冬两季必然犯病。因得不到及时治疗，最后发展成支气管扩张，平时痰多还好对付，严重时卧床不起，大量咯血，最多一次咯血量有半痰盂之多。因为病痛太难受了，严重时我连死的心都有。

我曾先后多次去过公安医院、同仁医院、复兴医院等诊治。有一次在公安医院，大夫说："你是来泡病号的吧，像你这样严重的病人，都应该是用担架抬着来的。"我确实是强撑着起来看病的，还没等我说话，一张口，一口血痰就吐在大夫桌子上……经过各种检查，西医说支气管扩张诊断明确，可是治疗却没有什么办法，只有做开胸手术，剪断坏掉的支气管，而开胸手术还要锯断几根肋骨。

我工作非常忙，根本没有时间考虑手术和长时间的住院调养，就想吃中药试试。我先后去过北京中医医院、广安门中医院请中医看病开方。因频繁地去看病开中药，我常开玩笑说

"北京中医医院都快成了我的第二故乡了"。经过治疗平时吃着药还能对付，真犯起病来大量咯血就没办法缓解。总体中药治疗效果不理想。那时候，每次大量咯血时我都会让家人带我写好遗嘱，交代后事，把整个家弄的阴风惨惨的。每次犯病，每次就像"过鬼门关"。

后来，我的一位朋友广电部的小郝给我推荐老中医姚五达。

在一天下午，小郝开车带我去了姚老的家。小郝一边往东便门方向开，一边说着姚老看病挺好。我们到了姚老住处，没想到是姚老亲自开门迎接。姚老个子高挑，身体硬朗，双眼有神。直觉告诉我，姚老是值得信赖和尊重的医生。进屋后姚老仔细询问了我的病情，我把每次看病的诊断书和病历给姚老看。姚老看后给我把脉，然后开了十剂中药，嘱咐我说吃完再来。整个过程姚老非常热情，我们畅谈甚欢。

我吃完十剂药后，感觉身体各个方面都得到了升华一样！我想我好了，我有命活着了，高兴的心情无法形容，竟然忘了姚老"吃完十剂药再来"的嘱咐。没想到 20 天后姚老主动给小郝打电话询问我的病情。在姚老的提议下我再次到姚老家，可敬的姚老又给我把脉，看舌苔，翻翻眼皮，细心地看处方，又开了八剂药。

吃过十八剂药后，我的病痊愈了。从那时起一直到现在有三十年了，我那么严重的支气管扩张从未犯过！仅有一次 2002 年感冒时轻微咳嗽痰中带一点儿血。这么多年的冬春季再没有"过鬼门关式"的磨难，我一直身体健康，真像变了个人。现在，我年近八旬，无病一身轻，每天还带着大家跳广场舞呢！

说句实在话，我认识姚老以前没有感谢过谁。值得我尊敬和感谢的只有姚老一人。为了这份感恩我一直保留着药方，直到 2007 年家里装修，搬动家具，东西多又乱，才丢了当年的方子，为此我心里好难受了一阵子，这也成了我终生的遗憾。

（北京市公安局十三处警察陈亚红）

缅怀恩师

1992 年 4 月经北京市中医管理局批准，我们四位年轻医师正式敬拜北京市名老中医姚五达先生为师，很荣幸地成为姚先生的学术经验继承人。我父母得知此事非常高兴，反复叮嘱我："一定要跟老师好好学习，切记师徒如父子，要像对待父母一样敬待老师和师娘。"当时，我刚结婚不久，虽然还不太懂得家事老理儿，暗下决心，一定要像孝敬自己的父母那样孝敬姚先生及师娘。

平日里每天工作八小时，跟随姚先生的时间要比在父母公婆身边的时间还长，无论工作学习，时常能感受到姚先生父亲般的关爱。姚先生已经是 70 岁的老人了，可他满面红光，走路腿脚很利索。每当我想去搀扶他的时候，他总是微笑着阻止我，我知道，"不愿意给任何人添麻烦"一直是先生的做人准则。

有一次由于当时门诊及病房工作繁忙，姚先生不能得到很好的休息，体力不支，病倒住进了综合病房，当时先生高热不退，我心里很焦急，守在先生身边。西医给予静脉输液，一瓶接着一瓶，明显感觉到先生要小解方便，可来照顾先生的师兄还没到，我就从床底下拿起尿壶递给先生："您方便吧，我去帮您倒！"可先生就是强忍着等师兄来。我怕先生憋坏了，就劝先生："师徒如父子，您该把我当成女儿！"可先生却说："你们不是过去的小学徒，你们是大学生，组织是让你们跟我学习中医的，不是伺候人的，我们是新社会的师徒关系。"无论我怎么劝说，最后还是等到师兄来到先生才"方便"。

姚先生不光对我，对待所有的徒弟、学生和进修生都一视同仁，先后跟随姚先生学习的有 300 余人，遍及全国各地。"新社会的师徒关系"让先生付出更多的时间、精力和教诲，先生对待每个人都是慈父般的关爱，而没有一丝一毫的索取和要求。先生为人做事从来都是谦逊和气，谦恭让人，不骄不躁，是我们的人生楷模。

姚先生几十年如一日，骑着一辆自行车，每天都提前到岗，风雨无阻。先生常说："只许病人不来，不许大夫不在。"对待病人如亲人。

先生经常检查我们学习情况，有一次突然让我们背中药配伍十八反、十九畏、妊娠禁忌及病机十九条。我当时想上学都学过，这还不容易！可是刚背到了妊娠禁忌就开始磕巴了。姚先生很严肃地说："病人病情不等你慢慢想，这是临床必须掌握的基本功，要烂熟于心中，看病时临诊才不慌。""要想人前显贵，就得背地里受罪。""回去好好下功夫。"

姚先生的基本功熟练得真是让我们愕然！一次，在说到妇科病常用药"当归"的应用时，姚先生脱口而出："头止血而上行，身养血而中守，梢破血而下流，全活血而不走。"先生指出："要根据不同病人病情，选择当归不同的部位治疗。"虽然，在学校时学过很多书本理论，但在先生身边学习密切结合临床实践，常常感觉更加透彻和深刻。先生一直很关心我们的业务进步，总是鼓励我们多读书，多经临床锻炼。

在人们的印象里，中医只擅长治疗慢性病，但我曾亲眼见到姚先生精湛的医术用在急危重症治疗上。

　　患者贺某因食物中毒出现感染性休克，虽经西医抢救仍未脱离危险，并嘱咐家属准备后事。家属带着最后一线希望找到姚先生会诊。此时患者面色晦暗，目光呆滞，意识不清，四肢厥冷。在升压药的维持下血压在（70～90）/（50～60）mmHg之间波动，心率忽快忽慢，极不稳定。我跟随姚先生查看患者脉搏，也体验了一次脉微欲绝，左寸关尺无脉的危象。姚先生很明确地说："这就是阳气欲脱，元气衰微，必以回阳救逆，大补元气之剂。"姚先生用四逆汤加减，并与独参汤交替给患者服用。

　　"附子10g，干姜10g，肉桂10g，砂仁10g，急煎汤"，"白人参15g，煎汤"，两种汤交替频服。姚先生嘱咐我观察患者变化。十点半开始服药，一个半小时后，患者面色略显红润，下午三点左右，患者恢复意识，面色略显红润，手足变温。诊脉沉细弦，血压和心率均稳定，西医表示脱离危险。第二天上午，患者解大便一次，面色略显红润，四肢渐温，精神好转，诊脉沉细弱。经四天的治疗，患者好转出院了，家属告知患者其可步行半站地不觉疲倦。在我跟随姚先生临床中，这样神速救助患者还有很多案例，我不断看到姚先生医术的神奇。

　　姚先生的医德是我们学习的最宝贵财富。记得有一个患者叫徐某东，二十多岁的小伙子，家住在门头沟，家庭生活困难。他患下肢肌肉萎缩，两条腿粗细不一样，走路有点跛行，经姚先生治疗一段时间有些好转，突然有几周间断了治疗。患者因身体不好，行动不便，不能承担自己原有的工作，只好离开岗位，因此看病费用一时出现了困难。姚先生了解到这个情况后，就给他免去挂号费，说是免，实际上是姚先生自掏腰包为他挂号，虽然挂号费只有十元，但在八十年代却是不小的支出。

经过一段时间治疗，徐某东的腿好多了。突然有一天他来到医院看姚先生，扑通一下跪在姚先生面前，把我们学生都吓了一跳。他感恩姚先生长期免他挂号费，还治好了他的病。无以回报，下跪以谢恩。后来得知徐某东病治好后在家靠做风筝、卖风筝维持生活。姚先生对待这样的患者从来都是倍加关爱，很多时候掏钱为患者付挂号费、付药费。

姚先生施医施药善举早在他年轻开医馆时就远近闻名，他经常对我们说："咱们能帮一点儿，患者就痛苦少一点儿。"姚先生的仁义博爱深深印记在我们后人的心中。

（姚五达先生学术经验传承人于丽均）

附 写给北京市中医管理局的一封信

尊敬的北京市中医管理局领导：

　　我们是北京市名老中医姚五达先生的学术传承人和弟子，也是三名普通的中医。连日来，新冠状病毒肺炎疫情严重，很多中医前辈和同行投身于救治和献方工作。我们作为姚五达先生传人和弟子心急如焚，不甘旁视。尤其是获悉武汉一线抗疫医生不治身亡的消息，更加使我们坐立不安。我们再次重温了姚五达先生《大叶性肺炎 58 例临床观察》和姚五达先生从医六十多年中对温病的临床治疗经验总结，结合目前疫情和通过网络了解到的中医前辈同仁辨证处方情况，一致认为有必要向上级主管领导呈报姚五达先生当年的治疗经验，以供参考，同时也将我们对现在疫情的用药思考，做一探讨，希望能助力一线中医同仁。

一、关于大叶性肺炎与新冠肺炎的辨证对比

　　姚五达先生是三代中医传人。父亲姚需春师从于晚清名医吴殿一。姚五达先生 15 岁考入北平国医学院，并被著名中医孔伯华先生收为弟子，随师佐症诊多年，深得孔氏真传。他继承了孔伯华（美称"石膏孔"）擅用石膏的绝技，沿守孔门"清凉派"的学术思想，在温病临床方面颇有独到建树。

　　1958 年大叶性肺炎流行期间，姚五达先生曾承担了大量临床救治工作，并对 58 例大叶性肺炎进行临床观察并总结。大叶性肺炎是由肺炎双球菌等细菌感染引起的呈大叶性分布的肺部

炎症,临床表现为突然寒战,高热,咳嗽,胸痛,咳铁锈色痰等症。新冠肺炎(通过网络信息了解)是由于病毒感染引起,以高热、咳嗽、乏力、呼吸困难为主要临床症状,由于没有有效药物阻止感染进程,有些重症发生呼吸衰竭死亡。这两种肺炎虽病原体不同(中医统称外邪),感染的强度有差异,但都集中在肺部,所谓"邪气壅肺"。参考新冠肺炎舌象黄干及干咳等特征,按照中医的辨证施治原则,均可以瘟疫邪毒入侵、肺失宣降、卫失开合为病机,故此,这对肺部炎症的中医药辨证治疗是可以尝试的。中药倘若不能直接抑制和杀灭病毒,改善患者肺部不利环境、缓解患者症状也是有利的。

二、温病与新冠肺炎高热的辨证对比

温病是感受了四时的温热病邪而引起的多种急性热病,如风温、春温、暑温、湿温、伏暑、温疫、温毒等。其中传染性温病,即"一人有病侵犯他人",是感受了六淫之外的一种自然疠气或疫疠之毒而发病的。从传染性温病病机看,新冠肺炎感染来势汹汹,但同属外源邪毒范畴。

温病临床辨证主要以"卫气营血"和"三焦"所属的脏腑功能失和而出现的临床证候为依据,辨其病位的深浅、病邪的进退、病势的轻重。从大量信息了解到新冠病毒肺炎也具有起病急、传变快的特点,重症患者后期多脏器损伤,符合中医温病辨证的临床特点,因此,可以借鉴或尝试温病的治疗。

三、对新冠病毒肺炎临床辨证和处方建议

1. 起病初期

病邪在卫分在表,采用辛凉清解为主要治法。

主症：咽痛，轻咳，口干，乏力，舌红苔干，脉浮数。

建议用桑菊饮加减，处方如下：霜桑叶 12g，杭菊花 9g，杏仁泥 9g，净连翘 12g，苦桔梗 9g，蒲公英 12g，酒黄芩 9g，金银藤 18g，鲜芦根 18g，六一散 18g，薄荷叶 6g。

临证加减：咽痛重者，加麦门冬 9g，胖大海 9g；咳嗽者，加炙杷叶 12g。

2. 中期阶段

病邪传变入气分，采用清热解毒、透邪外出为主要治法。

主症：高热 38℃以上，干咳，口干口渴，厌食，尿少色黄，大便秘结。舌红苔黄干，脉洪数。

建议用银翘散、白虎汤加减，处方如下：生石膏 24g，知母 9g，酒黄芩 9g，净连翘 18g，炒栀子 9g，蒲公英 12g，大青叶 18g，金银藤 18g，鲜芦根 18g，六一散 18g。

临证加减：腹泻者，加葛根 3g，黄连 6g；咳嗽气喘者，加麻黄 1.5g，杏仁 9g；痰稠不易咳出者，加竹沥水 10mL；头痛者，加白菊花 9g，生决明 30g；口干口渴重者，加石斛 9g，元参 9g；全身关节疼痛者，加羌活 2g，茯苓块 9g。

3. 重症

病邪侵入营血，出现呼吸困难，意识不清，舌质绛红，苔黄，脉弦数。出现循衣摸床、郑声、惊风抽搐等危症，慎用温病凉开三宝。

姚五达先生对温病凉开三宝的灵活使用更是特点。安宫牛黄丸在三宝中最为寒凉，长于清热解毒，豁痰开窍，在热邪内陷心包，痰热蒙蔽心窍，高热烦躁，神智昏迷，糊涂不清时选用。紫雪丹长于清热解毒，镇痉安神，在热邪内陷心包，高热神昏，惊厥抽搐时选用。至宝丹长于清热解毒，芳香开窍，在痰热壅盛，痰浊蒙蔽心窍，高热神昏，九窍闭塞时选用。也可羚羊角粉 0.9g 分冲。出现郑声时，加入十香返生丹 1 粒分吞。出现脱证者宜加入生脉散。危重症患者情况复杂，用药需慎重。

4. 病后恢复期

姚老重视热病后的津液恢复。新冠病毒肺炎治疗过程中和恢复期也应考虑保津液问题。

姚老对温病恢复期主要以扶正祛邪、益气养阴为原则。临床常用药如下：麦门冬 12g，润元参 9g，玉竹 9g，潞党参 9g，金银藤 12g，茯苓块 9g，干石斛 9g，远志肉 9g。

我们从网络看到病人舌象多黄干，质红，证候表现为津液亏损，考虑高热后津液受损，另湖北人多喜食辛辣，耗伤津液情况颇多，建议后期参考使用益气养阴药。也可用百合 9g，麦冬 9g，胖大海 9g 等，作为患者药物治疗外的茶疗，以补充津液，对肺功能恢复有益。

四、疫区未患病者预防为主

预防小方供大家参考：板蓝根 10g，大青叶 15g，贯众 6g，生甘草 3g。这是老师姚五达先生常用的预防流感、肝炎、肺炎的方子，开水泡或用水煮开代茶饮，服 3 ～ 7 天，最好是煮开 10 分钟后再饮。

以上是我们依据先师姚五达临床经验，提出的诊疗建议，仅供参考。

传承人及弟子　姚序　吴萍　于丽均

2020 年 2 月 7 日

后　记

　　本书在编写筹备之初，值武汉新冠肺炎疫情发生。每日疫情报告和救治报道令人心急如焚。我们几位主笔将姚五达先生早在 1958 年治疗大叶性肺炎的治验整理成文，通过互联网传递给北京市中医管理局信息部门，为抗击疫情献计献策，提供临床治疗参考。

　　新冠病毒疫情是对全人类的挑战，实践证明中医药是有效的防控手段和比较理想的医疗措施。作为姚五达先生的传承人，有义务继续不断地整理姚氏经验，有信心为新冠病毒肺炎患者临床摸索出有效治疗方案和方药，为人类健康防病尽心尽力。

　　自 2020 年 1 月中旬起至 6 月，在疫情防控、居家隔离期间，我们几位主笔认真撰写，多次修改，完成本书书稿。并邀请魏鸿儒先生审稿。

　　魏鸿儒先生是从事中医临床工作近 60 年的北京市老中医，副主任医师，北京同仁堂特聘专家。年近八旬，依然每周坐诊为患者服务。从六十年代起魏先生就与姚五达先生一起工作，长达三十余年。退休前曾担任中医科副主任，辅助姚先生工作。姚先生退休后接替科主任一职。

　　魏鸿儒先生是与姚五达先生工作相处时间最长、最了解姚先生的历史见证人，魏鸿儒先生审稿对本书意义深远。特此鸣谢！

《姚五达中医传习录》编委会